Histoire de la médecine à l'île Bourbon – La Réunion

Médecine à travers les siècles

Collection dirigée par le Docteur Xavier Riaud

L'objectif de cette collection est de constituer « une histoire grand public » de la médecine ainsi que de ses acteurs plus ou moins connus, de l'Antiquité à nos jours.
Si elle se veut un hommage à ceux qui ont contribué au progrès de l'humanité, elle ne néglige pas pour autant les zones d'ombre ou les dérives de la science médicale.
C'est en ce sens que – conformément à ce que devrait être l'enseignement de l'histoire –, elle ambitionne une « vision globale » et non partielle ou partiale comme cela est trop souvent le cas.

Dernières parutions

Philippe SCHERPEREEL, *Philosophie et médecine*, 2017.
Xavier RIAUD, *Dent et archéologie*, 2017.
Michel A. GERMAIN, *Les tables d'opération. De l'Antiquité à nos jours*, 2016.
Philippe SCHERPEREEL, *Médecins et infirmières dans la guerre de Crimée. 1854-1856*, 2016.
Mélanie DECOBERT, *Odontologie médico-légale et Seconde Guerre mondiale*, 2016.
François RESCHE, *Le papyrus médical Edwin Smith*, 2016.
Xavier RIAUD, *Napoléon Ier et ses dentistes*, 2016.
Philippe SCHERPEREEL, *Albert Calmette. « Jusqu'à ce que mes yeux se ferment »*, 2016.
Philippe SCHERPEREEL, *Pietro d'Abano. Médecin et philosophe de Padoue à l'aube de la Renaissance*, 2016.
Bernard DE MARSANGY, *La Psychiatrie vécue au XIXe siècle. Lettres à Louisa*, 2016.
Isabelle CAVÉ, *Etat, santé publique et médecine à la fin du XIXe siècle français*, 2016.
Julien MARMONT, *L'Odontechnie ou l'art du dentiste. Poème didactique et descriptif en quatre chants, dédié aux dames*, 2016.
Patrick POGNANT, *La Folle Clinique sexuelle du professeur P***. De la Belle Époque aux Années folles*, 2016.
Michel CHAUVIN, *Le Geste qui sauve. L'étonnante histoire du défibrillateur cardiaque externe*, 2016.
Henri LAMENDIN, *Docteur Albert Calmette (1863-1933). Pasteurien et co-inventeur du BCG*, 2016.
Xavier RIAUD (dir.), *Médecine à travers les siècles. Entre rencontres et découverte*, 2015.
Xavier RIAUD, *Et si la Seconde Guerre mondiale nous était racontée autrement...*, 2015.
Mathieu RAYSSAC, *Les médecins de l'assistance médicale en Indochine (1905-1939)*, 2015.
Thomas FERRANTE, *Petit lexique bucco-dentaire de proverbes et autres expressions*, 2015.

Bernard-Alex Gaüzère et Pierre Aubry

Histoire de la médecine à l'île Bourbon – La Réunion

Tome 1

De la découverte de l'île à nos jours

L'Harmattan

Des mêmes auteurs

Passeport santé pour l'Afrique, Éditions Universitaires Européennes, 2015.

Histoire des eaux thermales à La Réunion (Cilaos, Hell-Bourg, Mafate, Bras Cabot), Éditions Azalées, 2012.

Splendeurs et dangers de la faune marine, Éditions Xavier Montauban, Paris, 2010.

Passeport santé pour le grand Océan indien, Éditions Azalées. 2006, Réunion.

Le chik, le choc, le chèque, Éditions Azalées. 2006, Réunion.

Site internet d'enseignement de la médecine tropicale depuis 2002
www.medecinetropicale.com

5-7, rue de l'Ecole-Polytechnique, 75005 Paris

http://www.editions-harmattan.fr

ISBN : 978-2-343-07551-8
EAN : 9782343075518

Sommaire

Avant-propos

Les deux premiers siècles du peuplement de La Réunion nous ont laissé peu de documents traitant de la santé de la population et de l'exercice de la médecine. C'est à compter du XIXe siècle que de solides témoignages se sont fait jour, émanant de médecins installés dans l'île, ou bien de passage comme les médecins et les pharmaciens de Marine et des colonies. Certains d'entre eux ont épousé des jeunes Réunionnaises et ont fait souche. Leurs écrits ont été soigneusement archivés et sont facilement consultables auprès de la Bibliothèque Centrale du Service de Santé des Armées, des Archives nationales d'outremer et de la Bibliothèque Universitaire de Santé.

Avec l'introduction de la culture du café, puis de la canne à sucre, l'accroissement rapide de la population par la traite des esclaves, puis par l'engagisme a eu pour corollaire la survenue d'épidémies meurtrières. Ces épidémies ont également touché, en miroir, l'île Maurice, avec généralement une plus grande fréquence et plus grande intensité.

Cet ouvrage ne prétend pas retracer toute l'histoire de la médecine et de la santé à La Réunion, car malgré un travail de recherche de plusieurs années mené en France métropolitaine et à La Réunion, toutes les archives publiques et tous les fonds d'archives familiaux n'ont pu être exploités.

Cet ouvrage n'est pas conçu pour être lu du début à la fin, mais plutôt pour être consulté à la façon d'un dictionnaire, chapitre par chapitre, à petites doses. Afin de rendre la lecture moins indigeste, même aux professionnels de santé rompus au vocabulaire particulier et rébarbatif du monde de la santé, chaque chapitre peut se lire séparément, d'où des répétitions voulues d'un chapitre à l'autre et des rappels sur l'histoire générale de telle ou telle maladie dans le monde, puis à La Réunion.

S'agissant d'un ouvrage de référence pour des études ultérieures dans le domaine de l'histoire et de la santé, les auteurs qui sont médecins et enseignants en médecine, ont pris le parti d'étayer, autant que faire se peut, leurs propos par de nombreuses références bibliographiques et de commentaires, portés pour plus de commodités de lecture directement en bas de page.

Nous avons découpé l'ouvrage en deux tomes.

Ce premier tome campe tout d'abord le décor avec les grandes périodes de l'histoire de Bourbon, avec l'histoire encore très vivace de la médecine traditionnelle et les syndromes liés à la culture locale. Le lien se fait ensuite avec l'histoire de la prise en charge des maladies mentales – la psychiatrie actuelle – puis avec celle de la médecine des naissances – l'obstétrique actuelle – avant d'aborder l'histoire des grandes épidémies qui ont ravagé l'île avec d'autant plus d'intensité que la population s'accroissait, et l'histoire des maladies transmissibles d'un être vivant à un autre être vivant.

Le deuxième tome abordera les maladies non transmissibles d'un être vivant à un autre être vivant, dont les maladies dites de la civilisation qui constituent en 2016 le principal problème de santé à La Réunion. Entreront ensuite en scène nos lointains et glorieux prédécesseurs, les « chirurgiens navigans », les médecins, chirurgiens et pharmaciens de la Marine, premiers médecins à l'île Bourbon, suivis de quelques figures passées du monde de la santé à Bourbon, médecins et non médecins. Puis viendront l'histoire des hôpitaux et des établissements de santé, l'histoire de la police sanitaire et des lazarets à La Réunion, l'histoire du thermalisme à La Réunion, l'histoire de la dynamique de la population à Bourbon – La Réunion, l'histoire des relations médicales entre La Réunion, Madagascar et Pondichéry… et bien d'autres histoires avant de conclure sur la santé des Réunionnais en cette année 2016.

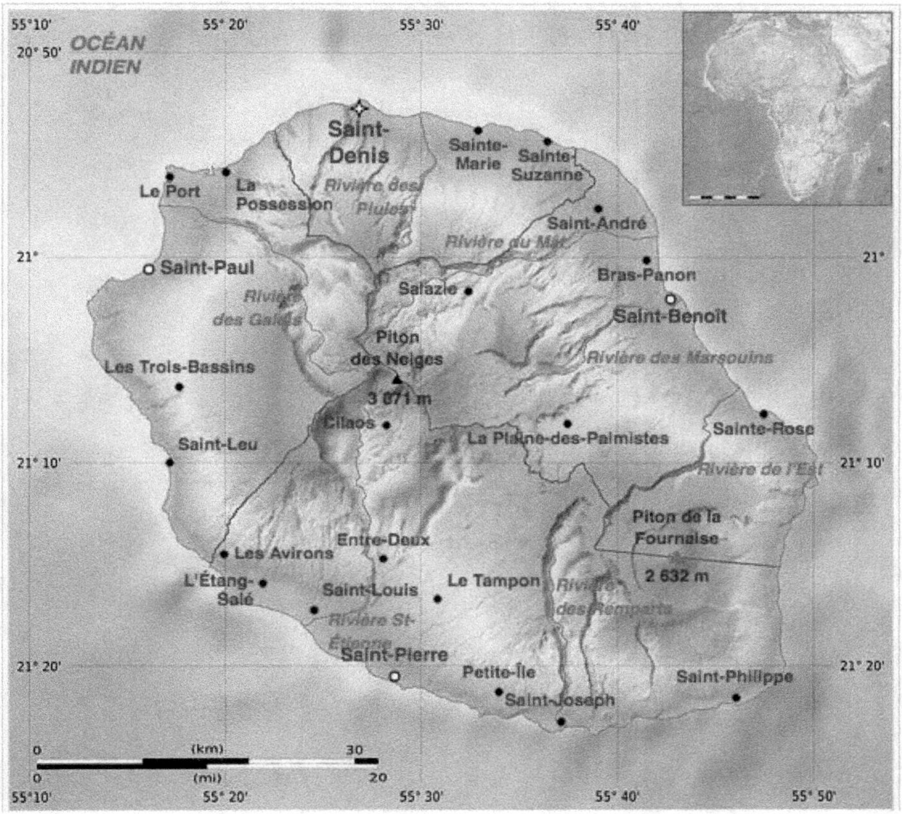

Figure 1 : Carte de La Réunion. (Eric Gaba – Wikimedia Commons user : Sting. Licence Creative Commons Attribution-Share Alike 3.0 Unported).

Chapitre 1 - Les grandes périodes de l'histoire de Bourbon - La Réunion

Il est d'usage de découper l'histoire de La Réunion, en cinq grandes périodes. Bien que ces dernières ne recoupent pas exactement la trame linéaire de la médecine à La Réunion, elles permettent de mieux la comprendre en la situant dans son contexte socio-économique de l'époque.

Jusqu'au début du XVIe siècle, les Français avaient une vague connaissance de l'Inde et des pays riverains de l'océan Indien. Les plus cultivés avaient lu Marco Polo (1254-1324), mais pour les autres, l'Inde était le pays d'Utopie situé quelque part en Orient et décrit par Rabelais (1483-1553). Tout changea en 1498, lorsque les Portugais ouvrirent la route du Cap de Bonne Espérance tout en l'interdisant aux autres Européens, établissant ainsi un monopole commercial avec les Indes orientales. Il fallut attendre 1624 pour que les Français puissent commercer avec les Indes orientales.

Créée en 1642, la compagnie de l'Orient installa un établissement nommé *Le Fort Dauphin* au Sud de Madagascar « propre à servir d'entrepôt général de commerce que la dite Compagnie désire établir dans les Grandes Indes, la Chine et le Japon. » Le premier gouverneur fut Jacques Pronis (? - 1655). Etienne de Flacourt[1] (1607-1660), pionner de l'insertion française dans l'océan Indien, lui succéda et y séjourna de 1648 à 1655. Avant de repartir à Madagascar en 1660, de Flacourt rédigea l' «*Histoire de la Grande Isle de Madagascar* » qui parut en 1661. Il mourut en mer au cours du voyage de retour à Madagascar.

- L'éden sur terre ou l'île hôpital

La Réunion a été découverte le 9 février 1507 par le portugais Diego Fernandes Pereira qui la nomma Santa Apolina. Un autre portugais, Pedro Mascareinas en prit possession en 1512, mais sans l'occuper.

Lors de ses découvertes successives par les Arabes, les Portugais, les Français, les Anglais et les Hollandais, l'île n'hébergeait aucune population autochtone et donc par définition aucune maladie humaine. En 1619, un vaisseau hollandais y fat escale pour soigner une partie de son équipage malade et y resta vingt et un jours. La description du lieu correspond à la

[1] Flacourt (Etienne Bozet, sieur de Flacourt). *Histoire de la Grande Isle de Madagascar, composée par le sieur de Flacourt, Directeur de la Compagnie Francoise de l'Orient et commandant pour Sa majesté dans ladite Isle et Isles adjacentes. Relation pour 1655, 56, 57 et ce qui s'est produit de 1642 à 1655*, Paris, Pierre Bien-Fait, 1661.

baie de Saint-Paul : fond sablonneux, étang communiquant avec la mer, cascade, ruisseau et grotte. La région des grottes était alors régulièrement fréquentée par les navires qui y faisaient eau sur la route des Indes. Les grottes ont certainement abrité des équipages de passage à terre où y recevant des soins. Le repos, l'alimentation en fruits et en viande fraîche étaient souverains contre le scorbut[2].

Le Hollandais Bontekoe[3], qui relâche dans l'île entre 1611 et 1619 rapporte que des malades, à peine mis à terre, se roulent sur l'herbe et affirment qu'ils sentent quelque soulagement. Peu de rapports écrits permettent d'avoir des données sanitaires sur La Réunion du XVIIe siècle, mais ceux des premiers visiteurs de l'île font état d'un véritable paradis terrestre. Le rapport de Bontekoe est l'un des plus détaillés à cet égard.
Carpeau du Sausay[4] écrit que le climat de l'île « est si sain et si salutaire que les malades qu'on y débarque y recouvrent la santé dès qu'ils l'ont respiré ». D'autres affirment que des mourants, portés au rivage, ont survécu, que la nature est un jardin aux eaux claires peuplé d'animaux succulents[5]. C'est à Carpeau du Sausay que l'on doit la toute première description du paysage marin de La Réunion en 1666.

La compagnie de l'Orient en prend possession en 1642, mais l'île demeure déserte jusqu'en 1646, année où Jacques Pronis y débarque douze mutins, qui vont y vivre trois années en très bonne santé. Leur récit enthousiaste suscite l'intérêt pour l'île. Le 2 octobre 1654, Antoine Couillard, colon à forte tête, accusé d'une tentative d'assassinat du gouverneur de Fort-Dauphin est à son tour déporté pour indiscipline, avec cinq vaches, un taureau, des cochons, de la volaille, des plants de tabac et treize compagnons[6]. Il y restera trois ans et huit mois, « sans y avoir eu aucun accès de fièvre, douleur de dent ou de teste, quoiqu'ils fussent nus, sans chemise, habits, chapeau, ni souliers et aucune maladie », alors que moins de quatre-vingt colons survivent à Fort-Dauphin parmi les centaines envoyés par le roi de France.
Le seul danger à Bourbon est représenté par les cyclones[7]. « Le premier jour de l'an 1656, nous eûmes un ouragan si furieux que nous perdîmes

---

[2] Maladie liée à la carence en vitamine C qui frappait les équipages après quelques semaines de navigation.
[3] *Le voyage de G. Ysbrantz Bontekoe aux Indes Orientales.* Traduction Françoise. Amsterdam, J. Rousseau, 1681. In-12, 94 p.
[4] Carpeau du Saussay (1666) : *Voyage à Madagascar connu aussi sous le nom de l'isle Saint Laurent.* Paris, chez Jean-Luc Nyon, libraire, 1722, 1 vol., 301 pages.
[5] Albert Lougnon, *Voyages anciens à l'île Bourbon. Sous le signe de la Tortue (1611-1725),* 1ère édit., Tananarive, Impr. de l'Imerina, 1939, 233 p. ; éditions suivantes à Paris et Saint-Denis, 1958 et 1970 ; nouvelle édition : Azalées Éditions, Saint-Denis, 1992.
[6] Cf. Flacourt. *L'histoire de la Grande Isle de Madagascar*, 1661.
[7] Extrait des souvenirs d'Antoine Couillard, rapportés par Flacourt dans sa « Relation à Madagascar ».

entièrement tout ce que nous avions sur terre ». Puis, sans nouvelle du Fort-Dauphin qu'ils pensent détruit, Couillard et ses compagnons partent pour Madras (Inde) en mai 1658, à bord du navire anglais le « *Thomas-Guillaume* ».

En novembre 1663, le capitaine Kergadiou du « *Saint-Charles* » débarque à Bourbon, rebaptisée en 1649 après une troisième prise de possession par Le Bourg du vaisseau le « *Saint-Laurent* ». Les premiers exilés volontaires sont Louis Payen[8] et un autre Français dont l'histoire n'a pas retenu le nom, ainsi que trois femmes et sept hommes malgaches. L'occupation permanente est entamée en 1665 par la compagnie des Indes Orientales, créée par Jean-Baptiste Colbert (1619-1683) en 1664, avec le débarquement d'une vingtaine de colons.

Kergadiou récupère ce groupe en juin ou en juillet 1665 et débarque Etienne Régnault (? - 1688) gouverneur de 1665 à 1672 et ses compagnons, pour le compte de la Compagnie des Indes Orientales laquelle a besoin d'une escale approvisionnée en produits frais, pour lutter contre le scorbut qui est la principale difficulté rencontrée au cours de la traversée. Or, les difficultés rencontrées par les colons à Fort-Dauphin ne le permettant pas, les Français décident de s'installer à Bourbon (La Réunion) et à l'île de France[9] (Ile Maurice). Bourbon est alors considéré comme l'éden sur terre.

Les difficultés se succèdent à Fort-Dauphin dues en partie à Jacques Pronis redevenu chef de la colonie. Le 27 août 1674 les Malgaches s'attaquent aux Français et les survivants du massacre s'enfuient à La Réunion. C'est ainsi que la France quitte Madagascar pour deux siècles.

De 1663 à 1729, la population de l'île reste très faible et très éparse. Par conséquent les maladies infectieuses sont soit inexistantes, soit rapidement circonscrites à un petit nombre de personnes. Le climat de Bourbon est très bénéfique pour les marins sur la route des Indes, d'où le nom « d'île hôpital. »

La grande salubrité du milieu, associée à la faiblesse des courants d'immigration, explique que Bourbon a ignoré les grands problèmes de santé, excepté ceux liés aux cyclones. Il n'est guère fait mention de

---

[8] Louis Payen (1640 - ?) établi à Madagascar depuis 1656, arrivé à La Réunion en 1663 et reparti en 1666. Dans « *Relation du premier voyage de la compagnie des Indes Orientales à l'Isle de Madagascar ou Dauphine* », Paris, chez François Clouzier, 1688. Urbain Souchu de Rennefort le décrit comme « bien fait, de bonne humeur et sociable ».

[9] Haudrère Ph. *Présences françaises outre*-mer (*XVI-XXI*e *siècles)*. ASOM-Karthala, 2012. Tome I. Histoire : périodes et continents. Chapitre VI - Présences françaises en Inde et dans l'océan Indien aux XVII et XVIIIe siècles, pp. 225-252.

moustiques ou d'autres vecteurs de maladies dans les rares écrits de l'époque. Seules les femmes manquent au bonheur des mutins et des premiers habitants de Bourbon !
L'installation des jeunes marins français se poursuit. Le plus souvent d'origine rurale, ils jouissaient par définition d'une bonne santé pour espérer échapper aux risques d'une longue traversée et aux privations en nourriture. Les femmes étaient de trois origines : française, malgache et indo-portugaise. Grâce à sa production de blé, Bourbon devint une escale de réapprovisionnement sur la route des Indes qui était, ainsi que dans une moindre mesure Madagascar, le principal enjeu des luttes que se livraient les Anglais, les Portugais, les Français et les Hollandais. Les îles des Mascareignes ne constituent alors que des bases logistiques et non une fin en soi.

En 1671, la population était d'environ cent personnes. La commune de Saint-Paul voit le jour en 1665, Sainte-Suzanne en 1667 et Saint-Denis en 1669. Le recensement de 1708-1709 retrouve huit cent quatre vingt quatorze habitants et celui de 1713 en dénombre mille cent soixante et onze.

En 1713 les conditions d'apparition d'une épidémie ne sont donc pas encore réunies. En effet, la densité de la population reste très faible avec des habitats dispersés de plusieurs kilomètres parfois accessibles uniquement par cabotage, peu de chemins, beaucoup d'espace, peu de modifications de l'écosystème, peu de production de déchets, peu de plantations favorisant la multiplication des rongeurs et des nuisibles, peu d'importation de main d'œuvre issue des tropiques et donc susceptible de constituer des réservoirs de germes africains ou asiatiques.

L'alimentation est saine qui repose sur la cueillette, la pêche, la chasse et l'élevage à très petite échelle de cabris. Les dodos et les tortues terrestres géantes utilisés comme réserve de viande fraîche à bord des navires, les perroquets, les canards, les butors et les flamands sont rapidement exterminés.

Il n'existe que peu de données sur la médecine de l'époque qui était pratiquée par les chirurgiens ou les barbiers de la Marine. La vie en autarcie et la présence de Malgaches et d'Indo-portugais favorisent le recours obligatoire à leurs pharmacopées traditionnelles respectives, par des essais réussis ou non réussis de l'utilisation des nombreuses plantes indigènes. Les connaissances se transmettent de génération en génération : c'est le début de la tradition des tisaneurs qui traitent tout d'abord leur famille, puis leur entourage, puis les autres malades, sans contre partie financière, mais en acceptant des dons en nature.

Tout comme en Europe, les médications et les techniques de soins utilisées à Bourbon restent élémentaires : emplâtres, cataplasmes, sinapismes[10], fumigation, purges et saignées. Les vertus des plantes indigènes avaient été reconnues très tôt et La Compagnie avait demandé à ses chirurgiens de « s'appliquer à la recherche des simples[11], des drogues qui croissent dans l'île, et d'en envoyer en France des échantillons et des mémoires. » Pierre Antoine Parat de Chaillenet (? -1721) gouverneur de 1710 à 1715, lors de la période d'introduction du café Moka, a décrit les principales espèces utilisées.

Les données sur l'état sanitaire et la mortalité de 1700 à 1715[12] sont éloquentes. « Depuis quatre ans, il n'est mort que douze personnes et il s'y est fait cent vingt baptêmes », constatait Hébert[13] lors de son passage en 1708. Les jeunes mouraient d'accident et les autres de vieillesse. Sur cinquante huit colons mâles et chefs de famille, on en dénombrait quarante et un de plus de quarante ans, dont quinze avaient de quarante à soixante ans, neuf de cinquante à soixante ans et six de plus de soixante dix ans. À Saint-Paul, dix décès d'adultes sont rapportés de 1697 à 1702. La moyenne d'âge des décès est cinquante ans. De 1704 à 1711, la moyenne d'âge des décès est cinquante-cinq ans pour les communes de Saint-Paul, Saint-Denis et Sainte-Suzanne.

Ces chiffres traduisent l'insolente santé d'une population jeune et aventureuse vivant dans un milieu hospitalier, ainsi qu'une mortalité infantile très faible pour l'époque. Les raisons en sont données par Feuilley en 1705 : « Le nombre des habitants s'augmente actuellement, les maladies en détruisant peu, et les femmes estant beaucoup fertiles. » Ces chiffres sont comparables à ceux observés chez les Français du Canada à la même époque, bien que vivant dans un milieu plus hostile.
Dès le XVIIIe siècle, les femmes qui pratiquent des accouchements sont inscrites dans le registre paroissial de Saint-Denis avec la mention « *obstetrix probata* », telles Nicole Coulon, Marie-Madeleine Dailleau et Jeanne Arnoult à Saint-Denis et à Sainte-Suzanne. A leur défaut, quelque voisine expérimentée pratiquait l'accouchement. Le rôle de ces *fam-saj* ou matrones était également d'empêcher les avortements et les nombreux

[10] Sinapisme : dérivé du cataplasme à base de farine de moutarde, utilisé en application sur le haut de la poitrine afin de « dégager les bronches ».
[11] Simple ou simple médecine : nom donné au Moyen Âge aux plantes médicinales.
[12] « La vie quotidienne des colons de l'île Bourbon à la fin du règne de Louis XIV 1700-1715 », Jean Barassin, Académie de La Réunion. Saint-Denis. 1989.
[13] Georges Hébert a écrit « Rapport sur l'île Bourbon en 1708 avec apostilles de la Compagnie des Indes. Recueil trimestriel de documents et travaux inédits pour servir à l'histoire des Mascareignes françaises », t. 5, pp. 34-73.

infanticides[14] comme en témoignent quatorze jugements pour infanticide entre 1827 et 1880.

Bourbon justifiait chiffres à l'appui son appellation « d'infirmerie de Madagascar », lieu où se rétablissaient rapidement et le plus naturellement du monde les malades évacués de Madagascar. Les malades graves faisaient appel au chirurgien major de l'île. De 1702 à 1709, cette charge fut exercée par Jacques Le Prévost, à qui succéda Jacques Macé né en 1664 et arrivé à La Réunion en 1709. Tous deux étaient férus de botanique et pratiquaient la médecine par les simples. Il s'agit probablement de chirurgiens barbiers de la Compagnie des Indes Orientales et non de chirurgiens de la Marine (au sens Marine militaire) puisque le Corps de santé de la Marine n'a été créé qu'en 1689. Ces chirurgiens-majors n'étaient pas rémunérés par la Compagnie et se faisaient bien payer pour exercer leur art. Mieux, ils prétendirent au monopole des soins et prétendirent interdire l'exercice de leur art aux autres chirurgiens.
Pour les autres cas, il était fait appel à des chirurgiens d'occasion : « Joseph de Guigné à Saint-Denis qui était compétent, Manuel Técher à Saint-Paul qui l'était moins, Jacques Léger qui ne l'était pas du tout. »

Néanmoins, les navires commencent peu à peu à importer des agents infectieux. Au début du XVIIIe siècle Hébert souligne que «Tous les vaisseaux qui mouillent à cette Isle causent des rhumes et des maux de gorge aux habitants, et il n'y a point d'exempts. »

Dans la plupart des écrits traitant des épidémies qui ont frappé Bourbon – La Réunion, ceux que l'on désigne comme les responsables de l'introduction de la maladie sont tout d'abord les esclaves, puis à compter de 1848 les travailleurs engagés de la zone de l'océan Indien qu'ils viennent des côtes africaines, de Madagascar ou d'Inde. Aucun écrit n'incrimine les Européens qu'ils soient marins, voyageurs ou commerçants qui eux aussi auraient pu importer des agents infectieux d'autres endroits de la planète, bien qu'en meilleure condition physique que les esclaves ou les engagés. Or, les Européens débarquèrent en grand nombre à partir du XVIIIe siècle, signant pour Monseigneur Louis Criais[15], arrivé à La Réunion en 1714 et préfet apostolique des îles de l'océan Indien, la fin d'un âge d'or qui n'aurait duré qu'une cinquantaine d'années : « Une maladie épidémique qui arriva en 1729 en enleva la plupart [...]. À l'occasion de la culture du caffé, l'envie de faire fortune a fait passer icy un grand nombre d'étrangers [...]. Les

[14] Laurence Pourchez, « Santé, société et cultures à La Réunion (Anthropologie médicale, psychiatrie) ». AMADES, CERSOI, ARERP, 2001.
[15] Lettre adressée à l'archevêque de Paris, le 28 janvier 1742 (*Archives de la Congrégation de la Mission*), publiée par Albert Lougnon, citée par d'Hubert Gerbeau dans « Maladie et santé aux Mascareignes : une histoire aux prises avec l'idéologie ».

nouveaux venus ont compté pour rien la Religion ; ils se sont fort peu souciés d'y élever leurs esclaves [...] ; le dérèglement est devenu presque universel parmi les hommes. » Il s'agissait là de la première épidémie de variole.
Nous ne sommes pas en mesure de prendre parti dans l'imputabilité aux uns et aux autres de telle ou telle épidémie, si ce n'est pour rappeler que toutes les hypothèses sont plausibles, et qu'un organisme affaibli par la dénutrition et soumis au manque d'hygiène, qu'il soit asiatique, africain, européen ou autre, est très susceptible aux infections dont il peut à son tour constituer le réservoir.

- De la cueillette à la mise en valeur de l'île : esclavage et maladies

L'esclavage devient pratique courante sous la houlette de la Compagnie des Indes. Le *Code Noir* de 1685 est enregistré à Saint-Paul en 1724. L'introduction de la culture du café en 1715, accélère les besoins en population servile que les conditions de la capture, de l'enfermement, puis de l'acheminement à fond de cale, rendent très vulnérables aux maladies que ces malheureux importent parfois et dont ils sont les victimes privilégiées, car souvent sous-alimentés. La première épidémie dont Bourbon a gardé le souvenir est celle de la variole en 1729.

Afin de mettre l'île au travail, la Compagnie des Indes impose la culture d'un café exogène, au détriment de celle du café endémique. La Compagnie des Indes Orientales charge Guillaume Dufresne d'Arsel (1668 - ?), capitaine de vaisseau, de ramener à La Réunion des plans de Moka venant du Yémen. Ces plants sont mis en terre dès septembre 1715 à Saint-Paul, sous l'autorité du gouverneur Antoine Desforges-Boucher (1680-1725), gouverneur de 1723 à 1725.

Sur les plantations qui se développent, la culture du café réclame une main d'œuvre toujours plus nombreuse et servile pour permettre aux planteurs et à la Compagnie de dégager des bénéfices. La traite des esclaves prend son essor à partir de Madagascar en 1717, du Mozambique dès 1733 et de la côte de Guinée dans une moindre mesure.

C'est ainsi que le nombre d'esclaves passe de 400 en 1700 à 2 000 en 1721. En 1731 on dénombre 6 000 habitants dont 76 % d'esclaves ; en 1735, 6 500 esclaves ; en 1740, 11 500 habitants dont 81 % d'esclaves et 18 000 esclaves en 1761. L'espérance de vie n'est que de 30 ans chez les esclaves et de 35 à 40 ans chez les libres. La supériorité numérique des esclaves s'affirme vers 1720. Selon le Code Noir, l'esclave est considéré comme un meuble. En 1740 il y a trois esclaves pour un homme libre et en 1794, neuf pour un homme libre.

L'importation des hommes et des femmes sélectionnés pour leur robustesse, mais acheminés dans d'effroyables conditions sanitaires et aux prix d'une très forte mortalité, favorise l'importation de nouveaux agents pathogènes émergents pour Bourbon, car inconnus jusqu'alors (virus, bactéries, parasites). La virulence de ces agents pathogènes est certainement accrue par la dégradation de la condition physique de ceux qui les transportent malgré eux dans leur corps.

Seuls les esclaves les plus robustes étant achetés et transportés, certaines maladies génétiques importées d'Afrique ou d'Asie l'ont été certainement sous leur forme mineure. On n'imagine mal que des esclaves porteurs d'anomalies majeures, handicapantes telles l'hémophilie, des myopathies ou des hémoglobinopathies sévères aient pu survivre dans leur pays d'origine et être éligibles à la traite. Par contre des formes mineures, telles que les anomalies héréditaires de l'hémoglobine[16], ont certainement été importées d'Afrique ou d'Asie à cette époque, s'exprimant sous leur forme grave à Bourbon chez la descendance de deux parents porteurs du trait génétique.

Les premières épidémies de variole sont apparues à La Réunion alors que se développaient l'esclavage et l'arrivée massive d'Européens : 1729, 1758, 1789. Criais, préfet apostolique, analyse la première épidémie de variole de 1729 comme étant la fin de l'âge d'or à La Réunion.

La traite se faisait tout au long de la route des Indes. Depuis l'Afrique occidentale, les esclaves venaient de Gorée et de Saint-Louis[17] (Sénégal). Depuis la côte orientale d'Afrique, ils étaient capturés sur la côte du Mozambique et de l'actuelle Tanzanie (plateau Makonde) où l'île de Zanzibar était un centre de détention. De l'Inde, les Tamouls venaient de Surate ou de Pondichéry. Á Madagascar les esclaves étaient achetés sur la côte orientale.
Ils étaient ensuite embarqués à bord des navires négriers équipés de faux ponts qui permettaient de transporter jusqu'à quatre-cents esclaves par voyage, lequel pouvait durer plusieurs mois. Les Noirs avant de monter sur le bateau étaient marqués au fer rouge sur l'épaule gauche de l'empreinte de la Compagnie. Avant le départ pour Bourbon, chaque cargaison servile était dûment répertoriée, en factures en triple exemplaires précisant le sexe, la taille, l'âge, et les signes particuliers, telle une dent manquante qui minorerait sa valeur.

---

[16] Les hémoglobinoses résultent d'une anomalie héréditaire de l'hémoglobine. La drépanocytose est une maladie héréditaire de l'hémoglobine de la race noire. Chaque année 400 000 enfants drépanocytaires naissent dans le monde, dont 300 000 en Afrique, avec une forte mortalité dès les premières années.

[17] Frédéric Mocadel, *L'année 1755 au Galam et à l'Ile Bourbon, l'odyssée de Niama, des portes de l'or aux plantations de café*, Éditions Azalées, Sainte-Marie, 2006.

Peu après le lever du soleil, les esclaves se livraient à des ablutions obligatoires sous la surveillance de l'officier de quart, dans la cale ou sur le pont, quatre par quatre. Le corps était lavé à l'eau de mer. La bouche, les organes sexuels et les aisselles étaient passés à l'eau vinaigrée. La bouche et les yeux faisaient l'objet d'un lavage spécial afin de dépister le scorbut dont l'hémorragie des gencives est l'un des signes.
Le repas du midi était à base de riz cuit à l'eau avec une petite quantité de viande de bœuf ou de poisson salé, parfois du maïs, des ignames et du manioc, relevé d'un peu de piment. Si la distance était plus longue, le repas pouvait être plus consistant, avec des fèves, des salaisons et biscuits.
En milieu d'après-midi, un second repas identique était servi. Les esclaves étaient menés par groupe sur le pont pour danser, de gré ou de force, afin de conserver une musculature qui permettrait de les vendre à bon prix. Les femmes pouvaient également servir de distraction à l'équipage.

À bord, les conditions d'hygiène, de sous-alimentation et de promiscuité étaient favorables à l'éclosion ou à l'amplification des maladies, dont la variole, le scorbut, la dysenterie, les « plaies gangréneuses », la lèpre, la peste.

Le chirurgien de bord ne disposait que de vieux outils non stérilisés (les microbes n'ont été découverts par Pasteur que dans la deuxième partie du XIXe siècle) et d'aucun médicament digne de ce nom (les antibiotiques n'ont été utilisés qu'au cours de la Seconde Guerre mondiale). Les pertes en vie humaines étaient donc lourdes parmi les esclaves et l'équipage lors de la longue traversée. Le risque d'introduction de maladies dans les pays de destination était permanent. Quand un esclave mourait, son cadavre était jeté par-dessus bord.

Dès que le bateau arrivait en vue des côtes, il restait au large et un chirurgien montait à bord pour s'assurer de l'état sanitaire de la cargaison humaine et de l'équipage. Le navire pouvait être confiné au large avec son équipage et sa cargaison. Les esclaves malades étaient conduits au lazaret. Ils étaient à leur débarquement, vêtu d'un simple lambeau de toile autour de la taille et étaient mis en rangées de part et d'autre du débarcadère à Saint-Denis. La vente commençait avec l'inspection de toutes sortes de parties du corps, sans oublier les dents. Plus de 200 000 esclaves ont été introduits à Bourbon au XVIIIe siècle pour la culture du café et des plantes à épices.

La traite négrière fut interdite en 1817, mais il persista un trafic clandestin, échappant aux contrôles sanitaires et donc encore plus à risque pour l'importation de maladies dans la colonie, car esquivant la mise en quarantaine de l'arrivée et toute collaboration avec les autorités sanitaires. La traite clandestine, « opération au cours de laquelle les esclaves restaient confinés dans les cales pendant toute la durée du voyage, afin d'éviter la marine royale puisse détecter la nature de la cargaison transportée illicitement », fut probablement pourvoyeuse d'épidémies.

Néanmoins, la salubrité de la colonie restait très favorable pour les malades évacués des autres îles dont Madagascar, comme en témoigne Auguste Billiard[18] (1788-1858), haut fonctionnaire en poste à Bourbon de 1817 à 1820, qui y fut mal reçu car il se montrait trop favorable à la population servile. Il note : « Dans la première expédition faite par la Compagnie, le nombre des passagers avait été de deux cent quatre vingt. La flotte parut dans la rade de Saint-Paul le 24 février 1667 ; on y débarqua les malades et un cordelier[19] portugais que demandèrent les colons pour se faire administrer les secours spirituels ; il fut décidé que Bourbon serait à l'avenir l'hôpital de Madagascar : ce fut une nouvelle cause d'accroissement pour la petite colonie. »

Billiard se montre enthousiaste dans sa description du climat de la colonie qu'il expose à son ministre le comte Jean-Pierre de Montalivet (1766-1823) - ministre de l'intérieur de 1809 à 1814 - et qu'il juge bien plus salubre que celui de l'île de France : « Quoique placé sous la zone torride, Bourbon est peut-être l'un des pays les plus sains qui soient dans le monde entier. La salubrité de Bourbon l'emporte de beaucoup sur celle de l'île de France ; on ne connaît dans l'une et l'autre colonie aucune maladie qui soit endémique ; aux changements de saison, les noirs sont plus que les blancs exposés aux flux de sang, aux affections catarrhales ; les fièvres tenaces et les fièvres intermittentes sont à peu près inconnues. »
Pour Billiard, presque toutes les maladies sont dues à « Plutôt l'effet d'imprévoyance que de la maligne influence du climat. On trouve surtout chez les femmes beaucoup d'estomacs délabrés par l'usage immodéré des acides et des aliments trop épicés. » Homme de son temps il accuse les courants d'air et note déjà les ravages de l'alcoolisme : « L'arack ou eau-de-vie de cannes dégrade et abrutit un assez grand nombre de blancs, qu'une mort prématurée punit ordinairement de leurs excès. »
Billiard admire les femmes blanches qui se conservent fort bien et étonnent par la durée de leur beauté, car « Elles vivent plus à l'ombre que les hommes. On peut les comparer à la plante d'Europe qui ne prospère sous la zone torride qu'au moyen d'un abri pour tempérer les feux du jour. »

---

[18] Auguste Billiard, *Voyage aux colonies orientales, ou lettres écrites des Iles de France et de Bourbon pendant les années 1817, 1818, 1819, 1820.* Édition originale en 1822, Librairie française de Ladvocat, Paris. 490 p. Réédité par ARS Terres créoles, collection Mascarin, 1990, Sainte-Clotilde, Réunion, 255 p.
[19] Cordelier est le nom des franciscains établis en France. Il leur fut donné au cours de la 7ème croisade.

Le relief de l'île offre aux esclaves la possibilité de fuir et de se cacher. Le marronnage se développe rapidement dès 1725, surtout parmi les esclaves malgaches qui fuient dans les Hauts. Les révoltes sont réprimées souvent de manière effroyable, comme en 1799 où les mutins sont exposés à la volée de canon.

La fin de l'esclavage à La Réunion date du décret du 19 octobre 1848 promulgué par le commissaire Joseph Napoléon Sébastien Sarda Garriga dit Sarda-Garriga (1808-1877). Mais, pour assurer la continuité du travail, il décrète que les futurs affranchis doivent prendre un engagement de travail. Cette nouvelle main d'œuvre est recrutée à bas salaire et les conditions de vie des anciens esclaves devenus travailleurs engagés, restent très précaires.

- La culture de la canne à sucre et l'engagisme

Sous le coup de la concurrence du café antillais et des mauvaises conditions de récolte, le café qui avait fait la richesse de l'île fut délaissé avec la faillite puis la disparition de la Compagnie des Indes orientales. Bourbon est alors rattaché à la couronne royale. Avec la prise par les Anglais de plusieurs îles des Caraïbes et de l'océan Indien et surtout de l'île Maurice qui était à l'époque le principal fournisseur de sucre de La France, la métropole est privée de sucre. Après l'occupation par les Anglais de La Réunion de 1810 à 1814, puis sa restitution à la France par le traité de Paris de 1814, la culture de la canne à sucre se développe de façon intensive avant la fin de l'esclavage.

À la suite du décret abolissant l'esclavage en 1848, c'est l'engagisme qui prend le relais de l'esclavage. L'engagisme consiste à proposer à des travailleurs venant à la colonie, un contrat de travail d'une durée de cinq ans renouvelable, au service d'un propriétaire terrien. Mais c'est en pratique une traite qui se poursuit de façon déguisée et les conditions de vie des engagés, comme celles des esclaves affranchis sont dures. La Réunion recrute plus de 100 000 « engagés », en provenance d'Inde (Malabars), d'Afrique (Cafres), de Madagascar, des Comores et de Chine, introduits dans la colonie par les propriétaires d'anciens esclaves pour les remplacer dans les plantations.

Environ 38 000 engagés indiens sont recrutés de 1848 à 1860. En 1853, la Compagnie agricole d'immigration est créée pour réguler le marché.
Les engagés de 1848 à 1885 sont réputés « hommes libres », mais bien souvent, il s'agit d'une forme de travail assimilée à l'esclavage. L'importation d'une main d'œuvre affaiblie coïncide avec de nouvelles épidémies, malgré un contrôle sanitaire bien défini, mais inégalement appliqué. Surviennent des épidémies de choléra en 1820 en provenance

d'Inde via Maurice et en 1859 en provenance d'Afrique de l'Est avec une nouvelle épidémie de variole en 1859.

Ce n'est qu'en 1860 que la colonie décide de l'aménagement d'un nouvel espace de quarantaine sanitaire pour faire face à la montée en nombre des arrivées d'engagés et des épidémies. Le lazaret de la Grande-Chaloupe est ouvert en 1861 pour assurer la quarantaine sanitaire des engagés.

C'est à partir de la deuxième moitié du XIXe siècle que les premiers articles traitant de la santé paraissent dans des revues spécialisées comme le *Bulletin de l'Académie de médecine* qui date de 1836 (en 1853, article d'Alexandre Reydellet sur la variole) ou comme la *Société des Sciences et des Arts* (créée par Louis Henri Hubert-Delisle en 1855). Des articles traitant de la santé paraissent également dans les journaux de l'île comme *Le Moniteur de l'Ile de La Réunion* en 1859.

En 1856, la *Société des Sciences et Arts* voit le jour à La Réunion et de nombreux articles écrits par des médecins paraissent dans le Bulletin de cette société[20]. Citons, à titre d'exemple, un exposé fait en 1874 par le docteur Bassignot, Chirurgien de Marine, sur « Les sels de lithine », qui souligne l'action de ce médicament sur ce qu'il nomme « une triste trinité : goutte, gravelle et calcul. » La même année paraît un exposé du docteur Auguste Vinson, fils de François-Auguste Vinson, officier de santé, sur « Quelques observations faites pendant un séjour à Madagascar. »

En 1864, avec la création de la revue médicale nommée les *Archives de Médecine Navale*, puis des *Annales d'Hygiène et de Médecine Coloniales* qui leur succèdent en 1899, les médecins, chirurgiens et pharmaciens de la Marine en poste à La Réunion vont pouvoir publier leurs travaux sur les épidémies de variole et de choléra et sur le paludisme qui fait son apparition sur la côte vers 1865.

- La période des crises et des guerres

Dès les années 1850 l'île connaît une forte et durable crise économique liée à de multiples facteurs : destruction des cannes à sucre par le *borer* ou foreur qui est un insecte nuisible apparu en 1857, concurrence de la culture de la betterave en métropole, concurrence de la canne à sucre de Cuba, percement du canal de Suez en 1869 qui éloigne l'île des routes maritimes, éclosion du

---

[20] Gerbeau H. « Les Sociétés Savantes de La Réunion ». In *Mondes et Cultures*, Compte-rendu annuel de l'Académie des Sciences d'Outre-Mer, Tome LXXI, 2011, Volume 1, pp.507-520.

paludisme. L'île est plongée dans une dépendance alimentaire totale. Elle ne peut plus affronter les difficultés à venir dont les épidémies et les cyclones.

Dès les années 1870 apparaît le colonat ou colonage partiaire, c'est-à-dire la parcellisation des surfaces cultivables qui entraîne la disparition des grands propriétaires. L'île est plongée dans le marasme. Pendant la première guerre mondiale, en 1914-1918, elle est frappée par les conséquences économiques de la guerre, même si elle fournit du sucre à la France privée de betteraves, puis, dans la foulée elle essuie l'épidémie meurtrière de grippe espagnole comme le reste du monde.

La période 1920-1940, est celle des grandes sociétés sucrières, de la reprise de la croissance démographique. Toutefois, la situation sanitaire est toujours désastreuse, amplifiée par le blocus de l'île pendant deux ans par les Anglais (1940-1942), lors de la Seconde Guerre mondiale. La Réunion, qui était déjà en sous-alimentation depuis un siècle, se trouve au bord de la famine.

Dans les articles médicaux parus au début du XXe siècle, les médecins des colonies insistent sur l'évolution sanitaire défavorable que connaît La Réunion à la fin du XIXe siècle, en partie due à l'action de l'Homme. Rappelons que le Service de santé des colonies, à statut militaire n'a été créé qu'en 1890.

En 1903, le Dr. Georges Merveilleux[21], médecin principal de 2ème classe des Troupes Coloniales, souligne les modifications profondes et néfastes qu'a apporté l'Homme à La Réunion : « Par les influences générales de son climat, par la constitution physique et géologique de son sol, La Réunion s'est offerte comme un des pays les plus merveilleusement disposés pour recevoir l'homme, et c'est à la présence de l'homme, à son imprévoyance et à son égoïsme que sont dues les modifications les plus fâcheuses d'un milieu jadis admirable. La Réunion n'est plus l'éden des premiers navigateurs. » Il souligne l'effet néfaste du défrichement et du déboisement à large échelle sur la salubrité de la colonie, ainsi que « Le mélange des races hétérogènes, chacune apportant au pays le tribut de ses tares, est intervenu pour une autre part. »

Merveilleux rapporte également « Un appauvrissement croissant qui a eu pour conséquence un essor exponentiel de vieilles maladies endémiques, mais jusqu'alors bénignes, comme le paludisme et depuis peu le béri-béri. Les progrès de ce dernier fléau depuis trois ans sont réellement inquiétants. La fièvre paludéenne donne de son seul chef plus du tiers de la mortalité totale ; elle envahit peu à peu les hauteurs longtemps

[21] Merveilleux G. « Géographie médicale. Ile de La Réunion », *Annales d'hygiène et de Médecine Coloniales*, 1903, 6, 195-259.

indemnes. La lèpre aussi semble gagner du terrain. » [...]. « Les décès par suite d'affections respiratoires viennent, au deuxième rang, bien loin derrière ceux qui relèvent du paludisme. [...] Je veux bien admettre que la misère générale ait influé sur ce résultat, mais il n'en est pas moins vrai que le manque d'éducation des mères et des sages-femmes augmente sensiblement cette mortalité désastreuse. De l'union de ces deux facteurs pernicieux résulte sans doute l'accroissement de cette mortalité spéciale en 1901. »

Delteil[22], pharmacien de Marine, précise l'importance du paludisme dans la mortalité. « Elle est, à Saint-Denis, de 1208 décès en moyenne pour une population évaluée à 30 000 âmes, soit une proportion de 4,02 pour 1000 : les décès par suite de fièvre intermittente sont compris, dans ce chiffre, pour 562. Avant l'apparition de la fièvre, la mortalité n'excédait pas 947 décès, soit 3,15 pour 100. L'année 1878 fut particulièrement meurtrière ; on compta 1339 décès (4,46 pour 100), dont 442 étaient dus à la fièvre paludéenne. L'hivernage fournit naturellement un chiffre de fièvre plus élevé que la période d'hiver correspondante. Les mois les plus sains sont, au contraire, septembre, octobre, novembre et décembre. » Delteil souligne que « Saint-Denis est relativement une des localités les moins atteintes par la fièvre. La mortalité est bien plus grande à Saint-André, Saint-Benoît, Saint-Paul, etc. » Ces constats furent confirmés en 1907 par le docteur Broquet[23], médecin-major de 2ème classe des troupes coloniales envoyé en mission à Saint-Philippe, qui y décrit une situation déplorable aux plans économique et sanitaire.
Broquet fait également le lien entre la dégradation de la situation économique et l'extension de certaines maladies.
« Or les deux usines à sucre ont disparu ; les derniers cyclones, les maladies ont détruit les vanilles dont la vente était déjà rendue difficile par la surproduction des autres colonies ; enfin, l'abaissement des droits sur les sacs de jute, que les usiniers préfèrent aux sacs de vacoa pour l'emballage de leur sucre de premier jet, a ruiné une industrie dont jadis vivait cette petite localité. De plus, les derniers cyclones en détruisant les plantations de maïs et de manioc enlevèrent aux habitants la base de leur alimentation. Ces produits constituent, avec le riz, la viande de porc et de cabri, les principaux aliments du créole pauvre. Les viandes de bœuf et de mouton sont inconnues dans la localité, et les rares privilégiés qui peuvent en acheter doivent les faire venir de Saint-Joseph, localité voisine plus importante ; les poissons et les crustacés sont excellents mais difficiles à pêcher sur cette côte où la mer déferle avec violence.

---

22 A. Delteil, « Considérations sur le climat et la salubrité de La Réunion », *Archives de Médecine Navale*, 1881, 36, 5-45.

23 Broquet, « Géographie médicale, Saint-Philippe (Ile de La Réunion) », *Annales d'Hygiène et de Médecine Coloniale*, 1907, 10, 323-339.

Les enfants consomment volontiers les graines bouillies du jaquier dont la pulpe rappelle par son goût celle de la châtaigne. Les fruits, mangues, fruits de l'arbre à pain, ainsi que quelques légumes, entrent aussi dans la consommation des habitants. Les bestiaux sont peu nombreux ; il n'y a ni bœufs ni moutons, les cabris sont rares, les vaches laitières sont au nombre de deux ou trois dans toute la localité ; aussi est-il presque impossible aux malades de se procurer du lait, et nous avons vu des mères qui ne pouvant plus allaiter leurs enfants leur donnaient de l'eau sucrée.
Les chevaux et les mules se comptent. Toutefois les habitants élèvent avec succès les volailles et les porcs. [...] Quand nous arrivâmes dans la localité, la caisse de l'assistance municipale aux indigents ne disposait pas d'un centime et le bureau d'hygiène n'était pas constitué. La commune n'a ni médecin, ni pharmacien ; un Européen, un vieillard, ancien brigadier de gendarmerie, ancien infirmier de l'hôpital de Montpellier, donne des conseils en recourant à un vieux formulaire. Il fait des opérations de petite chirurgie, soigne même des fractures, rend enfin bien des services à cette population ignorante et malheureuse qui habite la localité peut-être la plus malsaine du littoral de Bourbon et en même temps la plus isolée. »

Broquet préconise « La création d'un petit hôpital et l'installation d'un médecin. Depuis Saint-Pierre jusqu'à Saint-Benoît, sur une longueur de 85 kilomètres et pour les trois localités de Saint-Joseph, Saint-Philippe et Sainte-Rose, il n'y a ni un médecin ni un hôpital. Ces communes sont livrées à elles-mêmes, sans règlements sanitaires ni conseils médicaux. [...] Mais Saint-Philippe n'est qu'un point de la côte, et Bourbon a besoin d'un travail d'assainissement général de son littoral pour mériter encore le joli nom de Perle de la mer des Indes. » [...]. Les sources déboisées diminuent et baissent de niveau ; beaucoup ont disparu. Le lit des rivières se resserre, leur débit est amoindri, d'où formation de flaques stagnantes, chères aux moustiques propagateurs de la malaria, de la filariose et peut-être de la peste. Tantôt ce sont des inondations et tantôt des sécheresses également pernicieuses. De là, disent Layet et Le Roy de Méricourt, le point de départ d'une constitution nouvelle du sol, dont le résultat est l'élaboration de maladies jusqu'alors inconnues. Je crois, pour ma part, que l'introduction d'éléments nouveaux a dû apporter de nouveaux germes de maladie, mais je crois aussi que nombre des affections qui désolent le pays ont pris une intensité plus manifeste, à mesure que, sous l'influence de l'encombrement, de la misère, de l'alcoolisme sans cesse grandissant, de la déchéance vitale généralement observée depuis une trentaine d'années, le niveau physique des diverses races a baissé. »

Et Broquet de poursuivre l'inventaire des maladies de la région de Saint-Philippe : « Les maladies que nous avons rencontrées associées toujours au paludisme furent : la dysenterie, dont nous avons relevé 5 cas, dont un suivi de mort. Les affections pulmonaires, l'asthme en particulier, qui est très fréquent chez les enfants et les adultes. La tuberculose est rare. Les affections du système nerveux : la neurasthénie, l'hystérie, l'épilepsie sont les plus fréquentes de ces affections. [...] La filariose n'entre dans nos observations que pour 3 cas dont un de lymphangite des jambes, un autre d'éléphantiasis et un cas de chylurie chez une femme de 48 ans. En somme, la filariose, si répandue dans d'autres points de l'île, paraît être peu fréquente à Saint-Philippe. Le béri-béri existe et est parfois difficile à différencier de la cachexie. Nous en avons observé neuf cas.

La lombricose[24] est très fréquente dans cette population, surtout chez les enfants, et provoque souvent, comme nous l'avons dit, des convulsions et des complications des accès paludéens. [...] La dernière vaccination du pays paraît avoir été pratiquée en 1897, par un praticien qui habitait alors Saint-Joseph. Depuis cette époque il n'y a pas eu de nouvelles vaccinations. Nous nous sommes servis de la pulpe vaccinale de génisse fraîche, préparée par le laboratoire de bactériologie de Saint-Denis. Sur 406 vaccinations pratiquées chez les enfants des écoles et chez des adultes de bonne volonté, nous avons obtenu 176 succès et 206 insuccès, 25 résultats sont restés inconnus. »
En 1907, le docteur Mainguy[25], médecin-major de 1ère classe des Troupes coloniales, nous renseigne sur les croyances du début du XXe siècle : « Le régime lacté était aussi difficilement accepté, sous prétexte qu'on ne devait pas alimenter le malade, pour ne pas nourrir la maladie. » Il souligne l'absence d'hygiène qui fait le lit des maladies liées à transmission féco-orale[26] : « La population du Bras-de-Pontho ignore l'usage des fosses. Les matières fécales étaient répandues sur le sol aux abords des maisons et sur les pentes des ravines ; entraînées par les pluies, elles infectaient l'eau des bassins qui servaient à l'alimentation d'une grande partie de la population. »

La malnutrition est présente pendant toute cette période. Si les Réunionnais des XVIIe et XVIIIe siècles vivaient convenablement dans le "grenier des Mascareignes", la grande crise économique de la seconde moitié du XIXe siècle et du début du XXe a été ressentie dans tous les milieux, entraînant une chute de la population.

G. Merveilleux[27] écrit en 1903 : « A La Réunion, l'alimentation générale varie peu. Le riz est la base de la nourriture de la population créole et de couleur

24 Il s'agit vraisemblablement, non pas d'une infestation par les lombrics, dont le sens actuel est ver de terre, mais par les ascaris qui sont des longs vers blancs, parfois de couleur rosée.

25 Mainguy, *« Notes sur une épidémie de typho-malaria qui a sévi au Bras-de-Pontho (Ile de La Réunion) »,* Annales d'Hygiène et de médecine coloniales, 1907, 10, 85-91.

26 Transmission des parasites, virus et bactéries par les selles, dans la bouche d'une personne, par manque d'hygiène.

27 Annales d'Hygiène et de Médecine Coloniale. 1903, VI, 195-259.

de toute catégorie ; le manioc et les autres racines, le maïs, ne sont que rarement consommés ; le pain généralement réservé pour les Européens, les troupes et quelques personnes de la classe riche, est un aliment de luxe pour le reste de la population. Le poisson salé sous toutes ses appellations, des brèdes, des légumes secs, de la volaille et du porc, le tout assaisonné de force piments ou *rougaye*, constituent le *kary* et se mangent avec le riz, les racines ou le maïs. Les viandes de boucherie, bœuf, veau, mouton, ne font que plus rarement partie de l'alimentation des créoles et gens de couleur. La nourriture de la classe pauvre et des immigrants est plus frugale encore ; la volaille et le porc y sont inconnus, le poisson salé n'y figure que rarement. A cette alimentation pauvre surtout en graisse et en azote, l'*arack* vient malheureusement s'ajouter, tant à l'heure des repas qu'aux autres heures de la journée. Le vin reste toujours une boisson d'exception pour les Créoles même riches et pour les gens de couleur, bien que son usage tende à se répandre un peu plus depuis une vingtaine d'années. »

L'insécurité alimentaire et ses conséquences sur l'amplification des conséquences des maladies infectieuses sur les organismes, rendaient en partie compte de cette situation. La Deuxième Guerre mondiale, le blocus de l'île par les Anglais et le cyclone de 1945, aggravèrent la disette. La ration alimentaire annuelle en viande et poisson en kilos par habitant qui n'était en 1938 que de 14,9 kg, chuta à 12 kg en 1943 puis à 9,3 kg en 1946. À titre de comparaison, en dépit de la guerre, cette ration a toujours dépassé 25 kg en France métropolitaine.
En 1900, pour faire face à ces fléaux, l'île ne comptait que neuf médecins, six sages-femmes, vingt-six pharmaciens et quelques dizaines de lit d'hôpital. Les médicaments de base sont vendus dans les boutiques. La situation n'évoluera que lentement jusqu'à la Seconde Guerre mondiale.
En 1948, l'île ne compte que trente médecins, dix-sept pharmaciens, neuf dentistes et dix-sept infirmières pour 250 000 habitants. L'assistance publique qui propose des crèches et des dispensaires « Goutte de lait », ne peut compenser le mauvais état sanitaire général.
La mortalité infantile et la mortalité générale sont élevées et l'espérance de vie reste inférieure de quinze ans à celle de la métropole.

- De la départementalisation à nos jours

A la fin de la Deuxième Guerre mondiale, La Réunion en ruine présentait toutes les caractéristiques d'une société de plantation sous-développée, avec une prédominance des maladies infectieuses endémiques. Puis furent introduits des médicaments du type sulfaguanidine (Ganidan®), dotés d'une incontestable efficacité. Selon Gabriel Gérard[28], « Le Ganidan® se vendait

[28] Gabriel Gérard, *Si Saint-Denis m'était conté*, Éditions Azalées, Sainte-Marie, 2003.

au cachet et avait une réputation de remède miracle. » Puis la départementalisation de 1946 conduisit peu à peu à un bouleversement rapide des modes de vie.

Au lendemain de la départementalisation, un système de cantines gratuites, alimenté par un prélèvement sur les allocations familiales, fut mis à la disposition des écoliers. Les enfants reçoivent alors une ration quotidienne de lait au goût nouveau pour la plupart d'entre eux. Dans les années 60, à la Saline les Hauts, les meilleurs élèves se voyaient encore remettre un kilo de lait en poudre en guise de prix d'Excellence.

Puis, insensiblement, de profondes transformations sociales, économiques et démographiques conduisent à la transition démographique et épidémiologique. Parallèlement, les maladies infectieuses endémiques sont contrôlées par des interventions de santé publique de grande ampleur. La chute du nombre de cas de tuberculose, la meilleure hygiène générale - chez les enfants, le taux de parasitoses était de 95 % en 1969 - la diminution relative de l'alcoolisme ont considérablement modifié, en vingt ans, les conditions de santé.
L'année 1979 signe l'éradication du paludisme et la transition épidémiologique. À compter des années 1990, la situation sanitaire actuelle est à peu près fixée, marquée par de nombreux progrès, mais également par l'explosion des maladies dégénératives, dites maladies de la civilisation, l'île ayant achevé sa transition épidémiologique. Les infrastructures sanitaires poursuivent leur développent.
L'île passe d'une société fortement marquée par des structures rurales à une société de services. L'agriculture occupe de moins en moins de bras. L'industrie est assez peu importante et le secteur d'emploi est surtout centré sur le secteur tertiaire (administrations, commerces, services). La population active, proche de 300 000 personnes, a été multipliée par 3,4 en cinquante ans.
Actuellement, La Réunion affiche des indicateurs sanitaires proches des pays européens développés. En 2011, l'INSEE estimait l'espérance de vie à la naissance à 75,5 ans pour les hommes et à 82,6 ans pour les femmes, la mortalité infantile (enfants de moins de un an) à 7,7 pour 1 000 naissances alors qu'elle avait atteint 250 pour mille en 1948. Ainsi, la société réunionnaise a connu une évolution raccourcie de ses indicateurs à l'échelle d'une génération, là où il avait fallu des décennies, voire un siècle, dans la plupart des pays européens.

Toutefois, au plan social, la situation reste préoccupante avec plus de cent mille chômeurs, soixante dix mille allocataires du revenu minimum d'insertion, trois cent trente mille bénéficiaires de la couverture médicale universelle et environ cent vingt mille personnes en difficulté avec l'écriture et la lecture. Ces caractéristiques ne sont pas sans conséquence sur la santé, les maladies transmissibles ou non transmissibles ne frappant pas toujours au hasard. Les causes de décès placent en tête les maladies cardio-vasculaires (32 %) qui apparaissent plus tôt qu'en métropole.

Hormis des carences en vitamine C et en vitamine B récemment mises en évidence, les maladies par carence ont pratiquement disparu et la ration alimentaire des Réunionnais est tout à fait comparable à celle de la métropole, même si la tradition alimentaire locale entraîne des variantes et que le riz remplace ou accompagne le pain. L'alimentation à l'américaine et le goût immodéré pour le sucre et le sel, conjugués à une forte sédentarisation, sont responsables de la forte épidémie de surcharge pondérale et de ses conséquences que sont l'hypertension artérielle et le diabète qui font le lit des pathologies cardio-vasculaires et rénales.
De plus, La Réunion reste une « île tropicale » soumise aux cyclones et aux épidémies, en particulier aux maladies vectorielles tropicales[29] [30], comme l'ont montré les récentes épidémies à virus Chikungunya en 2005-2006 et de dengue en 2016.

En 2012, une autre étape a été franchie avec la création du centre hospitalier universitaire de La Réunion et de l'unité de formation et de recherche en santé de La Réunion, c'est à dire la faculté de médecine, avec l'admission en deuxième et en troisième année de médecine d'environ quatre-vingts nouveaux étudiants chaque année.

[29] Aubry P., Gaüzère B.-A., « Histoire des dengues et des syndromes dengue-like dans l'océan Indien », *Bulletin de la Société de Pathologie Exotique*, 2007, 100, 360-361.
[30] Pialoux G., Gaüzère B.-A., Strobel M., « Infection à virus Chikungunya : revue générale par temps d'épidémie », *Médecine Maladies Infectieuses,* 2006; 36, 253-263.

Chapitre 2 - Histoires de la médecine traditionnelle

Pour l'Organisation Mondiale de la Santé (OMS)[31], « La médecine traditionnelle réunit l'ensemble des connaissances, compétences et pratiques basées sur les théories, croyances et expériences auxquelles différentes cultures ont recours pour entretenir la santé ainsi que pour prévenir, diagnostiquer, soulager ou soigner des maladies physiques ou mentales. »

La médecine traditionnelle est utilisée depuis des millénaires. Elle se propose de traiter certaines maladies infectieuses et chroniques. Ainsi l'artémisinine, médicament actuellement très efficace contre le paludisme, est tirée de l'*Artemisia annua,* une plante utilisée en Chine depuis près de 2000 ans. Nous ne disposons que de très peu de données scientifiques pour évaluer l'innocuité et l'efficacité des produits de la médecine traditionnelle. L'acupuncture, certaines plantes médicinales et certaines thérapies naturelles comme les massages, auraient une certaine efficacité.

La médecine traditionnelle réunionnaise est issue des médecines traditionnelles des pays d'origine de ses habitants : France, Chine, Afrique, Inde, Madagascar.

La médecine traditionnelle française n'a fait que reprendre les doctrines de la médecine antique grecque, dont celles d'Hippocrate, car il n'y a pas vraiment eu à proprement parler de médecine latine, mais plutôt une médecine gréco-romaine. En matière de plantes médicinales, l'origine principale des connaissances de l'Antiquité est l'œuvre de Pedanus Dioscoride (40-90 ap. J.-C.). Médecin, pharmacologue, botaniste, il nous a légué de *De materia medica*, un traité qui a fait autorité pendant des siècles. Aulus Cornelius Celsus, dit Celse, fait également référence à la médecine des Grecs. L'art de guérir était pratiqué d'une part par les prêtres qui recouraient aux exorcismes et aux incantations, et d'autre part par les médecins qui, selon les principes hippocratiques, s'appuyaient sur l'observation pour définir la maladie et la nature du traitement à appliquer. C'était l'alliance du sacré et du profane, les deux se combinant. Au Moyen-Âge, le sacré a été représenté par la doctrine chrétienne, dont la notion de charité.

La médecine antique chinoise repose sur les plantes et l'acupuncture. L'empereur Chen-Nong passe pour être le fondateur de la pharmacologie chinoise. Il aurait testé une centaine de plantes et rédigé le *Pen-ts'ao king* (livre traitant de la *materia medica*) qui a paru en l'an 32 av. J.-C. Sous la

[31] OMS. « Médecine traditionnelle ». Aide-mémoire N°134.

dynastie des Han (206 av. J.-C. - 220 ap. J.-C.), la culture des plantes médicinales a connu son essor ainsi que l'acupuncture. Les médecins chinois pratiquaient à la fois la pharmacologie et l'acupuncture.

A l'époque védique (1000 à 500 ans avant notre ère), la médecine antique indienne repose sur les incantations et les pratiques magiques. Toutefois, les plantes y semblent y a voit eu plus le rôle d'ingrédients magiques que de drogues véritables. À la fin de la période védique, la médecine indienne recourrait aux drogues végétales et minérales, selon les formulations écrites dans l'*Arthasastra,* dont le chanvre et l'opium. La médecine ayurvédique reste actuellement la base de la médecine indienne traditionnelle, dûment reconnue par l'OMS comme un système de médecine traditionnelle.

La médecine traditionnelle malgache[32] [33] est à rapprocher, du moins pour ce qui concerne les esclaves malgaches côtiers déportés à La Réunion, de la médecine traditionnelle africaine qui n'a été connue en Europe qu'aux XVe et XVIe siècles grâce aux voyageurs qui rapportaient des récits de guérisons dues à la magie et à sorcellerie et à des herbages inconnues. La flore malgache qui comprend environ 12 000 espèces, provient en partie de la zone africaine soudano-zambézienne.

- La représentation du corps et de la santé à La Réunion

À la suite de la départementalisation de 1946, La Réunion a connu un bouleversement rapide de ses modes de vie, dont l'une des conséquences actuelles est l'explosion inexorable des maladies de la civilisation que sont le diabète, l'hypertension artérielle et l'obésité.
La compréhension de l'échec des actions de contrôle et de prévention de ces maladies passe par l'anthropologie qui tente de décoder les fonctionnements intimes des diverses composantes de la société réunionnaise, protéiforme par excellence. « La prévention et la promotion de la santé doivent prendre en compte la dualité d'un modèle biomédical occidental cohabitant avec le modèle réunionnais d'origine, soit deux systèmes opposés de représentation du corps et de la santé ».

[32] Dejardin J., Guillaumet J.L., Mangenot G., « Contribution à la connaissance de l'élément non endémique de la flore malgache (végétaux vaxculaires) », *Candollea*, 1973, 28, 325-391.
[33] Debray M., « Médecine et Pharmacopée traditionnelles à Madagascar », *Etudes Médicales*, 1975, 1, 69-85.

Pour Christine Catteau et Laurence Pourchez[34], « Les travaux menés en anthropologie médicale depuis plus de trente années à La Réunion, tout d'abord par Jean Benoist[35], puis par Patrice Cohen[36], Laurence Pourchez[37] et plus récemment, Laurence Tibère[38], montrent que le contexte réunionnais, loin d'être homogène, se caractérise néanmoins par la cohabitation de deux systèmes de représentation du corps et de la santé. »
L'un de ces systèmes est résolument moderne, occidental et biomédical, c'est le système auquel appartiennent les auteurs de cet ouvrage. L'autre est très local, unique, original et s'ancre dans les milieux familiaux, les quartiers et les zones rurales, jusque dans la ville supposée plus moderne.
Plus fortement encore que dans les régions de la France métropolitaine, ce modèle est véhiculé par une culture populaire héritée des siècles passés, fortement influencée par l'ancienne médecine des humeurs, chère à Hippocrate et à Galien et par conséquent aux médecins du Moyen Âge, voire à ceux du XIXe siècle.
Et ces deux auteures de poursuivre : « L'héritage colonial et la formation métropolitaine des médecins réunionnais se traduit par un attrait, voire une exigence pour tout ce qui vient de France et par voie de conséquence la forte valorisation de tout ce qui vient de la Mère Patrie, est aussi à l'origine d'une relative dévalorisation des savoirs familiaux. »

Par voie de conséquence, toute action dans le domaine de la santé ne saurait être la transposition pure et simple de la médecine moderne et doit prendre en compte les normes, les représentations et les coutumes locales, tant au plan curatif que préventif. La crise du chikungunya en 2005-2006, s'est bien chargée de nous le rappeler.

- La médecine traditionnelle : les fondements.

Les médecins, émules d'Hippocrate[39] et de Galien[40], ne disposaient que de très peu de médicaments efficaces dont l'un des premiers est la quinine

[34] Christine Catteau, Laurence Pourchez, « La Réunion : état de santé des populations et pratiques de promotion de la santé », *La santé de l'homme*, novembre-décembre 2009, p31-34.
[35] Benoist J., « Anthropologie médicale en société créole », Paris, PUF, coll., *Les champs de la santé*, 1993, 286 p.
[36] Cohen P., « Le cari partagé. Anthropologie de l'alimentation à l'île de La Réunion », Paris, Karthala, coll., *Hommes et sociétés : anthropologie*, 2000, 368 p.
[37] Pourchez L. « Comportements alimentaires, petite enfance et grande distribution : incorporation de nouvelles normes à l'île de La Réunion », *Journal des Anthropologues*, 2006, n° 106-107.
[38] Tibère L., *L'alimentation dans le vivre ensemble multiculturel. L'exemple de l'île de La Réunion,* 2009, L'Harmattan, Paris, 468 p.
[39] Hippocrate, médecine grec (460 – 370 av. J.-C.) considéré comme le père de la médecine.

contre les fièvres dont l'usage remonte à 1640. La médecine européenne était basée au XVIe siècle sur l'anatomie et la chirurgie, d'où le rôle des chirurgiens barbiers, dont les chirurgiens de Marine, sur lesquels nous reviendrons en détail. Le rôle des apothicaires, les futurs pharmaciens, était de créer des jardins botaniques où l'on cultivait les plantes médicinales encore appelées les simples.

La médecine traditionnelle réunionnaise a été façonnée par l'alchimie des rencontres de cultures et de contrées différentes. Les plantes, remèdes et pratiques sont venus de Madagascar[41], puis de France avec les chirurgiens de Marine. Les coffres des chirurgiens de Marine contenaient des plantes cultivées dans l'enceinte des hôpitaux maritimes ou bien fournies par l'apothicairerie de Lorient et par les jardins des écoles de médecine navale. A cet effet, les hôpitaux de la Marine s'étaient dotés de jardins botaniques : Rochefort (1741), Brest (1768), Toulon (1785). L'emploi de jardinier de la Marine avait été créé afin d'entretenir les plantations, voire à l'occasion d'enseigner[42].

Cette pharmacopée initiale s'est ensuite enrichie de celle des provinces françaises, des apports malgaches, africains, puis indiens et chinois. Ces médecines qui s'enrichirent mutuellement sans jamais s'exclure, furent adoptées et pratiquées tant par les laissés-pour-compte du système colonial, que par les riches colons ou les administrateurs. C'est donc tout naturellement que chacun se tournait tout d'abord vers les détenteurs des savoirs traditionnels de son pays d'origine, puis plus tard vers des détenteurs de « l'universalité » de la médecine réunionnaise traditionnelle et de la pharmacopée créole qui constituèrent l'essentiel du système de santé à La Réunion jusqu'à la fin de la première moitié du XXe siècle.

Selon Hubert Gerbeau[43] : « Le groupe dominant[44] qui a su imposer sa langue, sa culture, ses hiérarchies sociales, se voit reconnaître quelque pouvoir dans les domaines médical et religieux. Mais aucun des groupes

---

[40] Galien (129 -201), médecin grec considéré comme l'un des pères de la pharmacie, a eu une influence durable sur la médecine chrétienne, juive et musulmane jusqu'au-delà du Moyen Âge.

[41] Caunière Ferdinand, *De la médecine naturelle indo-malgache considérée surtout au point de vue de la thérapeutique*, Paris. E. Dentu. Chez l'auteur, Château de l'Etoile, 1862, In 18, 111-147 p.

[42] Brisou B., « Trois cent ans de médecine navale, du grand siècle à nos jours », *Médecine et Armées*, 2008, 36, 507-515.

[43] Hubert Gerbeau, « Maladie et santé aux Mascareignes : une histoire aux prises avec l'idéologie. Au visiteur lumineux. Des îles créoles aux sociétés plurielles », Mélanges offerts à Jean Benoist, pp. 557-574. Petit-Bourg, Guadeloupe : Ibis Rouge Éditions, GEREC-F/Presses universitaires créoles, 2000, 716 pp.

[44] Il s'agit des Français.

venus de l'extérieur n'a renoncé, dans ces deux domaines, à faire entendre sa voix. Prêtres et guérisseurs voisinent avec les praticiens les plus diplômés et les techniques les plus modernes. »
Il s'agit donc, comme l'a bien démontré Jean Benoist, de la rencontre de plusieurs médecines, de plusieurs dieux, de cultes, de plusieurs poisons et de leurs antidotes.

Pour Hubert Gerbeau, « L'arsenal offert aux malades, aux angoissés, se déploie, riche de tous les apports dont les Mascareignes ont bénéficié au cours de leur histoire. Aujourd'hui les communautés se rencontrent et s'interpénètrent plus facilement à La Réunion qu'à Maurice mais, même chez les Mauriciens, bien des barrières sont tombées au cours de ces dernières décennies. »

Comme des secrets de famille, ces parcelles de savoir et de pouvoir se sont transmises de père en fils, mais aussi de mère en fille ou de père en fille, parce qu'elles constituaient souvent l'unique rempart contre la maladie dans une île longtemps délaissée. Puis vint l'année 1946, marquée par la proclamation de la loi de départementalisation qui amorça lentement tout d'abord, puis rapidement par la suite, un tournant dans l'histoire de l'île. Cette année fut certainement celle de l'apogée par défaut de la médecine créole, progressivement supplantée ensuite par l'occidentalisation du système de santé, reléguant les tradipraticiens[45] locaux au second plan, du moins en apparence...

Caractéristique des sociétés créoles, l'automédication à l'ancienne restait vivace dans toutes les couches de la société. Seuls les métropolitains, ignorant les ressources de la pharmacopée locale, recouraient exclusivement à la médecine dite moderne, qu'ils avaient éprouvée en France métropolitaine.

La faible densité médicale, les tâtonnements de la médecine moderne, le coût des consultations, mais aussi la présence au foyer des anciens, la passion des plantes et du jardin créole, firent que l'on commençait par rechercher les recettes traditionnelles, avant de se tourner en désespoir de cause vers la médecine moderne, tout en poursuivant l'automédication. Bien des tableaux cliniques inexpliqués, des aggravations ou des améliorations inattendues, furent mises à juste titre par les professionnels de santé sur le compte d'une médecine traditionnelle qui leur était parfaitement inconnue et qui leur apparaissait sinon dangereuse, du moins désuète.

---

[45] Tradipraticien : praticien traditionnel, guérisseur, sorcier, exorciste, tisanier. L'emploi de ce terme traduit bien notre embarras et notre difficulté à distinguer les uns des autres.

Binaire, simplificatrice et très réductrice, la séméiologie populaire réunionnaise distingue deux grands groupes de troubles : les échauffements et les refroidissements.
L'échauffement interne se traduit par des brûlures d'estomac ou des intestins. Il est attribué à la consommation d'aliments qui chauffent : alcool, épices, plantes supposées traiter les refroidissements. Selon Jacqueline Andoche[46], « La constipation et la dysenterie sont également caractéristiques de ce type d'échauffement : le sang trop chaud se mêle à l'urine et aux selles parce que l'intestin est trop cuit par l'alcool et les épices. » L'échauffement externe s'exprime par des gerçures ou des irritations de la peau au niveau de l'aine et des aisselles, mais également de la bouche (aphtes) ou de l'œil (orgelet).

À l'inverse, le refroidissement est la cause d'un malaise dont les patients attribuent la cause à une imprudence qui provoque une baisse brutale de la température, soit à la surface du corps « Je transpirais, j'ai enlevé mon chapeau », soit à l'intérieur de l'organisme « J'ai bu de l'eau glacée après avoir couru. » Ainsi, il est vivement déconseillé pour les tenants de la théorie du refroidissement de rester dans un courant d'air ou de boire frais après un effort, sous peine de pleurésie…

Dans les zones rurales, les écarts et les Hauts, le malade était soigné en famille et par la famille qui lui exprimait ainsi sa solidarité en se prescrivant elle-même. Divers produits étaient utilisées, selon l'analyse des troubles par le patient lui-même ou par son entourage. Les ingrédients étaient le plus souvent combinés de façon empirique, sans que les potentialisations ou les antagonismes des substances actives qu'ils contenaient éventuellement, ne soient maîtrisés, ni par leurs utilisateurs, ni par leurs prescripteurs.

Sudel Fuma et Barthélémy Manjakahery[47] distinguent les produits naturels (bouillons, lait, rhum) ; les médicaments élémentaires (alcool, teinture d'iode, astringents, aspirine, sirops, diurétiques) ; les produits spécialisés (obtenus en pharmacie et chers).

---

[46] Anthropologue réunionnaise dont la thèse a porté sur l'approche ethno-psychiatrique des pratiques de santé en contexte créole. Auteure de *Culture et santé mentale : les avatars français de l'ethnopsychiatrie*, in Jean-Pierre Dozon et Didier Fassin, (eds.), Critique de la santé publique, Paris, Balland : 2001, 281-308. *Psychiatrie et médecines créoles à La Réunion : archéologie d'une rencontre*, Recherches Sociologiques, Université Catholique de Louvain, Unité d'anthropologie et de sociologie, 2004, vol 35(1) : 21-37.

[47] *Pharmacopée traditionnelle dans les îles du Sud-Ouest de l'océan Indien,* Sous la direction de Sudel Fuma et Barthélémy Manjakahery, Actes du colloque international du 10 au 13 décembre 2005, à Tuléar - Madagascar.

Les produits naturels sont à base de plantes de la forêt préparées en vue de traiter les maladies aisément identifiables, tels diarrhées, vomissements, maux de tête et fièvres.
Robert Chaudenson[48] évoque une médecine populaire réunionnaise qui est l'héritière directe de la médecine des XVIIe et XVIIIe siècles, selon deux courants : « Le premier est celui que constituent les recueils de recettes dont certains remontent au Moyen-Âge et qui sont, en fait, la transcription de traditions orales ; le second, plus récent, est constitué par des ouvrages de grande vulgarisation (qui ont plus de chances, de ce fait, d'être arrivés à La Réunion) dont l'exemple pourrait être le *Médecin des pauvres* sans cesse réédité du XVII et XVIIIe siècle ou, plus récemment, *le Manuel annuaire de la santé* ou *Médecine et Pharmacie domestiques* du docteur Raspail. »
Ce dernier ouvrage a été très répandu dans l'île puisque en créole, un *raspay* est un recueil de remèdes et de tisanes.

D'autres ouvrages ont longtemps été la référence, tout comme dans les campagnes métropolitaines, se substituant aux rares médecins. Citons *La nouvelle maison rustique* (1732), *Le Manuel des Dames de charité ou formules de médicaments faciles à préparer* (1747), *Le Médecin et le Chirurgien des pauvres* (1669), tous ouvrages qui furent régulièrement l'objet de nombreuses rééditions.

Pour Robert Chaudenson, « Dans les campagnes françaises de métropole, comme dans l'outremer, il n'est pas toujours aisé de tracer des limites entre les médecines, les religions et croyances populaires et la magie ou à la sorcellerie. Les trois apports populaires qui constituent le socle de la médecine traditionnelle réunionnaise (français, malgache et indien) se rejoignent en associant à la médecine et à leurs religions respectives, des aspects magiques, tant dans le déroulement des rites de soins, que dans l'explication du mal. »

Le mal de l'âme étant parfois difficilement dissociable du mal du corps, les patients et leurs familles se tournaient volontiers vers le curé ou le prêtre malabar, puis en désespoir de cause vers le psychiatre à compter des années 70. A La Réunion, comme en France métropolitaine, le clergé local combattait les esprits et l'obscurantisme, mais exorcisait et soignait par les simples et traitait le zona. En cas d'intervention supposée maléfique, le patient ou sa famille s'adressaient à l'Église, puis en cas d'échec et en ultime recours à un « spécialiste », cette définition ne se référant vraiment pas à un médecin spécialiste au sens où nous l'entendons.

---

[48] Chaudenson R., 1983, *Magie et sorcellerie à La Réunion*, Saint-Denis, Livres Réunion, *p*. 32.

La colonie importait à côté des quelques médicaments de l'époque (baumes, poudres fébrifuges), des médications telles que les « cloportes secs », ou des succédanés bénits, telles des pierres miraculeuses ou de « l'eau de charbon béni. » Les « pierres du Nord » aux vertus magiques sont encore proposées dans des revues françaises « grand public » en ce début de XXIe siècle. Selon J. Benoist[49] : « Dans les quartiers blancs, les malades font essentiellement appel à des herboristes (tisaneurs ou simples), dès que les recettes familiales courantes ne suffisent plus. Détenteurs de la connaissance des plantes médicinales, ceux-ci préparent des mélanges d'herbes et de fleurs cueillies dans les régions d'altitude ou cultivées dans leur jardin. »

À chaque pathologie ou plus exactement à chaque signe présenté par le patient, répondait une préparation. Le tisaneur s'efforçait d'attribuer une cause naturelle à la maladie, telle que le chaud et le froid, la mauvaise alimentation, un mauvais acte ou les vers... Parfois, ceux qui soignent peuvent se prévaloir d'un don qui vient en renfort de leur science et qui a été acquis auprès de la personne qui les a initiés à l'usage des plantes. Une formule magique secrète pouvait alors être prononcée.

Ainsi Jeanne-Paule Visnelda (1922-1991), célèbre guérisseuse, déclarait-elle : « Quand un grand-père ou une grand-mère connaissait quelque chose, il devait le montrer à son premier enfant. Ainsi, ma grand-mère Marie-Amédée savait la valeur de toutes les plantes médicinales de l'île. Elle a monté à mon père qui me l'a transmis après[50]. »

Quant à la prépondérance de la tradition médicale européenne, J. Benoist ajoute qu'elle « ne doit pas nous masquer les échanges qui se sont effectués avec les éléments des pharmacopées indienne ou malgache. Il est très important de bien distinguer sur ce point entre le système médical et les éléments qui le composent. Le système est un ensemble cognitif, impliquant la cohérence entre les étiologies et des thérapeutiques au sein d'une conception de la maladie et des agents capables de la traiter ou de la prévenir. ».

C'est ainsi qu'un herboriste de tradition européenne peut recourir à des plantes d'origine indienne ou malgache, sans pour autant modifier sa perception des rapports de l'homme avec la maladie.

Benoist relève les particularités de la médecine indienne locales : « Les pratiques médicales indiennes de La Réunion ne portent pas de traces de

---

[49] Benoist J., 1980, *Les carnets d'un guérisseur réunionnais.*

[50] Michèle Lemaire, *Merci madame, je suis guéri, Madame Visnelda,* Éditions Flash, Bras-Panon, 1988.

la médecine ayurvédique, et fort peu de la pharmacopée indienne. Elles empruntent leurs traits aux activités médico-magiques des villages du Sud de l'Inde, dont le complexe d'attitudes face à la maladie s'est remarquablement transmis à La Réunion, malgré la transplantation dans une société radicalement différente. »

À côté des pathologies considérées comme purement naturelles, le surnaturel interviendrait dans la genèse d'autres pathologies. Les mauvais esprits sont incriminés : âmes en errance, âmes de personnes décédées dans des circonstances inhabituelles ou violentes, à savoir la grossesse, le suicide, la disparition, le meurtre...
La pathologie peut aussi châtier un écart de conduite comme le non-respect d'un interdit religieux ou alimentaire, une promesse non tenue, la présence dans un lieu ou à une heure réservée aux esprits. Elle peut être le fait d'ennemis lointains ou proches, comme une voisin ou un membre de la famille.
Le malade et son entourage doivent donc passer par une personne qui a accès au monde surnaturel et qui sait l'interpréter. Ainsi se fait l'amalgame entre prêtre et guérisseur.

« L'agression peut aussi provenir de la malveillance de voisins ou d'ennemis, ou de la vengeance d'un Dieu pour une obligation non remplie. La démarche du malade répond directement à sa conception de l'origine de sa maladie. Il doit donc s'adresser avant tout à un homme qui ait accès au surnaturel et qui soit capable de le manipuler : les fonctions de guérisseur et de prêtre dans ces conditions ne se dissocient guère, et tout prêtre de temple indien est amené à être consulté. »

Pour Benoist, « Il existe des échanges et des interférences réciproques entre la médecine créole et la médecine indienne, telles le recours à des tisanes créoles traditionnelles par la médecine indienne et l'introduction de pratiques indiennes dans la médecine créole. »

Au lendemain de la départementalisation, c'est l'échec relatif de la médecine moderne encore balbutiante et le poids de la tradition qui poussent le malade et son entourage à la recherche d'autres solutions, tout particulièrement lorsqu'il s'agit de pathologies mentales.
Grande est la crainte de ce que Benoist appelle les « interventions maléfiques » dans la médecine créole, les « objets sales » chargés de pouvoirs nocifs, les pratiques magiques de voisins jaloux, une malédiction divine due à quelque faute secrète, ou dans le cas de la médecine indienne, les « esprits errants, les âmes de personnes mortes, les esprits de morts manipulés des créatures démoniaques. » Les objets deviennent

maléfiques par les puissances malignes auxquelles ils servent de support : les mêmes âmes errantes (les « *movèz am*[51] » ; la « double mort »)...

La maladie « *aranjé*[52] » toujours liée à une intervention surnaturelle ne peut être traitée que par des interventions spécifiques avec un cheminement thérapeutique qui passe pour Benoist, par le médecin, l'église, le sorcier. Pour Chaudenson[53], le cheminement va du médecin au tisaneur, au sorcier, puis à l'exorciste. « L'appel à l'église (prières, promesse, etc.) peut se situer à n'importe quel moment, voire tout au long de ce schéma. C'est la succession qu'on retrouve dans un grand nombre de cas traités par le Père Dijoux[54] et qu'on trouve évoqués dans son journal. »

Certaines conduites dites prophylactiques sont destinées à prévenir le mauvais sort : « Se méfier des inconnus, ne pas se présenter à six heures ou à minuit aux carrefours, ne pas se tenir sous certains arbres, mettre dans la cour des objets insolites pour détourner le mauvais œil, ne pas traverser un cimetière la nuit. »
Chaudenson différencie les champs et les modes d'activité de l'herboristes, de ceux du guérisseur et du sorcier : « Le guérisseur se défend absolument d'être un sorcier. Il s'agit avant tout de recettes et de pratiques proches de la médecine naturelle. On constate cependant que le recours à des moyens magiques est presque systématique tant dans les formules de préparation où dominent les chiffres magiques 3 et 7, que dans les prises de remèdes ou les durées du traitement. »

Benoist écrit au sujet de A. Payet, tradipraticien renommé en son temps : « À la différence des guérisseurs syncrétiques, il n'intègre pas les éléments qui seraient en contradiction avec les deux axes de son arsenal thérapeutique : les plantes et les prières catholiques. Payet serait ainsi plus qu'un simple herboriste, c'est à dire plus qu'un simple utilisateur des vertus thérapeutiques réelles ou supposées des composés chimiques de la plante (alcaloïdes...). »
Benoist souligne qu' « Il y aurait un passionnant travail à faire qui mettrait en relation les indications des plantes avec leurs caractères morphologiques

---

[51] *Movèz am* : mauvaises âmes.
[52] *Aranjé* ou *prêté* : fabriqué, c'est-à-dire résultant d'un sort.
[53] Chaudenson R., 1983, *Magie et sorcellerie à La Réunion,* Saint-Denis, Livres Réunion, *p.* 35.
[54] R.P. Franck Dijoux. *Journal d'un exorciste,* Océan Éditions, 1995, 296 pages. Cet ouvrage raconte comment le prêtre exorcisait les nombreuses personnes qui se pressaient à sa porte. Il a été rédigé à la demande de Mgr Gilbert Aubry, évêque de La Réunion et préfacé par lui. La première partie de l'ouvrage reprend l'analyse de l'ethnologue Raymond Eches sur le phénomène de la sorcellerie à La Réunion.

et toute la symbolique que ces caractères peuvent véhiculer. On s'apercevrait vraisemblablement d'harmonies symboliques inexprimées mais perceptibles par ceux sui vivent le système ».
« Ces signes apportés au patient qui partage avec le tradipraticien les mêmes codes, établissent une connivence propre à potentialiser les effets de sa thérapeutique ».
Pour Chaudenson, « L'usage systématique des nombres magiques dans la quantification des éléments, des ingrédients, de la durée du traitement, est systématique. Ces usages magiques remontent à la plus haute Antiquité, même si ils sont parfois réinterprétés dans un contexte chrétien (trois comme la Sainte-Trinité ou cinq comme les plaies du Christ ».

Dans la plus pure tradition hippocratique de l'équilibre des humeurs du corps (sang, bile noire, phlegme, bile) qui sont soit en excès, soit en défaut, engendrant ainsi la maladie, l'action des remèdes vise à chasser du corps ce que la maladie empêche d'évacuer, et beaucoup plus rarement à y faire rentrer ce que la maladie a fait sortir.
« Ainsi dans le *saisissement*, le *mazanbron* rétablit la circulation normale dans l'organisme (*i fé marché le san*), comme en cas d'effort excessif (*le san i antass*), il rend à nouveau normal le flux sanguin (*i rak le san*).
En cas d'entorse de cheville (*pié tourné*), le rebouteux (*fézer de pass*) fait mine de saisir le mal et de le jeter au loin. En cas d'abcès, il faut extirper les mauvaises humeurs, comprenez le pus lorsque l'abcès est mûr : *si fé kataplas ti trèf, il al le pu*[55]. Pour un mal de tête, *vi amar fuey malay su vot têt, i tir la vapeur, i tir la douleur*[56]. »
« Il faut provoquer le mouvement inverse en cas d'hémorragie en arrêtant sang avec une feuille de « *pikan* », ou lors du sevrage de l'allaitement avec un « *kolié bouchon.* » Tout l'art consiste à savoir quand il faut faire sortir ou rentrer la maladie. Il ne faut jamais faire « rentrer » la rougeole le « *bobo zarab* » qui est une ulcération chronique des membres inférieurs et que beaucoup considèrent comme une « maladie arrangée. »

Le rétablissement d'une circulation interne normale est également un mode opératoire important, lorsque se produit une « révolution de bile ou de vers. » Cette expression caractéristique de la physiologie populaire ancienne, se retrouve également en français canadien, ce qui peut laisser supposer une origine provinciale française.
La « révolution d'humeurs » était pour la médecine du XVIIIe siècle un « mouvement extraordinaire dans les humeurs qui altèrent la santé. » Il fallait alors barrer certains « chemins » et contraindre la bile ou les vers à reprendre leur place ou leur cheminement supposé normal.

---

[55] Un cataplasme de petit trèfle fait sortir le pus.
[56] Vous attachez une feuille de Malay à votre tête, ça retire la vapeur, ça retire la douleur.

Dans la confection des tisanes, afin de prendre en compte cette dialectique du chaud et du froid (pour ne pas dire cette physiopathologie populaire), il faut associer un élément « rafraîchissant », à un ingrédient échauffant comme le romarin, le thym, la cannelle ou le gingembre.

La confiance en la vertu curative du remède et dans les prières qui accompagnent sa préparation est un élément essentiel du succès : *Vi prier in pé sir la tizane d fason a dir : Bin Bon Die, done in pé la santé a se persone la*, déclare par exemple un tisaneur. Les tisanes sont souvent préparées avec de l'eau bénite. Celle de la Pentecôte passe pour avoir des vertus particulières et celle que bénit le Père Dijoux - longtemps exorciste du diocèse - est fort recherchée. L'eau de la Vierge Noire à la Rivière des Pluies est recommandée pour les enfants malades : les y tremper sept fois avant de remercier trois fois la Vierge Noire ; pour un enfant « *bancal.* » Il est vivement recommandé de procéder à des frictions à l'aide de la cire des bougies consacrées, au pied de la statue. Le port de médailles bénites[57] (Saint-Benoît, Saint-Michel, Notre-Dame de la Trinité, etc.) favorise l'action thérapeutique. Tisanes et médailles sont souvent fournies ensemble. Il faut donc faire feu de tout bois contre la maladie en associant le remède aux prières, à l'eau bénite, à la cire des bougies, etc. Dans certains cas, la cueillette d'une plante doit s'accompagner d'une compensation donnée au propriétaire du lieu, comme pour le romarin. Parfois au contraire, les plantes doivent être volées, car elles ont alors plus de force, comme pour la verveine. L'heure peut aussi être importante, c'est ainsi que le bois et les écorces doivent être prélevés au soleil levant.

La préparation de la plante est ritualisée. « Le nombre impair est essentiel : on utilise toujours dans les tisanes 3, 5, 7, 9 ou 21 ingrédients selon la maladie ou l'âge du malade (12 et 24 apparaissent aussi, mais plus rarement). Une tige, une racine, un morceau d'écorce seront toujours coupés en un nombre impair de morceaux. »

Le signe de croix est pratiqué lors des préparations, ainsi que des passes ou d'autres gestes symboliques comme l'encerclement du mal en préalable à l'application du remède. L'encerclement « arrête » les dartres avant de les guérir. On peut également « arrêter » avec une aiguille en la tournant autour du mal et en piquant tout autour. Une lampe allumée était tournée sept fois autour de la tête des enfants réveillés par des esprits ou effrayés par l'obscurité. Toutes ces pratiques n'étaient pas ou ne sont pas spécifiques de La Réunion, car la plupart d'entre elles se retrouvaient ou se retrouvent encore dans les provinces françaises.

---

[57] Cette pratique de déposer des médailles et des images bénites du Frère Scubilion au chevet des malades, est encore très courante en service de réanimation en 2016.

La médecine populaire semble parfois indissociable de la religion populaire et le guérisseur est parfois nommé « *dizèr la prier*[58]. » Cette relation n'est pas propre à La Réunion, comme le rappelle l'expression française : « Ne plus savoir à quel saint se vouer. » En France métropolitaine, nombre de paroisses, nombres fontaines aux vertus thérapeutiques sont placées sous la protection d'un saint spécifique et spécialisé dans telle ou telle guérison.

Ainsi, Campagne-de-Marsan, village landais d'origine de l'un des auteurs de cet ouvrage, est-il placé sous la protection de Saint-Pantaléon. L'eau de la fontaine de Saint-Pantaléon fut souveraine contre les retards de parole du petit dernier...

L'appel à un saint est censé faire du bien à celui qui l'invoque, soit directement, soit indirectement par la nuisance qu'il peut causer à une tierce personne. À La Réunion, c'est Saint-Expédit qui est le saint de référence invoqué - ou qui l'était - parfois bien avant de faire appel à S.O.S. médecins ou au Centre 15 du SAMU.

Objet de vénération et de crainte, Saint-Expédit toujours représenté par un très jeune soldat romain, parfois décapité, est également invoqué dans toutes les aires créoles, aux Antilles et à Haïti, mais également au Brésil où il fait un véritable tabac sous le nom de *Santo-Expedito.*

A La Réunion, il est très présent sur le bord des routes dans sa niche de rocher peinte en rouge. Des bougies régulièrement allumées témoignent de la ferveur populaire et de son importance actuelle dans la vie et les pensées quotidiennes de beaucoup de réunionnais, y compris dans le domaine de la santé ou des déterminants de la santé.
Véritable baromètre du syncrétisme magico-religieux ambiant, Saint-Expédit entretient pour beaucoup de réunionnais des rapports étroits avec la religion *malbar*[59], au point d'être parfois assimilé au « *bon dié malbar* » ou à un « *malbar blan.* »

Le pouvoir et la crainte inspirés par ce saint, dont la statue est toujours située à l'extérieur de la maison, n'en sont que décuplés dans un engrenage subtil et variable d'assimilations magico-religieuses qu'évoque Prosper Eve : « Certains l'assimilent à Karli. Ils s'adressent à lui le mercredi et le vendredi, jours considérés comme fastes à partir de 9 heures car à ce moment la déesse est fraîche et bien disposée à écouter

---

[58] Diseur de prière.

[59] Malbar : indien. Les Malbars ou Malabars, descendants des engagés indiens ont été convertis au catholicisme, tout en conservant leurs rites et traditions.

les demandes des uns et des autres. Ils offrent au saint des fruits (citron, bananes) et brûlent devant sa statue du camphre. Karli la puissance du temps, écrase un cadavre comme Saint-Expédit écrase un corbeau. Karli protège ceux qui l'invoquent. »

A la fois bienfaiteur et plus rarement malfaisant, Saint-Expédit peut tout donner et tout prendre : *« I zoué pa ek li*[60] *», « li lé vif. »*

Selon Edith Wong-Hee-Kam[61], historienne de la diaspora chinoise dans l'océan Indien, on peut également faire une analogie entre Saint-Expédit et la divinité chinoise Guandi (ou Kwan-Ti), vénérée dans les temples chinois de Saint-Denis et de Saint-Pierre, ainsi que dans les autels domestiques. Guandi a le visage rouge qui est la couleur emblématique de Saint-Expédit. Certains Réunionnais les vénèrent tous deux pour obtenir la réussite aux examens, l'enrichissement dans les affaires ou la guérison d'un mal. Dans cette dernière indication, certains diluaient les cendres de l'autel dans de l'eau pour en faire une boisson à visée thérapeutique.

---

[60] « Ne jouez pas avec lui, il est vif ».

[61] Edith Wong-Hee-Kam, *La diaspora chinoise aux Mascareignes : le cas de La Réunion.* Université de La Réunion, L'Harmattan, 1996, 496 pages, p 190.

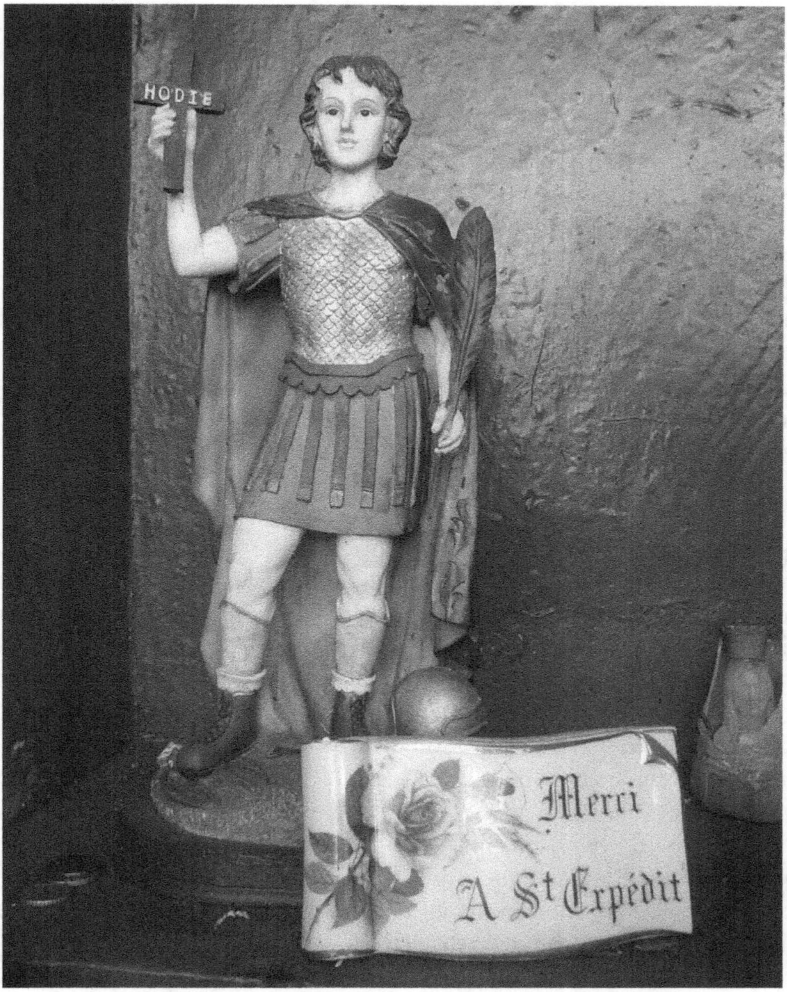

Figure 2 : Saint-Expédit (Source : B.-A. Gaüzère, 2014).

- La médecine traditionnelle par les plantes

Les premiers médicaments, associés ou non à des manifestations d'ordre magique ou religieux, ont été les plantes. Les hommes sont parvenus, en particulier dans les régions tropicales où se rencontrent de nombreuses plantes douées d'une grande activité physiologique, à une remarquable connaissance de ces plantes dites médicinales.
La première édition de la Pharmacopée nationale parue en 1810 recensait 923 drogues, dont 820 étaient d'origine végétale.

Les plantes étaient, soit sauvages (plantes des forêts primaires), soit cultivées par les apothicaires. À travers les différentes civilisations, on trouve par

exemple en médecine chinoise : le ginseng ; en médecine hindoue : le rauwolfia ; en médecine grecque : le ricin ; en médecine arabe : la colchique, le tamarin ; en médecine européenne : la digitale dès le Moyen-Âge ; dans le nouveau monde : l'ipéca et le quinquina...
Notons que les drogues minérales comme l'argile ou que les drogues animales comme les cantharides n'ont jamais eu réellement d'importance, alors qu'actuellement, la pharmacopée traditionnelle chinoise leur accorde une place prépondérante.

Les plantes de la flore tropicale ont été étudiées par les voyageurs des Compagnies des Indes, devenus botanistes. À Bourbon, la recherche des plantes médicinales a probablement été faite d'emblée par les Malgaches dès leur arrivée en 1655 avec les premiers colons français, puis par les pharmaciens apothicaires qui ont créé des jardins botaniques.

Au tout début du XVIIIe siècle, le gouverneur Parat[62] cite les principales espèces utilisées : « L'asquenante (salsepareille aux vertus sudorifiques et dépuratives) qu'on croit qui entre dans la composition de la Thériaque[63] ; la scolopante (scolopendre, langue de cerf, langue de bœuf, scolopendrium officinale) de deux sortes qui servent aux lavements. Les anciens l'appréciaient beaucoup comme remède aux engorgements viscéraux, surtout du foie et de la rate. Les capillaires de deux sortes aussi, à petites et à larges feuilles, entrent dans la préparation d'un sirop contre la toux. »
Parat mentionne également le fruit de l'arbre de demoiselle qui est astringent ; l'esquine rouge dont la racine est propre pour les sudorifiques et l'esquine verte ; le tamarinier « propre à faire une limonade pour les scorbutiques » ; le Tacamaca qui « rend une gomme admirable pour les blessures » ; le benjoin à la résine aromatique aux propriétés balsamiques et antiseptiques ; l'aloès qui est purgatif ; le pois d'ancre bon pour la dysenterie et astringent apporté en 1708 par le *Saint-Louis* en provenance du Pérou.

En 1711, Boucher évoque dans son mémoire « la Langue de Madagascar, le Tantan (*Palma Christi*) qui apaise les douleurs et dissout même les nodules ou duretés. C'est l'huile de ricin. » Quant à l'huile de tortue terrestre : « Cette huile est merveilleuse pour frotter les membres affligés. »

- Des aliments médicaments ou les alicaments avant l'heure

A La Réunion, de nombreux produits alimentaires usuels comme le lait, le rhum, les oranges amères, les citrons, les huiles essentielles étaient et sont

[62] Pierre Antoine Parat de Chaillenet (? -1721), gouverneur de 1710 à 1715.
[63] « Composition de drogues choisies, préparées, pulvérisées, et réduites en opiat ou électuaire liquide, par le moyen du miel... Elle a tiré son nom de la vipère que les Grecs appellent Theiron ou Thyrion ». Définition de Pierre Pomet, épicier au XVIIe siècle.

encore utilisées comme médicaments. A la citronnelle, on ajoutait du noir de fumée ce qui donnait le « *moulai* » que l'on mélangeait avec du safran pour le boire en tisane. Pour se remettre, rien ne valait un bon *lok* à base de rhum, de miel, d'huile *tantan* ou de safran vert.

- Les simples ou plantes médicinales

Dans la flore réunionnaise, il convient de distinguer les espèces endémiques et les autres. Les espèces endémiques sont nées sur place et leurs propriétés ont été découvertes sur place par le jeu des analogies, des succès, mais aussi des erreurs parfois mortelles. Les autres plantes ont été importées d'autres contrées et leurs propriétés médicinales ont probablement été découvertes ailleurs. On distingue celles qui ont été introduites volontairement par l'Homme le plus souvent pour leurs propriétés médicinales et celles qui ont été introduites involontairement auxquelles il faut associer les plantes indigènes non endémiques introduites indépendamment de l'Homme, et dont la découverte des propriétés médicinales remonte à la période du peuplement.
L'endémisme concerne près de quatre cent cinquante espèces de plantes à fleurs dans les Mascareignes. À La Réunion, environ soixante pour cent des plantes à fleurs non introduites par l'Homme seraient endémiques.

Selon Thérésien Cadet[64], les plantes non introduites par l'Homme et non endémiques auraient été amenées à La Réunion par les courants marins, les oiseaux (graines véhiculées dans le plumage ou dans le tube digestif) et les cyclones. Les courants marins nous viennent de l'Est (Australie, îles de la Sonde), mais aussi dans une moindre mesure de l'Ouest, à la faveur des courants cycloniques de Madagascar. Ce mode de transport aurait introduit huit pour cent de la flore des Mascareignes, en provenance de l'Asie du Sud-Est. Les vents cycloniques qui peuvent transporter des semences lourdes rendraient compte du fait que les trois-quarts des espèces anémochores[65] des Mascareignes seraient partagés avec l'Afrique et Madagascar.
Brutalement transplantés à La Réunion, les esclaves malgaches et africains ont retrouvé des plantes familières, dont ils connaissaient les vertus

[64] Thérésien Cadet : botaniste réunionnais (1937 – 1987). Professeur de biologie végétale à l'université de La Réunion, spécialiste et théoricien des formations végétales des îles Mascareignes. Il est l'un des auteurs principaux de la *Flore des Mascareignes*. On lui doit plusieurs ouvrages : *La végétation de l'île de La Réunion, étude phytoécologique et phytosociologique*, 1977, Doctorat ès Sciences. Aix-Marseille III, Aix-en-Provence, rééditée par imprimerie Cazal, Saint-Denis-de-la-Réunion en 1980 ; *À la découverte de La Réunion*, tome 4, la flore (I), 1980 et tome 5, la flore (II), 1981 ; *Fleurs et plantes de La Réunion et de l'île Maurice*, 1981 et 1987, éditions du Pacifique ; *Plantes rares ou remarquables des Mascareignes*, Agence de coopération culturelle et technique, Paris, 1984.
[65] Anémochore : qualifie le mode de dispersion des graines par le vent.

thérapeutiques ou toxiques. Ils purent ainsi détenir une parcelle de pouvoir, en soignant leurs proches, mais aussi en réglant leurs comptes en envoyant *ad patres* les indésirables et les exploiteurs.

Des plantes aux vertus médicinales connues, furent volontairement introduites par l'homme à partir des pays de la zone, mais aussi du bassin méditerranéen (Persil ou *Petroselinum crispum*, romarin, marjolaine ou *Marjorana hortens*), de l'Europe, de l'Amérique tropicale (Ayapana ou *Eupatorium triplinerve*, Sapotiy ou *Annona muricata*, Vervène citronnelle ou *Aloysua tripohylla*), de l'Inde et de l'Asie du Sud (Mourong ou *Moringa oleifera*, Kaloupilé ou *Murraya koenigii*, Citronnelle ou *Cybopogon citratus*, jamblon ou *Sygyzium cumini*), de Tasmanie (*Eucalyptus globulus*).

D'après Marc Rivière[66], pharmacien réunionnais et fin connaisseur des plantes médicinales locales, parmi la cinquantaine d'espèces endémiques réunionnaises utilisées comme plantes médicinales, il y en aurait une vingtaine dont les propriétés médicinales seraient prouvées. Les autres ne contiendraient pas de substances actives, mais pourraient avoir un effet placebo. La découverte de leurs propriétés supposées ou réelles, a été purement fortuite. Parfois, c'est par analogie ou par ressemblance physique que les plantes se sont vues attribuer des effets thérapeutiques. L'histoire ne retient pas les conséquences parfois néfastes de ces tâtonnements, sauf à reconnaître leurs qualités de plante vénéneuse.

« Ce n'est pas à la forme des feuilles, ni à la couleur des fleurs que les plantes doivent leurs propriétés médicinales. » Le phytothérapeute appelle à la vigilance les utilisateurs des plantes locales, car « aucune d'entre elles n'est agrée par la pharmacopée française. » Et de rappeler justement qu' « Il faut utiliser les plantes à bon escient et ne pas consommer celles qui sont prescrites par n'importe qui. » Et de citer l'exemple des « tisanes pour la montée et pour la descente » vendues aux touristes randonneurs par des individus peu scrupuleux[67]. Marc Rivière définit un tisaneur comme « celui qui soigne bénévolement, suivant les principes de ses ancêtres qui lui ont transmis leurs secrets, leurs connaissances de la forêt, des plantes et des récoltes. »

Enfin, certaines plantes ne possèdent pas les vertus qu'on leur prête, et d'autres sont toxiques[68]. Ainsi, le fruit d'avocat serait conseillé pour les

---

66 *Les plantes médicinales à l'île de La Réunion : leurs amis et leurs faux amis,* Tome 1, *Homonymes des plantes locales,* Marc Rivière, Éditions Azalées, 2007.

67 Comme par exemple sur les pentes du Taïbit dans le cirque de Cilaos.

68 La phytothérapie n'est pas sans danger, c'est la raison pour laquelle l'agence européenne du médicament a entrepris, depuis 2005, l'évaluation de la sécurité et de l'efficacité de trois cent plantes utilisées pour la fabrication de médicaments.

diabétiques, ce qui est faux car il contient un composant qui bloque l'insuline et fait monter la glycémie, aggravant donc le diabète. Le bois de tambour et le bois de maman utilisés comme laxatifs, contiennent des alcaloïdes abortifs toxiques. De même, le Patte poule piquant, recommandée pour la fièvre et le chikungunya contient un alcaloïde, la toddaline, qui est un toxique neuromusculaire dangereux pour le muscle cardiaque. Ou encore, le bois de perroquet, dont on utilise les feuilles et l'écorce, réputé hypotenseur et veinotonique alors que ses propriétés restent à démontrer.
Les feuilles et l'écorce du bois de l'effort sont utilisées en tisane contre les « maux de reins » provoqués par l'effort, alors que des études *in vitro* ont décelé une forte activité laxative des feuilles, des racines et des écorces. Des substances toxiques sont contenues dans nombre de végétaux, comme la souris chaude, le charbon *péi*[69], la patte de poule, l'avocat, le bois de lait, l'herbe papillon, le petit carambole... Sans mentionner le danger lié à la confusion entretenue par les homonymies entre les noms vernaculaires et les erreurs de posologie, car il est facile de sur-doser ou de sous-doser les quantités.

Marc Rivière a publié en 2007 un ouvrage intitulé[70] *Les plantes médicinales de la belle époque* qui s'appuie sur les travaux, dans les années 1900, de B. Duchemann, un instituteur de Saint-Paul, qui en compagnie de ses élèves, a décrit environ cent vingt végétaux, dont un tiers sont endémiques.

La liste des trente plantes médicinales établies par B. Duchemann à l'occasion de l'Exposition universelle de 1900 est portée en annexe de l'ouvrage, ainsi que leurs indications thérapeutiques. Ces plantes ont été et sont utilisées par les tisaniers. En 2016, la « tisanerie », soit l'utilisation de décoctions diverses reste une véritable tradition locale à laquelle se réfèrent encore bien des *granmounes*[71] et autres mères de famille, avec plus ou moins de discernement. Des marchands distribuent, sur la base d'une expérience empirique, des préparations qui se transforment selon leur dosage, le poids du patient et son métabolisme propre et d'éventuelles associations à d'autres plantes ou médicaments, en médicaments ou en poisons.

Avancée fondamentale dans le domaine de la reconnaissance du rôle thérapeutique de certaines plantes de La Réunion, au premier août 2013, l'Agence nationale de sécurité du médicament a rajouté à la pharmacopée française seize plantes originaires de La Réunion. Parmi elles, quinze ont été ajoutées à la liste A de la pharmacopée qui désigne les plantes médicinales utilisées traditionnellement. Ces seize plantes sont pour la plupart endémiques

---

[69] *Péi* : pays en créole.
[70] *Les plantes médicinales de la belle époque,* Marc Rivière, Éditions Azalées, 2007.
[71] *Granmoune* : littéralement grande personne, personne âgée.

de La Réunion : bois d'osto, bois joli cœur, patte poule, change écorce (ou goyave marron), café marron, bois d'arnette des hauts (ou bois de reinette), ambaville, lingue de bois, bois d'olive noir, bois de pêche marron, liane d'olive, ayapana, faham, bois maigre, fleur jaune. Désormais, ces plantes peuvent être vendues dans toutes les officines de France et d'Europe.

La médecine traditionnelle a vécu encore longtemps de la sous médicalisation et de l'absence de confiance en une médecine moderne qui n'obtenait pas et qui n'obtient pas toujours la guérison ou le soulagement.
Un exemple frappant très récent en a été fourni par l'épidémie de chikungunya de 2005-2006 qui a touché 38,5 % de la population réunionnaise avec de fortes fièvres et des douleurs articulaires excruciantes peu ou mal calmées par les médicaments modernes. La médecine moderne s'avérant incapable de prévenir la maladie - absence de vaccin - puis d'en combattre efficacement les signes et les récidives, la population s'est alors naturellement, immédiatement tournée vers l'automédication à base de la pharmacopée locale, mais aussi de médicaments utilisés autrefois avec succès contre le paludisme. Face aux tâtonnements des professionnels de santé et à leur discours défaillant et parfois contradictoire sur le caractère supposé bénin de la maladie, la population se détourna du corps médical et remit à l'honneur les huiles essentielles et le « *noni* », extrait de l'arbre « *malaye.* »

Les itinéraires thérapeutiques adoptés par les patients dans ce contexte culturel de pluralisme médical, ont démontré de façon éclatante que la capacité de la population à reprendre son destin de la santé en main, avec beaucoup de conviction et de rapidité, est encore très intacte à La Réunion, alimentée par les pannes du savoir médical moderne et parfois par un mercantilisme opportuniste.

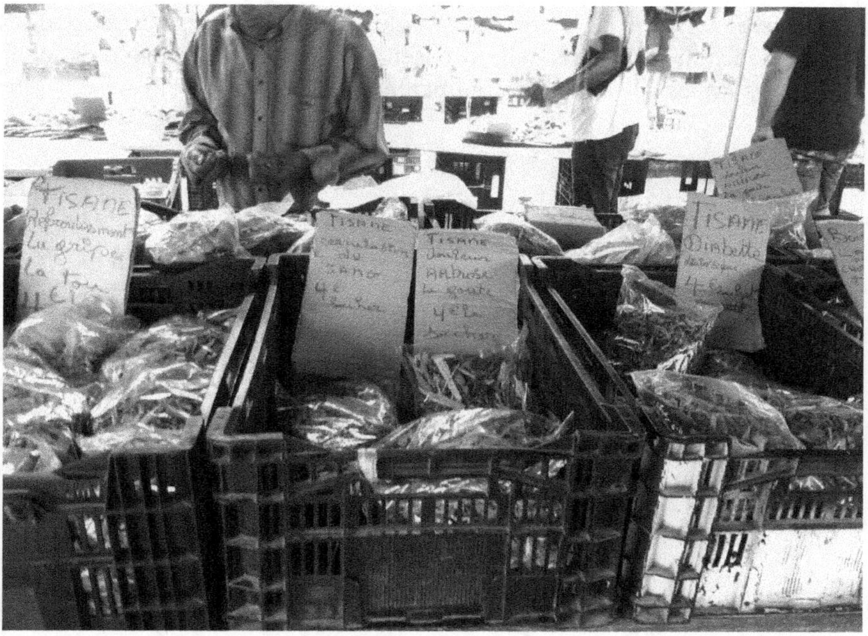

Figure 3 : Tisaneur au marché de Saint-Denis (Source : Loraine Gaüzère, 2014)

- Les pharmacies traditionnelles chinoises

A ce sujet, citons Edith Wong-Hee-Kam : « Il en existait trois à Saint-Denis appartenant essentiellement à des cantonnais et dotées d'un certain prestige : Chane-Ky, Atectam et Thuong-Hime étaient approvisionnées en médecines chinoises (*zhongyao*) : ils s'étaient implantés sur le marché réunionnais dès 1930 et étaient en liaison avec les Mauriciens : à Port-Louis se trouve toujours une grande pharmacie chinoise traditionnelle appartenant à des Cantonnais du nom de Laï-Tong[72]. Selon un Cantonnais originaire de Shunde, ce genre de pharmacie était courant en Chine et ne nécessitait pas de formation spéciale. Elles étaient généralement de petite taille. Il est intéressant de noter que la tradition s'est transmise chez les Thuong-Hime dans la mesure où l'une de leurs filles a fait des études de pharmacie en France et a ensuite repris le flambeau en créant une officine[73]. »

La communauté chinoise a fourni et fournit encore de nombreux pharmaciens et médecins. C'est ainsi que : « D'un questionnaire soumis à un certain nombre de Réunionnais d'origine chinoise par le biais des

---

[72] Cette pharmacie traditionnelle chinoise a été détruite l'incendie du quartier chinois de Port-Louis à la fin 1993.

[73] Cette famille a également donné un médecin, Richard Thuong-Hime, qui ayant fait ses études en France devint le médecin des « vieux Chinois », car il pouvait faire ses consultations en Cantonnais.

associations, il ressort que les professions les plus estimées sont celles dites libérales (médecin, etc.), puis celle d'enseignant. La moins retenue est celle du métier des armes : le statut de commerçant a cependant la faveur des plus âgés[74]. »

[74] G. Gérard, *Les Réunionnais d'origine chinoise,* Mémoire de maîtrise de chinois, Université de Bordeaux 2, 1989, p 65.

Chapitre 3 - Histoire des syndromes liés à la culture

- Les syndromes liés à la culture dans le monde

Les syndromes propres à une culture ou pathocénoses ou *culture-bound syndromes* peuvent se définir comme : « La survenue répétée de schémas de comportements aberrants et d'expériences perturbantes spécifiques d'une région ou pouvant être liée ou non à une catégorie diagnostique. » Il s'agit donc, dans les domaines de la psychiatrie culturelle et de l'anthropologie de la santé, de tableaux cliniques combinant des troubles somatiques et psychiques dotés d'une signification particulière et typiques d'une aire culturelle ou d'un groupe ethnique donné. Ce concept a été défini par Yap[75] en 1969 et la plupart des régions du Monde possèdent leur propre syndrome lié à la culture.

Il existe plusieurs catégories de syndromes liés à la culture :
- une maladie mentale non attribuable à une cause organique, localement reconnue comme pathologique, mais qui ne correspond pas à un catégorie nosographique occidentale, comme par exemple l'*amok,*
- une maladie mentale non attribuable à une cause organique, localement reconnue comme pathologique, mais qui correspond à un catégorie nosographique occidentale, par exemple le *shenjing shaijo* chinois ou le *taijin kunfusho* japonais qui sont des dépressions majeures associées à une phobie sociale,
- une maladie non reconnue par la médecine occidentale : ce fut le cas du *kuru* touchant des tribus de Nouvelle-Guinée qui consommaient de la chair humaine,
- une maladie à cause organique ou non, qui peut correspondre à des symptômes reconnus en Occident et qui perçue culturellement comme une maladie à part entière : c'est la cas du *koro* d'Asie.

Selon Ellenberger[76], historien de la psychiatrie, la première description d'un syndrome lié à la culture se lit dans un texte hippocratique sur la maladie des Scythes, un peuple dont certains hommes devenaient impuissants, se mettaient à parler avec une voix féminine et adoptaient la manière de vivre des femmes. L'intérêt pour ce qu'Ellenberger appelait en 1965 les maladies mentales à spécificité culturelle s'est nourri au début du XXe siècle d'un double courant de pensée, psychiatrique et anthropologique, qui dépasse la

[75] P.M. Yap, 1967, « Classification of the culture-bound reactive syndromes », *Australian and New Zeland Journal of Psychiatry*, 1, cité par J. Benoist et O. Sturzenegger, 1995, 73.
[76] Ellenberger H.F., « Ethnopsychiatrie », *Encycl. Med. Chir.*, Psychiatrie, Éditions Techniques, Paris, 1965, 14 p.

simple curiosité envers des récits hétéroclites entre mythes et réalités et que des médecins et ethnologues entreprennent d'aller vérifier sur le terrain.

Alors que le champ de la psychiatrie n'embrasse que ce qui est considéré comme relevant du pathologique, les syndromes liés à la culture sont exclus des troubles mentaux et relèvent de l'anthropologie sociale. C'est pourquoi nous leur avons consacrés un chapitre afin d'éclairer nos propos sur les syndromes liés à la culture réunionnaise.

C'est en 1994 que ces syndromes ont fait leur apparition officielle dans le système nosographique psychiatrique moderne qui est la quatrième version de la classification américaine des troubles mentaux (DSM IV) qui comprend vingt-cinq syndromes propres à une culture donnée. De nombreuses critiques ont été formulées à l'encontre de cette classification[77].

Tableau I : Les syndromes liés à la culture en Asie.

(D'après la IVe édition de Diagnostic and Statistical Manual of Mental Disorders*).*

Syndromes	Aire géographique	Principales manifestations
Amok	Malaisie	Episode dissociatif où se succèdent apathie et comportement violent
Dhat	Inde	Anxiété et manifestations hypochondriaques attribuées à la perte de sperme
Hwa-byung	Corée	Symptômes anxieux attribués à la suppression de la colère
Koro	Asie du Sud-Est	Anxiété liée à la crainte que les organes génitaux se rétractent dans le corps
Latah	Malaisie, Indonésie	Réaction à une frayeur soudaine avec échopraxie et écholalie
Qi-gong	Chine	Manifestations psychotiques variées faisant suite à la pratique d'un sport traditionnel
Shenfing shuairo	Chine	Fatigue physique et mentale, symptômes fonctionnels divers
Shen-k'vei	Chine	Anxiété et plaintes somatiques attribuées à une perte angoissante de sperme
Shin-byung	Corée	Anxiété et plaintes somatiques attribuées à une possession par des esprits ancestraux
Taijin kyofusho	Japon	Phobies en rapport avec le corps

[77] Perez S., Junod A., Pilard M., « Culture-Bound Syndromes : pertinence d'une catégorie diagnostique », *Médecine Tropicale* 2000 ;60(1):75-82.

Tableau II : Les syndromes liés à la culture en Afrique et en Amérique.

(D'après la IVe édition de Diagnostic and Statistical Manual of Mental Disorders*).*

Syndromes	Aire géographique	Principales manifestations
Ataque de nervios	Caraïbes	Manifestations expressivo-émotives dans un contexte d'événement familial inattendu
Bilis/colera	Caraïbes	Manifestations somatiques liées à une colère réprimée
Bouffée délirante	Afrique de l'Ouest, Haïti	Agitation psychomotrice, confusions, hallucinations
Brain fag	Afrique de l'Ouest	Difficulté d'idéation, de concentration, de mémoire touchant les étudiants
Falling ou blacking out	Antilles, Sud des Etats-Unis	Malaise brutal avec immobilité sans perte de connaissance
Ghost sickness	Etats-Unis (amérindiens)	Anxiété excessive par préoccupation de la mort et des défunts
Locura	Caraïbes, Amérique latine	Forme sévère de psychose chronique
Mal de ojo	Pays méditerranéens	Manifestations pédiatrique variées dues au mauvais œil
Nervios	Caraïbes, Amérique latine	Souffrance émotionnelle, symptômes somatiques et incapacité fonctionnelle
Pibloktocq	Cercles arctique et antarctique	Episode dissociatif aigu avec agitation extrême
Rootwork	Antilles, Sud des Etats-Unis	Symptômes variés attribués à la sorcellerie, à la magie, à l'influence d'un tiers
Sangue dormias	Cap Vert	Douleur, endormissement, tremblements, paralysies, convulsions
Spell	Antilles, Sud des Etats-Unis	Etat de transe et communication avec les esprits ou les proches décédés
Susto	Amérique centrale et du Sud	Tension dans les rapports sociaux en rapport avec un élément effrayant
Zar	Afrique de l'Est et du Nord	Troubles du comportement, phénomène de possession

On pourrait ajouter à cette liste, le « *Fiu* » tahitien qui se traduit par une interruption brusque de ses activités, ce que certains dénomment « dégoût pour la continuité. » L'expression « Je suis Fiu » exprime une sorte de lassitude proche du "*spleen*" Baudelairien, qui justifie l'arrêt immédiat de toute activité, voire le manquement à une promesse de rendez-vous. C'est une sorte de sentiment d'abandon général, parfois dû à une fête de la veille, ou parfois également sans aucune raison particulière.

Ces syndromes sont-ils des entités originales ou sont-ils le masque que prend dans certaines régions du globe une pathologie par ailleurs connue, tout particulièrement l'hystérie, teintée d'une coloration géographique et ethnique ? Avant d'évoquer quelques syndromes liés à la culture réunionnaise et pour mieux les situer et peut-être les relativiser, passons en revue quelques autres syndromes liés d'autres cultures : *le kuru, l'amok, le koro, le taijin kunfusho* japonais, le *latah* indien.

Evoquons en premier le *kuru*, même s'il n'existe plus. Il s'agissait d'une maladie d'une population aborigène de Nouvelle-Guinée, les Foré, qui consommaient les corps de leurs défunts lors de rites anthropophagiques mortuaires. La maladie se manifestait par un syndrome cérébelleux avec un trouble de l'équilibre et de la coordination des mouvements, tout à fait comparable à la maladie de la vache folle que devait connaître bien plus tard l'Europe, elle aussi due à des prions. Un tableau de démence complétait le tableau qui aboutissait à la mort en quelques années. Les femmes et les enfants qui mangeaient le système nerveux central des défunts étaient les plus atteints, alors que les hommes qui mangeaient les muscles étaient épargnés. Daniel Carleton Gajdusek[78] [79] (1923-2008), pédiatre américain, a étudié le kuru et les maladies neuro-dégénératives par « infection lente » en 1976. Ces études se sont poursuivies avec celles des prions et des encéphalopathies spongiformes, dont le mystère n'est toujours pas résolu.

L'*amok* est une folie meurtrière observée dans plusieurs régions du globe, notamment en Malaisie et en Indonésie. Elle ne reçoit pas d'explication.

Le *Koro,* mot d'origine malaise, désigne une crise aiguë d'angoisse autour de la crainte d'une rétraction et de la disparition des organes génitaux à l'intérieur du corps et de l'imminence de la mort qui pourrait s'en suivre. Il a été cité pour la première fois dans le texte chinois *Huangdi Nei Jung* ou « Classique interne de l'empereur Jaune » qui est un manuscrit de médecine traditionnelle rédigé 300 ans av. J.-C.
C'est un médecin militaire hollandais nommé Blonk, qui a décrit pour la première fois un tableau clinique original appelé *Koro* qu'il avait observé en 1895 dans l'île de Célèbes (archipel indonésien). Le Koro concerne le plus souvent des hommes jeunes, mais aussi des femmes. Ellenberger précise : « Pendant plusieurs heures, le sujet, afin d'éviter l'issue fatale, retient son pénis de toutes ses forces, se faisant parfois aider par des personnes de son entourage. » Le *Koro* a également été observé en Chine du Sud puis en Asie du Sud-Est dans des groupes ethniques différents, sous forme sporadique mais aussi épidémique causant alors une panique collective. Une épidémie est survenue en 1967 à Singapour déclenchée par la rumeur de l'apparition de cas de *koro* après l'ingestion de viande de porc empoisonnée. Une autre

---

[78] Gajdusek D.C., Review, "Kuru and its contribution to medicine", *Philos Trans R Soc Lond B Biol Sci.* 2008 Nov 27;363(1510):3697-700.
[79] Gajdusek D.C., "Early images of kuru and the people of Okapa", *Philos Trans R Soc Lond B Biol Sci.* 2008 Nov 27;363(1510):3636-43.

épidémie dans la région du Guangdong (Chine), avait été rapportée aux effets d'un esprit errant, voleur de pénis. En Afrique, le *koro* est attribué à une attaque en sorcellerie, et on parle davantage de vol du pénis. De récentes épidémies ont été rapportées au Bénin, au Nigeria, au Ghana, au Burkina Faso. Les cas isolés peuvent être en rapport avec un trouble psychiatrique sous-jacent.
Ellenberger classe le *koro* parmi les névroses, parlant même de névrose sexuelle, dans le sens où : « l'individu se sent menacé dans son identité sexuelle. Il faut dire que pour lui, les prétendues maladies mentales spécifiques ne sont que des formes particulières d'affections mentales générales, dont les symptômes sont profondément modelés par des facteurs culturels. »
Des observations épidémiques récentes ont permis de comprendre que le *koro* survient plus volontiers lors de situation de crise ou de tension sociale et qu'il touche essentiellement des populations de faible niveau économique qui adhérent fortement aux théories explicatives traditionnelles des maladies. Le *koro* a également été observé ponctuellement chez des Chinois de La Réunion.

Le *taijin kunfusho,* observé au Japon et en Corée, se traduit par la crainte ou la conviction de représenter une gêne ou une nuisance pour autrui. La personne atteinte craint d'offenser les autres. La classification locale, distingue : le *Sekimen-kyofu*, crainte de rougir ; le *Shubo-kyofu*, la crainte d'avoir un corps difforme ; le *Jikoshisen-kyofu*, crainte du regard : le *Jikoshu-kyofu*, la crainte d'incommoder les autres par ses odeurs corporelles.

Le *latah* s'observe surtout chez des femmes adultes en Asie du Sud-Est. Il s'agit d'un état provoqué par un réflexe de surprise, dans lequel la victime entre dans une sorte de transe et se met à répéter mécaniquement des mots ou des gestes produits par quelqu'un d'autre.

- Les syndromes liés à la culture réunionnaise

La Réunion possède ou est possédée par ses propres syndromes liés à sa culture. Dans un article[80] intitulé : « *Fièv dann zo* et chikungunya à La Réunion : l'apport de l'ethnomédecine », Laurence Pourchez[81], anthropologue, écrit : « La médecine traditionnelle réunionnaise, système qui résulte d'un processus de créolisation vieux de trois siècles, s'appuie sur une théorie des humeurs de type hippocratique héritée tant de la médecine

---

[80] Pourchez L., « Fièv dann zo et chikungunya à La Réunion : l'apport de l'ethnomédecine », *Bulletin de la Société de Pathologie Exotique,* 2011, 104, 75.
[81] Pourchez L., « Tanbav. Sens et étiologie d'une maladie infantile à l'Île de La Réunion », *Sciences sociales et santé*, vol. 7, septembre 1999, pp. 5-27. CNRS.

populaire européenne[82], que de celle transmise par les descendants d'indiens (sur la base d'une interprétation villageoise de la médecine ayurvédique) ou par les Réunionnais d'origine malgache ou africaine[83]. »
Cette auteure souligne qu'à La Réunion, l'humeur la plus importante est le sang dont le déséquilibre est susceptible de provoquer diverses pathologies et que la conséquence de ce système thérapeutique original, est l'émergence de nombreux *culture-bound syndrome*, localement nommés *maladies-que-le-docteur-ne-connaît-pas,* au premier rang desquels figurent le *tambave* et la *fièv dann zo.* En conséquence, pour nous médecins exerçant à La Réunion, l'interprétation de la maladie ne peut donc être séparée de la nosologie populaire.

. Tambav ou tembave ou tambave ou tanbav

Selon la croyance locale, une mauvaise alimentation de la mère pendant la grossesse provoquerait le *tambave.* Chez l'enfant à naître atteint du *tambave*, les intestins sont remplis d'une sorte de limon granuleux qu'il faut évacuer à sa naissance. Puis dès l'âge de trois mois, on lui donne des tisanes rafraîchissantes pour éviter qu'il soit atteint par une dermatose faite de petits boutons sur tout le corps et de rougeurs entre les cuisses, semblable aux *tambave.* Le diagnostic serait facile car il suffirait de retrouver dans les selles, de petits grains verts, ou blancs reliés entre eux par des fils. Si l'enfant n'a pas été soigné, au moment de la dentition le *tambave* accumulé dans tout le tube digestif provoquera une déshydratation grave...
Bien que cet état supposé pathologique par la tradition populaire tout à fait fictif soit considéré par les médecins comme un effet de l'ignorance de leurs patients, le *tambave* était et est encore important pour certaines mères et grands-mères réunionnaises. Jean Benoist[84] le définit : « Sous ce nom *tambave* sont rassemblées diverses formes de pathologies intestinales des nourrissons et des très jeunes enfants, dont le diagnostic est fait par les mères à partir de signes très divers : diarrhées, douleurs abdominales, empâtements de la paroi abdominale, voire certaines formes de constipation. L'étiologie est considérée communément comme mécanique chez les mères réunionnaises à qui ce syndrome est très familier. »
En effet, l'explication populaire de ce concept qui semble dériver du malgache, est la présence dans le tube digestif de l'enfant, d'une matière qui perturbe le transit et qu'il faut dégager par un sirop spécialement composé à cet effet.

---

[82] Voir, pour un parallèle, les nombreux travaux de Françoise Loux consacrés à la médecine populaire française.
[83] Les traces indentifiables le sont essentiellement dans le lexique. Lire à ce propos, Chaudenson, 1974.
[84] Benoist J., 1993, *Anthropologie médicale en société créole,* Paris, PUF, 285 p.

L'appellation *tambave* dériverait du Malgache, *tambavy* qui désigne les tisanes et caractérisait à l'origine, les diarrhées du nouveau-né. Plus largement, cette entité s'étend à d'autres états pathologiques du nouveau-né : démangeaisons ou *gratèl*, maladies de peau, gênes respiratoires, gastro-entérites, voire même mort subite du nourrisson. Pour rajouter à la confusion, cette expression désigne également toute substance liquide ou pâteuse, pus, diarrhée, de couleur brune à verte s'écoulant du nouveau-né et dont le nom scientifique est le méconium, tout à fait anodin.
Très culpabilisante pour la mère, cette entité découlerait de l'absence d'administration, par elle-même, de la *tisan tanbav*, destinée à accélérer l'élimination de la *tambave*, autrement dit du méconium physiologique faussement considéré comme impur et toxique.

L'emploi du mot *tambave* est retrouvé au début du XIXe siècle dans l'hebdomadaire les *Petites affiches de l'île de La Réunion* (19 pluviôse an 14 - Samedi 8 février 1806), dans lesquelles Pradel-Laborie[85], officier de santé propose un « syrop de santé » capable de guérir « plus de cent cinquante maladies » parmi lesquelles : « les suites d'accouchement, tant pour la mère que pour le nouveau-né ; il fait disparaître alors, la jaunisse, le *tembave*, le tétanos et autres vices héréditaires ; mais pour qu'il s'opère avec succès il faut que la mère le prenne vers le cinq ou sixième mois de la gestation, ou sitôt après l'accouchement. »

En 1864, Eugène Jacob de Cordemoy[86] décrivait ainsi le *tambave* : « Les petits malheureux [...] présentent un aspect très caractéristique. Ils sont profondément amaigris, ils ont de la bouffissure, souvent une infiltration générale. La diarrhée prolongée leur a souvent fait pousser le ventre. La peau amincie est transparente, nacrée. Maladie qui, à terme, est mortelle. »
Et de conclure fort justement : « Le *tambave* n'est donc pas une entité pathologique, mais la conséquence de plusieurs maladies distinctes. » En effet, cette analyse englobe plusieurs maladies sous le vocable *tambave*, que la médecine de l'époque avait du mal à différencier. C'est ce que nous appelons de nos jours un complexe pathogène dans lequel nous reconnaissons dans la description qui précède, les œdèmes, la diarrhée chronique source ou conséquence de la malnutrition, le marasme voire le kwashiorkor africains et qui chez l'enfant dénutri ou impaludé pouvaient être mortels.

Et Laurence Pourchez de poursuivre : « La pratique d'élimination du méconium par des préparations à base de miel, de plantes, d'huile de ricin ou

---

[85] Pradel-Laborie, chirurgien de la Marine qui a soutenu sa thèse à Paris en 1811 : *Essai sur les hémorragies spontanées*.

[86] De Cordemoy J., 1864. *La médecine extra-médicale à l'île de La Réunion. Empiriques, Simples, Remèdes.* Leroy, Saint Denis, Emile Delval, 1864, 30 p.

d'amande douce est connue en Europe depuis l'Antiquité : Soranos[87], médecin grec, recommande les trois premiers jours de l'existence de l'enfant, de le nourrir de miel éventuellement additionné de lait de chèvre, afin d'évacuer le méconium. »

Pour ce qui est de La Renaissance, Evelyne Berriot-Salvadore[88] note qu'en fait : « La méthode répond parfaitement au double impératif de purifier l'enfant de « l'ordure » de l'accouchement et de lui rendre, par simulation, la protection de la « secondine ». L'objectif des pratiques est alors de « purifier le corps à l'intérieur et à l'extérieur » et « pour éliminer ce liquide « noirâtre » que le peuple pense « venimeux », on administre volontiers à l'enfant du sucre et de l'or, car le sucre est purgatif et l'or contre – venin. »

Connus de la médecine populaire française[89] et très fréquents en Europe au XVIIIe siècle, les usages visant à nettoyer, à purifier le nouveau-né sont signalés par Boltanski[90] qui y voit des survivances de la médecine officielle des siècles précédents : « Donner à boire au nourrisson une cuillerée d'huile Lesieur à titre de purgatif, n'est-ce pas donner ces potions à l'huile de ricin, ou à l'huile d'amande douce, si ce n'est que l'huile de ménage remplace ici l'huile raffinée et élaborée de l'apothicaire ? »
À ces pratiques, Belmont[91] associe l'habitude présente jusqu'à une date récente dans les maternités, de séparer pendant 48 heures la mère et le nouveau-né, le temps pour l'enfant, de se débarrasser du « méconium, résidu impur de l'accouchement. »

À La Réunion, « C'est généralement la grand-mère qui prépare la tisane pour les enfants de sa fille, mais en cas d'impossibilité (décès, absence ou éloignement important), ce rôle peut-être tenu par la belle-mère. Si la recette comporte des variantes selon les familles, la base de la tisane reste souvent la même : cœurs de pêche, ayapana, huile Planiol ou ricin, petite fleur bleuette. »

A cas où la mère n'allaite pas, la tisane est enrichie de plantes aux vertus purgatives afin de prévenir l'apparition des vers censés être contenus dans le lait de vache alors que l'enfant allaité par sa mère est considéré comme

---

87 Soranos d'Ephèse (IIe siècle apr. J.-C.), auteur du premier grand ouvrage sur la gynécologie et l'obstétrique.

88 Evelyne Berriot-Salvadore, auteure de : *Un corps, un destin. La femme dans la médecine de la Renaissance*. H. Champion, Paris, 1993 et *Les femmes dans la société française de la Renaissance,* Genève, Droz, 1990.

89 Laget M., 1982, *Naissances, l'accouchement avant l'âge de la clinique,* Paris, Seuil, 347 p.

90 Boltanski L., 1977, 1969. *Prime éducation et morale de classe,* Paris / La Haye, Mouton, 152 p.

91 Belmont N., 1995, « Les rites de passage et la naissance, l'enfant exposé », Dialogue n°127, 1er trimestre, pp. 30-44. 1ère édition, *Anthropologie et Sociétés*, vol. 4, n°2.

naturellement protégé des parasitoses par les vertus vermifuges du lait maternel. C'est ce qui explique que cet enfant ne sera purgé qu'après le sevrage.

La composition des tisanes varie selon le sexe du nouveau-né. Pour les garçons, chez qui la *tambave* serait plus forte que chez les filles, elles sont composées de « *bleuettes*, d'une herbe nommée *pok-pok,* d'huile *Planiol*, de *capillaire de roche* et de camomille. » Pour les filles la tisane comprend des *cœurs de pêche*, l'huile *Planiol* et la camomille. Mais l'élimination de la *tambave* peut démarrer bien avant l'accouchement, la future maman ingurgitant la tisane au cours des dernières semaines de la grossesse.

Une tisane particulière est de rigueur lorsque apparaissent des plaques rouges sur le corps du nouveau-né, appelées *gratèl*. Il faut faire bouillir un mélange petit pied de *kol-kol*, trois feuilles de *zanbavil* et un peu de *ling kafé*. Un bain est administré à l'enfant. Ce double traitement est poursuivi pendant une à deux semaines. Un onguent composé des mêmes plantes enrichies de *fumtèr* est appliqué sur les plaques rouges. Les auteurs[92] de l'ouvrage sur la tisanerie de *L'univers de la famille* évoquent un sirop, administré à raison de trois verres par jour et préparé à base de *ling kafé*, de *bois cassant*, de *fraises*, de *crocs de chien*. La présence de *crocs de chien*, dans ce sirop semble symboliquement relier la *gratèl* à la sortie des premières dents de bébé.

« Le *tambave karo*, ça prenait l'estomac, l'enfant vomissait, il avait la diarrhée, et parfois, ça lui faisait tellement mal au ventre qu'il en mourrait. » Cette description de gastro-entérite mortelle évoque pour Chaudenson[93] le *carreau* connu de la médecine populaire française. Il lui est opposé la *tizan karo*, préparation spécifique à ingrédients de nombre impair de plantes aux vertus dépuratives. Force est de constater qu'à la déshydratation due à la gastro-entérite grave, l'entourage ajoutait celle induite par la tisane dépurative. Bien moins dangereuse, voire salutaire, était l'ingestion d'eau de cuisson de riz pour calmer la diarrhée.
Le mové tambave était une forme sournoise susceptible d'emporter le nouveau-né. La mort subite était alors expliquée par l'étouffement interne par la *tambave* non éliminée. Cette forme de *tambave* pouvait être également interprétée comme la conséquence d'un sort jeté à l'enfant, expliquant les craintes de la mère vis à vis des compliments adressés au nouveau-né, lesquels pouvaient dissimuler une mauvaise intention.

---

[92] Hubert-Delisle M.J., Lavergne R., 1982, *La tisanerie, L'univers de la famille réunionnaise,* t. 6, Paris, MDI, 263 p.
[93] Chaudenson R., 1974, I. *Le lexique du parler créole,* Paris, Librairie Honoré Champion, 642 p.

Depuis la départementalisation, les prises en charge pédiatriques se sont développées et la mortalité infantile a chuté spectaculairement, reléguant ainsi la peur de perdre un enfant en bas âge. Cette heureuse modification du contexte épidémiologique a eu pour effet de reléguer au second plan cette pathocénose. « Le *tambave*, globalement défini par les femmes de la tranche d'âge supérieure à 40 ans, n'était donc pas une seule maladie, mais se définissait par rapport à une mortalité infantile particulièrement élevée. Ce terme correspondait à la quasi totalité des états pathologiques qui ont affecté la petite enfance réunionnaise jusqu'à la transition épidémiologique de l'île, amorcée dans les années 60. »
Néanmoins, l'étude auprès des femmes réunionnaises, menée par Laurence Pourchez et d'où est tirée la plus grande partie de ce chapitre, démontrait qu'à la fin des années 90 : « L'administration précoce de la tisan *tambave* au nouveau-né est aujourd'hui effectuée par les jeunes femmes de manière pratiquement systématique, en cachette, avec la complicité d'autres membres de la famille, et la notion de secret familial face à l'institution médicale est ici, particulièrement forte. » Quelle place reste t-il vraiment pour la *tambave* en 2016 ?

. La fièv dann zo

Les patients âgés de plus de cinquante ans font souvent allusion auprès du médecin à « *la fièv dann zo* » pour décrire une forte fièvre, avec son cortège de frissons et les douleurs musculaires ou articulaires concomitantes, donnant l'impression d'avoir les os enflammés. Ils considèrent cette maladie comme étant la conséquence d'un déséquilibre des humeurs, vieil héritage d'Hippocrate et de Galien, dont la cause est un sang sale et épais. Les personnes alléguant cette maladie sont persuadées qu'on ne guérit pas totalement de la *fièv dann zo*, et qu'il faut donc se traiter de façon régulière et à titre préventif par l'ingestion d'infusions et décoctions.
Emblématique des fortes fièvres, dont celle du paludisme longtemps présent sans l'île, *la fièv dann zo* est revenue au premier plan lors de l'épidémie de chikungunya, rendant compte de l'incrédulité d'une partie de la population vis-à-vis du rôle joué par le moustique vecteur du virus, *Aedes albopictus.* Cette croyance dans l'origine intrinsèque, et non extrinsèque de l'infection à virus chikungunya, a vraisemblablement brouillé la perception de la prophylaxie contre les moustiques, favorisant ainsi paradoxalement la diffusion de la maladie, par le non respect des mesures préconisées : nettoyage des environs des habitations, protection individuelle contre les moustiques... Est-ce cette analogie avec *la fièv dann zo* du paludisme qui a conduit une partie de la population à se précipiter sur la chloroquine, médicament efficace contre certaines formes de paludisme ?

. Le saisissement

« Urgence médicale réunionnaise » classique encore fréquente il y a une quinzaine d'années, le « saisissement » semble correspondre pour nous au *falling* ou *blacking out* des Antilles et du Sud des Etats-Unis (malaise brutal avec immobilité sans perte de connaissance) et au *Ataque de nervios* des Caraïbes (manifestations expressivo-émotives dans un contexte d'événement familial inattendu).

Il s'agissait d'un malaise brutal avec immobilité et pseudo perte de connaissance ou sidération, secondaire à une contrariété d'origine familiale le plus souvent. Sa traduction en médecine occidentale pourrait être la crise d'hystérie, l'attaque de panique mieux connue en France sous le nom de spasmophilie, une véritable pathocénose française, soit un vaste fourre-tout de nos angoisses.

Le sens que donne le dictionnaire à la spasmophilie est éloquent et correspond bien au ressenti des personnes atteintes du *saisissement* : sensation de froid subite et violente, émotion ou surprise vive et soudaine, être muet de saisissement. Nous reviendrons sur ce sujet dans le chapitre suivant qui traite de l'histoire de la psychiatrie, si particulière à La Réunion.

Chapitre 4 - Histoire de la psychiatrie

- Histoire de la psychiatrie de l'Antiquité au XXe siècle

Pour les Anciens, les troubles mentaux étaient d'origine divine[94] [95]. Ainsi les transports prophétiques de la Pythie de Delphes étaient attribués au dieu Apollon, alors qu'ils peuvent actuellement interprétés comme des crises hystériques. En véritable précurseur, Hippocrate (460-356 av. J.-C.) s'opposait au caractère surnaturel des maladies mentales, en affirmant : « C'est par le cerveau que nous somme fous, que nous délirons, que des craintes et des terreurs nous assiègent, soit la nuit, soit après la venue du jour, des songes, des soucis sans motifs, l'ignorance du présent, l'inhabitude, l'inexpérience. » Et de décrire les délires aigus et l'hystérie qu'il attribuait, chez la femme, au déplacement de l'utérus dans le cerveau. Puis à l'époque romaine, Aulus Cornelius Celsius, médecin romain (Ier siècle av. J.-C.) ; Soranos d'Ephèse (IIe siècle ap. J.-C.), médecin grec et Arétée de Capadoce, médecin grec (IIe siècle ap. J.-C.) ont décrit les psychoses dont la manie et la mélancolie. Claudius Galien (131-201) est considéré comme le père de la psychothérapie.
Puis vint une longue éclipse de la psychiatrie, levée en partie par les médecins arabes dont Rhazès (864-932) et Avicenne (980-1037) qui initièrent l'assistance hospitalière pour les aliénés.
Le XVe siècle fut le siècle de la démonomanie. Convaincus de la réalité démonique des maladies mentales, les théologiens expédièrent au bûcher des milliers d'aliénés. Le XVIe ne fut pas le siècle de la renaissance de la psychiatrie car les médecins prenaient encore pour argent comptant l'intervention du Malin. Ainsi, entre anciens et modernes, Ambroise Paré (1510-1590) chirurgien de courte robe qui n'en révolutionna pas moins la chirurgie militaire, écrivait-il : « Les actions de Satan sont super naturelles et incompréhensibles, passant l'esprit humain et n'en peut-on rendre raison, non plus que de l'aimant qui attire le fer et fait tourner l'aiguille. » Et d'ajouter que le diable s'applique avant tout à « décevoir et embabouiner la vulgaire populace qui ajoute légèrement foy en prestiges et tromperies. »
La psychiatrie a été dominée au XVIIe siècle par Thomas Willis, un médecin anglais (1632-1675) qui publia en 1672, le premier ouvrage de neuropsychiatrie *De anima brutorum*. Puis les premiers troubles mentaux en vinrent à être décrits comme la paralysie générale par Antoine Laurent Bayle

---

[94] Vié J, Baruk., « Histoire de la psychiatrie », In *Histoire de la médecine, de la pharmacie, de l'art dentaire et de l'art vétérinaire*, Tome VI, pp. 13-51, Albin Michel/Laffont/ Tchou, 1977.
[95] Bourguignon A., « Histoire de la psychanalyse », In *Histoire de la médecine, de la pharmacie, de l'art dentaire et de l'art vétérinaire,* Tome VII, pp. 11-37, Albin Michel/Laffont/ Tchou, 1977.

(1794-1858), puis les psychoses toxiques par Moreau de Tours '(1804-1884) qui insista sur la toxicité du haschich.
Nous devons la révolution psychiatrique du XVIIIe siècle à Philippe Pinel (1745-1826) et son élève Jean-Baptiste Esquirol (1772-1840) qui furent, en France, à l'origine d'une école de pensée qui a décrit les formes cliniques des divers troubles mentaux : mélancolie, manie, folie à double forme encore dénommée psychose maniaco-dépressive, délires hallucinatoires, démence précoce, confusion mentale, schizophrénie. Aux plans scientifique et humanitaire, Pinel, nommé médecin-chef de l'hôpital de la Salpêtrière, est l'initiateur d'une révolution psychiatrique en ôtant leurs chaines aux aliénés pour les soigner dans des hôpitaux, coïncidant avec la Révolution française de 1789. Il fait le constat que certains aliénés le sont par périodes et d'autres continuellement. Il classe les maladies mentales en catégories selon leurs signes cliniques, leur continuité ou discontinuité, les crises de folie. Il supprime les saignées des aliénés, pensait qu'on peut les guérir avec des paroles encourageantes et que dans les cas de délires, un raisonnement habile peut réduire l'idée dominante. Il préconise un traitement moral selon lequel le médecin doit comprendre la logique du délire de son patient, puis s'appuyer sur ce qui lui restait de raison pour le forcer peu à peu à reconnaitre ses erreurs, en usant du dialogue mais aussi, au besoin, de son autorité. Pinel permit donc d'établir un dialogue avec la folie, certes incomplet, voire spécieux, mais dialogue tout de même. Il est le père de la médecine mentale, future psychiatrie.

Jean-Martin Charcot (1825-1893), un neurologue, étudie les crises d'hystérie et l'hypnose. Sigmund Freud (1856-1939), qui avait travaillé dans le service de Charcot à hôpital de La Salpêtrière de Paris, fonde la psycho-analyse en 1896, devenue la psychanalyse et dont le concept d'inconscient est au centre. Cette discipline s'est implantée en France au lendemain de la Grande guerre sous l'impulsion de René Laforgue (1894-1962), médecin alsacien mobilisé en 1914-1918 dans l'armée allemande, qui fonda en 1926, la Société psychanalytique de Paris, puis par Sacha Nacht (1900-1977) et Jacques Lacan (1901-1981). Dès lors, la psychanalyse va profondément « entamer » la tradition clinique.

En 1914, le psychiatre John Cade pensait que les épisodes maniaques étaient liés à l'excès d'acide urique. Il essaya sur ses patients le carbonate de lithium qui est un puissant dissolvant des calculs et ses patients furent améliorés. Heureuse coïncidence car de nos jours, nous savons que l'efficacité du lithium dans le traitement de la psychose maniaco-dépressive n'a rien à voir avec son action sur l'acide urique.

Les thérapeutiques psychiatriques nouvelles ont tout d'abord été violentes avec l'induction du coma insulinique[96], mis au point en 1933 par Manfred Sakel (1900-1957) neuropsychiatre autrichien, puis avec l'électrochoc en 1938, toujours pratiqué en 2016, mis au point par Ugo Cerletti (1877-1963), un psychiatre italien.

Dans les pays occidentaux, les crises étaient traitées par l'eau froide, la compression des ovaires ou la flagellation.□ Les tenants de la psychiatrie organiciste - en faveur d'une causalité biologique des troubles mentaux - appliquaient la lobotomie[97] qui connut son essor après la Seconde Guerre mondiale et dont on ne sait si elle fut pratiquée à La Réunion.

La psychopharmacologie a révolutionné la prise en charge des patients avec la découverte des neuroleptiques en 1951 par Henri Laborit (1914-1995), chirurgien de la Marine et neurobiologiste, qui observa par hasard que le Largactil® avait des propriétés myorelaxantes et le proposa alors en psychiatrie dans le traitement des crises. Les neuroleptiques ont révolutionné la psychiatrie et la vie des malades mentaux qui ont ainsi pu être de nouveau socialisés.

Puis en 1957, le psychiatre suisse Roland Kuhn (1912-2005) découvrit le premier antidépresseur : l'imipramine. Des techniques de soins par la parole et les psychothérapies firent leur apparition et de nombreux courants d'idées antagonistes apparurent, complexifiant et marginalisant encore plus la discipline : psychiatrie organiciste contre psychiatrie psychanalytique, ambulatoire contre institutionnelle.

La vieille loi du 30 juin 1838, issue de la Révolution française - dite loi des aliénés - traitait des institutions et de la prise en charge des malades mentaux. Cette réglementation créée par Jean-Etienne Esquirol qui succéda en 1820 à Pinel, est restée en vigueur jusqu'en 1960. Elle instaurait un hôpital psychiatrique par département et deux mesures d'internement qui assuraient avant tout la protection de la société : le placement d'office et le placement volontaire de par la volonté du peuple. Toutefois, un malade pouvait également être hospitalisé avec son consentement ; il était alors dit

[96] Technique de soins qui consistait à provoquer un coma hypoglycémique profond par injection d'insuline, suivi d'un re-sucrage progressif dans un contexte de maternage réalisé par le thérapeute. Après la dissolution temporaire de la conscience, on estimait qu'à la phase de réveil, le sujet était apaisé et psychiquement disponible pour des interventions psychothérapiques.

[97] Opération chirurgicale qui consistait en une section ou une altération de la substance blanche d'un lobe cérébral, formalisée en 1935 par des neurologues portugais, ce qui leur valut le Prix Nobel en 1949. La lobotomie était supposée traiter la schizophrénie, l'épilepsie et les maux de tête chroniques.

en service libre. La vie dans les grands hôpitaux psychiatriques devint alors immuable, avec des traitements curatifs peu nombreux. Aux méthodes douces comme l'utilisation de l'eau pour ses vertus relaxantes succédaient des méthodes barbares, comme faire frôler la mort au malade pour provoquer un état de choc. Malades et soignants vivaient ensemble à l'intérieur des murs. Les sorties étaient rares et les malades souvent internés à vie.

La circulaire ministérielle du 15 mars 1960 - relative au programme d'organisation et d'équipement des départements en matière de lutte contre les maladies mentales - créa la politique de secteur psychiatrique sous l'impulsion des médecins désaliénistes[98]. Dès lors, les grands hôpitaux psychiatriques firent place à des petites structures et au maintien des malades mentaux au sein de la cité. Peu à peu, les personnels médico-psychologiques furent introduits dans les services ainsi que du personnel spécialisé : ergothérapeutes, assistants sociaux, éducateurs spécialisés. Puis la loi du 27 juin 1990 mit l'accent sur le soin et le renforcement des droits du malade et le placement d'office fut remplacé par l'hospitalisation d'office. Le placement volontaire par la volonté du peuple céda la place à l'hospitalisation à la demande d'un tiers, alors que les patients ayant donné leur consentement accédaient à l'hospitalisation libre et au droit d'y mettre fin.

- Histoire de la psychiatrie à La Réunion

Les registres de sentences judiciaires de 1704 à 1747 mentionnent qu'un aliéné pouvait être enfermé sur décision du conseil supérieur de Bourbon, créé en novembre 1723. Vestige de cette lointaine époque encore présent dans les esprits réunionnais, n'est-il pas troublant d'entendre en 2013, un patient psychiatrique en crise, parler du « cachot[99] », voulant parler de la chambre d'isolement ?

Situé sur le bord de l'ancienne route nationale, non loin de la grotte des premiers Français et du cimetière marin, contre la falaise, l'imposant bâtiment central en pierres de taille de l'hôpital psychiatrique qui a fermé ses portes en 2004, pour ne laisser place qu'à un espace de consultations, avait été construit de 1764 à 1767 et administré tout d'abord par la Marine. Il recevait des marins et des soldats, mais également des particuliers payants et des indigents, des esclaves invalides et des aliénés.

---

[98] Médecins partisans d'une moindre hospitalisation.

[99] Propos rapporté par Loraine Gaüzère, interne à l'Etablissement Public de Santé Mentale de La Réunion.

Jean-Baptiste Gélineau[100], jeune chirurgien de la Marine de 3ème classe, débarque en 1850 à l'âge de 22 ans dans l'île, après 72 jours de navigation à bord du *Picard.* Il sert tout d'abord comme chirurgien à l'Hôpital militaire de Saint-Denis, puis est affecté pour quelques mois, à l'asile de aliénés de Saint-Paul vers 1854, « qui servait en même temps d'hôpital pour les militaires, les gendarmes et les douaniers détachés à Saint-Paul. » Il décrit les patients : « Quelques uns d'entre eux, méchants ou furieux, étant enfermés dans des cabanons, ressemblaient plutôt à des bêtes féroces dominées par le besoin de nuire et de tuer. Ceux-là, nous les observions à travers le grillage étroit et solide de leur cellule, mais les médecins n'entraient point dans leurs prisons, car ils se seraient jetés sur nous et nous auraient mordus, frappés, martyrisés ou tués. Seul le gardien, un homme robuste, un athlète y pénétrait pour leur apporter leur nourriture ; il était armé et se tenait constamment sur ses gardes. »

Son témoignage est pathétique lorsqu'il décrit les vociférations de ces pauvres gens, nuit et jour, qui grattent de leurs ongles les murs ou les pavés de leur cellule, comme des bêtes. Gélineau nous renseigne sur les traitements de l'époque qui, hormis l'enfermement des patients les plus dangereux, était des plus simples : « Au point de vue du traitement médical, j'avoue qu'on se bornait aux deux grands facteurs qui, après tout, agissent le plus favorablement sur les aliénés, le calme, l'isolement et l'absence de tout bruit. »

Le 1er juin 1872, la gestion de l'établissement fut retirée à la Marine et confiée à la colonie. L'hôpital devint *« hôpital colonial »,* au même titre que l'hospice civil de Saint-Denis. Il fut alors géré par un directeur, ainsi que sa partie *« asile d'aliénés. »* L'hôpital colonial de Saint-Paul dit asile des aliénés est devenu l'Asile de Saint-Paul vers 1897.

Le Décret du 20 octobre 1896, suivi de la circulaire du 10 mars 1897, stipulant que les « petites » colonies ne pourraient avoir qu'un seul hôpital colonial, l'hôpital ne conserva que « l'asile des aliénés » et devint pour plusieurs dizaines d'années l'unique asile psychiatrique de la colonie, faisant ainsi de la ville de Saint-Paul le berceau de la prise en charge de la psychiatrie à La Réunion.
On y entrait et on ne sortait comme patient que sur ordre du Gouverneur. Le Gouverneur prit le 19 mars 1912 un arrêté portant sur le règlement intérieur

[100] Jean-Baptiste Gélineau (1828-1906) est un chirurgien de Marine (Ecole de médecine navale de Rochefort) devenu neurologue. Il a publié en 1905 *Souvenirs de l'île de La Réunion*, Paris, Vignot 203 p. Il est connu pour les pilules du docteur Gélineau, à base de bromure et d'arsenic en traitement de l'épilepsie. Il est l'auteur de neuf articles sur la psychiatrie et la neurologie.

de l'asile, selon la Loi de 1838 qui régissait l'organisation de la psychiatrie en France.
Selon Jean-Claude Comorassamy, historien du lieu : « Entre 1870 à 1910, l'établissement fut agrandi en quatre quartiers qui existaient encore en 1960 : deux quartiers hommes de 30 *« cellules »*, l'autre le « grand quartier » était de 15 « cellules » et un quartier pour les femmes de 30 *« cellules »*. En 1911, l'établissement était dirigé par un pharmacien de la colonie.

Merveilleux notait en 1903 : « Ce serait ici le moment de se demander quelle peut être la proportion de ces décès qu'ont fournie les aliénés et les alcooliques qui sont presque des fous. Les éléments d'une réponse satisfaisante me manquent. D'autre part, là colonie possède, à Saint-Paul, un asile d'aliénés où sont traités actuellement 76 malades, dont 44 hommes et 31 femmes. »
« En résumé, pour 178 malades traités pendant la période quinquennale de 1897 à 1901, l'on compte 45 guérisons et 58 décès, soit environ 3 guérisons pour 4 décès et 31,5 décès pour 100 malades traités. La mortalité par maladie du cerveau et annexes est, à La Réunion, de 11,2 pour 10,000 habitants, mais, pour Saint-Denis seulement, elle atteint 28,2. Sur 10,000 habitants en France, Layet estime que les aliénés sont au nombre de 2,54 dans les villes, et de 0,82 dans les campagnes, soit une moyenne de 1,68. Si on estime que les pensionnaires de Saint-Paul représentent tous les aliénés du pays, ce rapport est, pour La Réunion, de 4,33. »

Tableau III : Mouvements des patients à l'hospice des aliénés de La Réunion, 1897 à 1902.

	Au 1er janvier		Entrées		Guérisons		Décès		31 décembre	
	Hommes	Femmes	Hommes	Femmes	Hommes	Femmes	Hommes	Femmes	Hommes	Femmes
1897	37	30	17	8	9	2	7	7	38	29
1898	38	29	23	9	11	7	5		45	29
1899	45	29	12	7	2	2	8	4	47	30
1900	47	30	11	5	3	4	7		48	31
1901	48	31	15	4	5		14	4	44	31
1902	44	31								

Tout comme en médecine somatique, la pharmacopée psychiatrique du début du XXe siècle était très restreinte : bromure de potassium, valériane, opium, morphine. L'arsenal thérapeutique local reposait sur le sedol, le bromure, la morphine, le gardénal, le laudanum, ainsi que sur les potions de chloral-bromure.

En 1935, 90 patients psychiatriques étaient enregistrés et en 1946, de 180 à 200. Le nombre de gardiens passa de 25 à 44.

Le docteur Armand-Joseph-Gabriel Martin[101] (1880-1962) fut médecin de la commune et de l'asile d'aliénés, il ne fut pas mobilisé pendant la Grande Guerre, pour « impossibilité de le remplacer. » Après avoir épousé une jeune fille de Saint-Paul, il s'installa à Saint-Paul en 1941, y demeura une vingtaine d'année, en devint maire en 1959. Dès 1942, il assurait des vacations trois fois par semaine à l'asile.
En 1947, arrivèrent les trois premiers infirmiers diplômés venant de Métropole. En juin 1953, arriva le premier psychiatre, le docteur Mappian qui remplaça la pancarte « asile », pour celle d'hôpital psychiatrique.
« L'histoire[102] nous dit que les recrutements des gardiens se faisaient à la criée par les deux gardiens chefs qui allaient sur la place du marché ou à la gare afin de proposer aux personnes de forte corpulence une journée de travail. »
À cette période, l'hôpital fonctionnait toujours en quatre *« quartiers »* et comptait 88 cellules dans lesquelles étaient hébergés 243 malades. Puis l'appellation du personnel changea : progressivement, on ne parla plus de *« gardiens »* mais de *« servants ou servantes. »*

En 1951, l'asile devient un hôpital psychiatrique avec la première nomination d'un médecin directeur. Arrivé dans l'île en 1960, le docteur Maurice Jay (né en 1925, thèse en 1955 à Paris), neuropsychiatre, fut tout d'abord médecin directeur de l'hôpital psychiatrique de La Réunion avant de revenir aux soins en 1976. Pour beaucoup de personnes, Maurice Jay est le père de la psychiatrie réunionnaise. Il s'intéressa tout particulièrement à l'addictologie.

En 1968 fut créé le premier service psychiatrique pour enfants, le *« pavillon des enfants. »* En 1977, deux structures pour adultes et enfants ouvrirent à l'hôpital de Saint-Pierre. Fin 1977, arriva le docteur Gilles Vauthier, le premier pédopsychiatre qui étoffa les activités de psychiatrie de l'enfant par une équipe pluridisciplinaire comprenant psychologue, orthophoniste, psychomotricien, médecin assistant et infirmiers de secteurs. Le premier hôpital de jour pour enfants ouvrit ses portes en décembre 1978, confortant une politique de secteur avec trois lieux de consultations externes à Saint-André, Saint-Denis et Saint-Paul.

Avec l'arrivée dans l'île de nombreux médecins volontaires à l'aide technique, plusieurs thèses de doctorat en médecine ont étudié les rapports

---

[101] Dictionnaire Bio, *Id.*, pp. 139-140.
[102] Jean-Claude Comorassamy, *De "Stella Matutina" à l'hôpital psychiatrique*. Éditions Azalées (2013), Sainte-Marie, Réunion.

entre les maladies mentales et la sorcellerie : Biros 1979, Cravero 1979, Glachant 1979, Cheynel 1980. Les rapports entre la société pluriculturelles réunionnaise, la santé, la santé mentale et l'anthropologie médicale purent désormais être approchés par de équipes pluridisciplinaires[103].

Gérard Mouls, toujours psychiatre à Saint-Denis en 2016, a repris dans un ouvrage[104] sa thèse de médecine soutenue en 1979 basée sur le constat que : « Deux tiers des malades hospitalisés en service de psychiatrie ont recours au sorcier. Le patient oscille souvent entre services de psychiatrie et sortie contre avis médical pour aller consulter le sorcier ou l'exorciste, avant de revenir par le biais d'un placement d'office ou à la demande d'un tiers, en service de psychiatrie. »

Pour Mouls, « La Psychiatrie étant l'étude des maladies mentales, il n'y a rien de plus normal avant d'essayer de guérir, d'essayer de se pencher sur la carte du mental de la région, dont les sorciers fournissent un témoignage privilégié. » Son travail est donc de nature ethno-psychiatrique et il le concluait de la sorte : « La prégnance et la survivance importante des croyances sorcières à l'île de La Réunion, trouve certainement une ébauche d'explication dans un certain retard culturel. La mentalité populaire créole n'est absolument pas touchée par l'esprit rationaliste du siècle des Lumières, et continue de s'éclairer à la modeste flamme du sorcier. Elle est un des éléments originaux du pays, un trait folklorique en tant qu'identificateur d'une structure spécifique, et en tant que telle, riche d'enseignements les plus variés sur la mentalité créole. »

Le sorcier fait toujours payer cher ses services à la différence du guérisseur qui souvent se contente d'une somme dont le montant est fixé par le client et qui est considérée comme un don. À ceux qui s'étonnent du montant des sommes dépensées par les patients auprès des sorciers, rappelons que les personnes en traitement psychanalytique dépensent également des sommes considérables pour se payer ces analyses et qu'aux dires même des psychanalystes, ces sacrifices financiers sont des éléments de la thérapie. En ce sens, le mode d'action du sorcier et sa « fonction thérapeutique » selon Lévi-Strauss, ne sont guère éloignés de ceux du psychanalyste, véritable sorcier moderne de l'âme moderne. Quoi qu'il en soit, payer pour faire état de ses problèmes n'est-ce pas déjà une façon de les identifier, de les maîtriser et de vouloir les résoudre ?

---

[103] *Santé, société et cultures à La Réunion : anthropologie médicale, psychiatrie,* Jean Benoist, Paris, Khartala, 2001.

[104] Gérard Mouls, *Etudes sur la sorcellerie à La Réunion (Réalités et désirs),* Editions UDIR, Collection Anchaing, 1882, 121 pages.

L'action du sorcier repose sur des actes symboliques et verbaux afin de chasser l'esprit ou de transférer le sort du patient sur un objet, une plante, ou un autre être vivant. Ces pratiques exorcistes sont publiques à la différence de la consultation médicale moderne qui s'accomplit en colloque singulier, dans le strict respect du secret médical.

Dans le cas de la médecine traditionnelle, la rémission survient éventuellement quand le patient a pu exprimer verbalement ou physiquement ce qu'il avait à dire, à travers la crise. C'est le symbolisme de l'acte magique, l'exorcisme, le « retournement » du sort ou de « l'arrangement » qui entraîne l'effet libérateur ou purgatif. Chez le tradipraticien, la présence solidaire de membres de l'entourage ou de parfaits inconnus en attente de consultation, donne du crédit au statut de la victime, contrairement à l'isolement dans le cabinet du médecin. A l'inverse, le colloque singulier de la consultation médicale lève certainement de lourds secrets et des contraintes extérieures familiales, sociales, économiques, voire religieuses, qui empêchaient l'expression directe du patient et donc sa libération.
Le Père Dijoux, exorciste officiel du diocèse de La Réunion, était fermement convaincu de l'existence très réelle de cas nombreux de possessions, mais avançait d'autres causes somatiques telles que l'anémie et la décalcification dues à une alimentation pauvre, pour expliquer le nombre important des déséquilibres psychiques constatés à La Réunion. « Il y a beaucoup d'obsédés à côté des névrosés, des hystériques et des épileptiques dont nous détenons le record [...]. Presque tous ceux qui viennent à moi souffrent du foie, de l'estomac, du cœur et des nerfs ; parce qu'ils consomment trop de viande de porc, de rougailles (tomates, morue), ne boivent pas de lait et ne crachent pas sur le coup de sec[105]. »
Beaucoup de ces personnes lui disaient avoir la « tête vide », traduisant ainsi l'incapacité à fournir le moindre effort intellectuel. Pour le Père Dijoux, ce vide devenait alors « le jouet de la folle du logis, l'imagination qui confine à ce domaine obscur du fantasme, du mystère ou pour tout dire de l'occultisme. Et nous sommes sur le terrain le plus propice à toutes les superstitions que l'abondante prolifération des sorciers qui exploitent notre population savent entretenir efficacement. »

Existerait-il un déterminisme psychique aux maladies de l'âme réunionnaise ? De façon certaine, le dosage du plomb dans l'organisme humain a permis de mettre en évidence que le saturnisme[106] est la cause de nombreuses pathologies dont des troubles mentaux, étiquetés psychiatriques et de l'anémie, dont parle le Père Dijoux. Cette

---

[105] Le petit coup de rhum.
[106] *Le saturnisme à La Réunion,* Thèse pour le doctorat d'état en médecine, Marie-Noëlle Lan-Nang-Fan, Toulouse, 1983.

intoxication autrefois fréquente à La Réunion en raison de l'usage du plomb pour réparer les pilons et les « moques[107] » en tôle, a été responsable de troubles mentaux étiquetés psychiatriques.

Par ailleurs, l'avènement du scanner a relié sans ambigüité des cas de troubles mentaux et d'épilepsie à la cysticercose, parasitose très fréquente, liée à la consommation de viande de porc parasitée, abattue en dehors des contrôles vétérinaires. Des tumeurs cérébrales ont également été diagnostiquées, qui se traduisaient par des tableaux psychiatriques. Ainsi, le scanner cérébral et son rituel mystérieux d'entrée dans le tunnel lumineux, sont devenus systématiques en cas de troubles mentaux, venant au secours de la psychiatrie officielle ou moins officielle.

D'ailleurs, Claude Lévi-Strauss ne soulignait-il pas que : « L'efficacité du sorcier implique la croyance du patient en le sorcier, la croyance du sorcier en ses techniques et l'exigence de la confiance de l'opinion collective ? »

Pour Mouls, dans les années 70 : « L'hystérie est reine à La Réunion. Les grandes crises type Charcot se voient fréquemment, la crise dite de saisissement est d'une fréquence telle que la plupart des urgences de nuit en médecine de clientèle en sont l'origine ; dans les écoles il arrive très souvent qu'un symptôme un peu bizarre (voir flou, faire une crise de nerfs, perdre la mémoire, vomir) se voit multiplié dans la classe en une épidémie foudroyante. Le symptôme dit "tête vide" qui en langue créole signifie à peu près sentiment d'inutilité, de dépression existentielle, est le symptôme allégué par 70 % des malades (dépression névrotique de type hystérique). Il n'est pas jusqu'aux crises de tétanie et aux hystéro-épilepsies qui arrivent à établir le taux mondial record extraordinaire trois fois supérieur aux taux les plus hauts d'épilepsie. Ces faits ont certainement un rapport avec la fréquentation des sorciers. » [...]. « Le rôle du sorcier est alors en fait d'intervenir comme autre et de réaliser une « structure ternaire. Comment ne pas rapprocher ces faits des scènes de transes du sorcier qui boit le sang du bouc que l'on vient de sacrifier et qui produit des phénomènes de guérison en séries. Arrêt définitif des crises de saisissement, frigidité et impuissance qui s'inversent comme par enchantement, absorption de tisanes multiples censées contenir les propriétés de l'objet, dénouement des crises de cœur, des spasmes digestifs, laryngés, des contractures, etc. »

[107] Moque : gobelet métallique.

Mouls pense que La Réunion constitue un terrain favorable au développement de la sorcellerie parce que les troubles de l'identification constituent le lit de l'hystérie : « Les fils ne peuvent s'identifier à un père souvent absent ou, s'il est là, jugé négativement par le surmoi collectif (noir, esclave, alcoolique, chômeur, miséreux, brute...). »
« Les crimes de sang à La Réunion font aussi partie des chiffres records mondiaux et il semble bien que l'origine réside moins dans l'alcoolisme qui lui est aussi un symptôme, mais dans cette dévalorisation de l'image de l'homme, figure faible, impuissante, querelleuse, brutale, qui cherche dans les bagarres au couteau une pitoyable confirmation de sa pseudo virilité. »
Cette analyse portée au milieu des années 70 peut se trouver confortée en 2016, par le record de chômage que détient La Réunion (35 % de la population active) et qui contribue à gommer le modèle travail du schéma familial. En 2016, les forts taux d'illettrisme et d'assistance sociale restent certainement générateurs ou cofacteurs de pathologies, tant mentales que physiques.

Enfin, le caractère jeune de La Réunion fait, selon Mouls, qu'« Il n'existe pas dans cette petite île si récente, puisqu'elle n'est habitée par l'homme que depuis trois cents ans, de mythologie spécifique. Les légendes elles-mêmes sont actuellement en train de se cristalliser en formes stables, et sont souvent plus proches des contes ou des romans familiaux, voire des rumeurs ou racontars. Ce fait rend intéressant l'étude de la sorcellerie réunionnaise, laquelle n'est pas encore figée en une tradition immuable. On aperçoit mieux les racines des croyances et des pratiques, lesquelles sont en quelque sorte bricolées en ce moment dans une création « de novo » originale. C'est une pensée sauvage (non officielle, non domestiquée) qui balbutie, qui cherche à s'adapter à une réalité décevante, frustrante. Mais sa naïveté ne l'empêche pas de faire état d'une efficacité réelle, que celle-ci s'exerce en bien ou en mal, positivement ou négativement. »

Les approches somatiques, culturelles et anthropologiques du phénomène des maladies mentales à La Réunion semblent être complémentaires, dans le sens où toujours selon Mouls, les troubles de l'identification peuvent contribuer à créer localement à « un climat favorable au développement de structures psychiques qui elles-mêmes conduisent à rechercher des conduites magiques. »

L'évêque de La Réunion, Mgr Gilbert Aubry, évoquait en 1978, l'influence de la « mentalité générale marquée dans ses racines par des apports venus historiquement de l'Afrique, de Madagascar et de l'Inde. » Chaudenson ajoute, outre la source sans doute majeure que constitue l'héritage populaire et rural français : « Il y a donc eu sans nul doute des apports malgaches ou indiens à la sorcellerie locale (au niveau des croyances comme des pratiques) mais il est difficile d'affirmer que la pluralité de ces apports a eu une influence déterminante sur le développement d'une mentalité générale plus propice à la sorcellerie (on ne peut guère sérieusement soutenir que les traditions se seraient, en quelque sorte, purement et simplement additionnées !) »

G. Mouls, donne son « interprétation de quelques actes magiques selon leur dynamique inconsciente. »
« Le problème du mauvais œil que le sorcier brûle en brûlant du piment est difficile à interpréter du fait de la surdétermination de l'élément piment : à la fois épice, symbole sexuel par sa forme et sa couleur, élément du feu et élément pointu (il pique et brûle). »
« Un autre acte typiquement sorcier consiste à faire brûler des bougies dans une imitation des pratiques religieuses, mais avec une signification différente. Cet acte de guérison est réputé éloigner les mauvais esprits en particulier ceux des « esprits de morts. » Le contexte social est représenté par les cierges allumés en multitude autour de la case d'un défunt, pendant la nuit de la veillée mortuaire. Ceux-ci symbolisent l'esprit du mort que l'on commémore par cette coutume en même temps que son éloignement souhaité définitif pour éloigner l'angoisse du revenant. Le cierge brûle en deux sens peut-on dire, pour le mort (pour son souvenir) – symbolique - et contre lui (contre son esprit) – imaginaire. La pratique magique inverse cette signification en allumant une bougie pour l'esprit imaginaire du malade et contre le mal symbolique qui le hante. La loi de l'imitation commande la reprise puis une guérison de la cérémonie mortuaire (inversion du sens vie / mort, en mort / vie) et la loi de contagion commande l'identité supposée de ce qui se passera après cet acte : un retour à la vie, à la vitalité de la bonne santé. »

Il y a un désir d'inverser un processus mortel en processus revivifiant qui est agi par l'effectuation de la cérémonie magique avant le terme mortel supposé de l'évolution du mal, de «l'esprit de mort » qui s'est attaché au malade. La pratique de «brûler les bougies » s'utilise aussi pour un vœu bénéfique ainsi que pour souhaiter du mal à son voisin. C'est en général Saint-Expédit qui est utilisé comme vecteur pour ces souhaits, dans une homonymie parfaite avec sa fonction. Ce curieux Saint, dont l'Eglise Réunionnaise se méfie du fait de son ambivalence, « expédie » les souhaits de guérison vers le demandeur et est capable identifiquement d'expédier *Ad Patres* ceux qui utilisent sa puissance dans le mauvais sens (maléfique). Il s'agit en quelque sorte d'un « facteur », porteur à la fois des bonnes et mauvaises nouvelles.

- L'individu *arrangé* : Il s'agit en créole d'un homme se sentant l'objet d'un maléfice sournois. Cet enchantement produit des ratés de toutes ses entreprises, une « guigne » continuelle qui l'entraîne à consulter un sorcier pour y voir plus clair. La technique qu'emploie ce dernier consiste à orienter le patient par des phrases floues du type : « c'est un individu qui habite au Nord, il est grand, vous le verrez avant deux jours, etc. » Puis à fournir une « garantie », (amulette, fétiche) qui détournera l'influence nocive vers l'émetteur. En général, tout s'arrange dès les prescriptions du sorcier accomplies et l'ensorcelé retrouve un monde débarrassé du maléfice qui lui empoisonnait la vie. On peut interpréter ceci par une agressivité inconsciente que le patient avait vis à vis d'un autre individu (envie, jalousie etc.). Les phrases floues du sorcier servent d'écran réceptacle à la projection de cette pulsion qui dessine ainsi les contours nets de son objet ; ceci a pour effet de libérer le patient d'une pulsion sans objet précis qui pouvait facilement le prendre comme cible et produire les effets caractéristiques de l'ensorcellement (malchances, actes manques, séries malheureuses etc.). La « garantie » devient grâce au procédé du sorcier le signe de ce retournement pulsionnel dirigé au-dehors sur un persécuteur nommé. Elle protège maintenant comme un paratonnerre le patient de son agressivité en réalisant consciemment ce qui auparavant était inconscient : un vœu de haine envers tel ou tel individu et ce désir exprimé clairement déculpabilise le patient qui ne l'imagine que comme une rétorsion juste à l'agressivité de l'autre. C'est donc un véritable tour de loi ce qu'accomplit le sorcier d'interpréter correctement une pulsion et de la faire verbaliser par le patient grâce au truc magique qu'il utilise. Il y a donc transformation d'un persécuteur inconscient, persécuté imaginaire, en un persécuteur conscient persécuté réellement par l'acte agressif qu'il réalise, et ceci a pour effet de calmer sa culpabilité par un mécanisme de projection. »

A la fin de son étude, Mouls, témoignant d'une large ouverture d'esprit, fait tout de même une place à l'efficacité du sorcier dans le champ de ces troubles mentaux parfois si éloignés de la mythologie *zoreille* et de la théorie psychanalytique façonnée par Freud dans l'étouffante société bourgeoise de l'Autriche de la fin du XIXe siècle. « Les faits psychiatriques particuliers et remarquables à La Réunion que sont la fugacité des bouffées délirantes et leur fréquence, ne sont certainement pas sans rapport avec l'arrière fond du sorcier créole.

Les thèmes magiques y sont en effet prédominants et l'inclusion facile du sorcier dans le délire permet un retour à la normale plus rapide qu'habituellement. De même les délires paranoïaques structurés selon des formes persécutives, d'influence néfaste, voire de mauvais œil, trouvent une résolution rapide chez le sorcier. Le sorcier apparaît ainsi comme un ancêtre du psychiatre, ce qui n'entraîne pas obligatoirement la nuance péjorative que l'on y associe habituellement, puisque son efficacité va parfois plus loin que notre pratique habituelle. Son activité modelée sur l'irrationnel qui anime les manifestations pathologiques individuelles lui permet de pénétrer dans les représentations du malade et d'y agir.

Autrement dit, il semble que le sorcier réunionnais utilise un langage différent du langage normal, un langage analogue à la musique, (ou à la poésie) dont les thèmes mélodiques, les harmonies, les rythmes touchent quelque chose dans l'homme. Ce qui expliquerait en particulier la difficulté à transposer les expériences sorcières en langage normal, mais assurerait du même coup l'efficacité symbolique de leurs actes. [...] Il n'en reste pas moins vrai, qu'individuellement et dans certains cas, il arrive à débloquer des situations figées dans une impasse imaginaire avant qu'elles ne se résolvent d'elles-mêmes par un processus mortifère. Les guérisons miraculeuses, les chances qu'il redonne à certains, les fétiches qu'il distribue en sont autant de manifestations. Son action bénéfique ne demande qu'à être dépouillée des oripeaux magiques qu'il est obligé de revêtir pour faire passer son message, afin de laisser apparaître le pouvoir de l'homme nu, non pas homo-magicus mais homo-faber : l'homme technique au sens large, puis homo sapiens, la pensée étant l'instrument magique de notre temps. »

Au milieu du XXe siècle, les maladies mentales étaient jugées préoccupantes comme le note *l'Annuaire statistique de La Réunion*[108] 1955-1958. « L'alcoolisme semble contribuer à l'extension des ces maladies et le nombre de malades mentaux est proportionnellement beaucoup plus important qu'en métropole. L'hôpital psychiatrique ne dispose que de 150 lits alors qu'il en faudrait trois fois plus pour faire face à la situation actuelle. La construction d'un établissement moderne de 300 lits est à l'étude. » Toujours d'après l'*Annuaire*, le nombre d'hospitalisations en psychiatrie est allé croissant, passant de 255 en 1955 (avec 92 600 journées d'hospitalisations, soit une durée moyenne de séjour de 363 jours), à 747 en 1958 (avec 110 100 journées d'hospitalisations, soit une durée moyenne de séjour réduite à 147 jours).

L'asile de Saint-Paul fut rebaptisé hôpital psychiatrique avant de devenir, en 1978, le centre hospitalier spécialisé et en 2001, l'établissement public en santé mentale de La Réunion. Le premier hôpital psychiatrique de jour ouvrit ses portes en 1978, dix ans après le début de la psychiatrie infantile qui remonte à 1968. En 2005, la construction de Route des tamarins, imposa le transfert de l'hôpital à Cambaie dans un site pavillonnaire, à quelques kilomètres de l'ancien site sur la route de Saint-Denis. Parallèlement, le personnel passait du statut de gardien à celui de servant ou servante, avant de passer à celui d'infirmier psychiatrique.
Actuellement, les quelques bâtiments rescapés de la construction du viaduc de la Route des Tamarins abritent la direction du centre hospitalier universitaire de La Réunion.

---

[108] *Annuaire statistique de La Réunion* 1955-1958.

En 2006, plus de 860 Réunionnais ont été admis en Affection de Longue Durée (ALD) pour une pathologie psychiatrique : 668 pour affections psychiatriques de longue durée et 197 pour maladie d'Alzheimer ou autres démences. Les pathologies psychiatriques constituaient le quatrième motif d'admissions en affection de longue durée en 2006 derrière les maladies cardio-vasculaires, le diabète et les tumeurs (8 % des motifs d'amissions).
Au 31 décembre 2011, parmi les 137 000 réunionnais inscrits en affection de longue durée, 7 % l'étaient pour des affections psychiatriques de longue durée[109]. La Réunion est sous-équipée dans le secteur psychiatrique, par rapport à la métropole. Le taux d'équipement en psychiatrie infanto-juvénile est de 0,73 lits et places pour 1 000 enfants de moins de 16 ans, contre 0,92 en métropole. Le taux d'équipement en psychiatrie générale est deux fois moins important à La Réunion qu'en métropole : 0,71 pour 1 000 habitants contre 1,28.

En 2012, au chapitre psychiatrie et santé mentale du *Schéma d'organisation des soins du nouveau programme régional de santé 2012-2016,* il est mentionné que La Réunion dispose d'une offre de hospitalisation singulièrement plus limitée que la moyenne nationale (-2,4 %), avec toutefois une équivalence pour l'hospitalisation de jour. Il en résulte, amplifié par une moindre densité des professionnels de santé, un recours plus faible (-29 % par rapport à la moyenne nationale), alors qu'aucune étude épidémiologique n'a démontré la moindre prévalence de la pathologie psychiatrique à La Réunion.
Toujours en 2012, il y avait pour 100 000 habitants, 13,28 psychiatres salariés et libéraux à La Réunion, *versus* 18,76 pour la France entière, le déficit étant plus fort dans le secteur libéral.
En juillet 2012, s'est ouverte la clinique des Flamboyants-Sud, quatrième établissement de santé mentale de l'île et deuxième à statut privé à but lucratif. La clinique des Flamboyants-Ouest avait ouvert en 1995, toujours sous la houlette du docteur Alain d'Abbadie, comblant un vide important. En 2016, ces deux cliniques privées assurent 40 % de l'offre de l'hospitalisation en psychiatrie à La Réunion.

---

[109] *Observatoire réunionnais de la santé* – La Lettre n°19 du 23/08/2013.

Chapitre 5 - Histoire de l'obstétrique

- Histoire de l'obstétrique de l'Antiquité au XXe siècle

« L'accouchement étant, de toutes les fonctions naturelles, celle dont le déroulement et les troubles sont les plus spectaculaires, il est normal de supposer que dès l'apparition de l'homme, celui-ci a à chercher à percer les mystères de la génération. »

Quelques documents confirment que les accouchements étaient assistés dans l'Antiquité[110]. Il s'agit du papyrus de Kahoun, nom d'une localité d'Egypte, entre 2200 et 2100 av. J.-C., et du premier livre de Moïse dans lequel est décrit un accouchement gémellaire. Dans les récits hippocratiques « Nature de la femme » ou « Maladies des femmes », se trouvent des indications, souvent erronées, sur la conception. Aulus Cornelius Celsius dans *De artibus* note que l'accouchement par les pieds n'est pas impossible. C'est à Pompéi qu'ont été découverts les premiers spéculums après l'éruption du Vésuve en 79 ap. J.-C.

Soranos d'Ephèse, médecin grec vivant à Rome au début du IIe siècle ap. J.-C., fut le premier à faire progresser l'obstétrique. Dans son traité intitulé *Des maladies des femmes*, il s'adresse à la sage-femme : « Elle doit être discrète, car les affaires de la maison et les secrets de la vie lui seront confiés [...], elle doit avoir les sens exercés pour bien voir, entendre et comprendre ce qu'il lui importe de savoir et avoir le tact fin. » Et de poursuivre : « Quelle sera la meilleure sage-femme? La sage-femme excellente saura se rendre compte des moyens rationnels, donner des consolations aux parturientes et avoir pitié d'elles. » Il demande que les « cérémonies superstitieuses ne fassent jamais négliger ce qui a trait à l'obstétrique. » Il précise que la femme doit rester vierge jusqu'à ce que « la menstruation ait été bien établie spontanément. C'est un signe qui indique que l'utérus peut par ses propres ressources remplir ses fonctions, dont l'une est la conception ». Il préconise un examen prénuptial gynécologique : « Il est parfaitement absurde de s'informer de la noblesse et de la richesse des ancêtres, et de ne pas s'inquiéter de savoir si une femme peut concevoir et est conformée pour accoucher normalement. » Soranos décrit la version podalique, car la nécessité de l'accouchement céphalique, admis alors comme un dogme, pouvait entraîner des catastrophes, dont certaines étaient évitables.
Avant Soranos, on ne s'inquiétait que de sauver la mère ; maintenant il s'agit aussi de préserver la vie de l'enfant. Après Soranos, ni les médecins de

[110] Pecker A., « La gynécologie et l'obstétrique de l'antiquité au début du XVIIIe siècle. » In *Histoire de la médecine, de la pharmacie, de l'art dentaire et de l'art vétérinaire.* Tome III, pp. 223-273, Albin Michel/Laffont/ Tchou, 1977.

l'antiquité gréco-romaine, ni les médecins arabes ne firent progresser l'obstétrique.
Le premier livre imprimé en langue française[111], langue vulgaire à l'époque, consacré à la grossesse et à l'accouchement est paru en 1531 sous le titre *Des divers travaux et enfantements des femmes.* L'auteur était un médecin allemand Euchaire Rosslin. Il ne s'agissait que d'une simple compilation des auteurs de l'antiquité gréco-romaine, sans critique ni remarque personnelle.
En 1549, Ambroise Paré (1509-1590), maître barbier-chirurgien, publiait un traité d'accouchement qu'il compléta en 1573 : *De la génération de l'homme et la manière d'extraire les enfants hors du ventre de la mère,* ce qui le fait considérer comme étant le père des chirurgiens-accoucheurs français. Jacques Guillemeau (1550-1609), chirurgien, élève d'Ambroise Paré, publia en 1606 *De la grossesse et accouchement des femmes.* Il est indiqué dans ce livre « le Moyen de secourir la femme en son travail estant accompagné de flux de sang et de convulsions. » En 1581, François Rousset (1535-1590) publiait avec l'approbation d'Ambroise Paré, un ouvrage intitulé *Traité nouveau de l'hystérotomotokie ou enfantement césarien.* C'est la première fois qu'apparaissait dans la littérature médicale le mot césarienne (*de caeso* : incision). L'opération était bien antérieure, puisqu'elle était pratiquée chez les Romains, une loi romaine du VIIe siècle av. J.-C. interdisant d'enterrer une femme morte pendant sa grossesse sans en avoir extrait le fœtus, mais, Rousset défendait, pour la première fois, l'idée de la faisabilité de la césarienne sur une femme vivante.

Le fondateur de la véritable obstétrique est François Mauriceau (1637-1709) qui publia en 1668 *Les Maladies des femmes grosses et accouchées.* Il a précisé la manœuvre dite « sur tête dernière. » Il a imposé l'accouchement sur un lit horizontal, alors qu'auparavant les femmes accouchaient accroupies ou assises sur « une chaise de travail. » Philippe Peu (1623-1707) publia en 1694 *La pratique des accouchements.* Sa querelle avec Mauriceau au sujet de la césarienne ou du forceps obstétrical, dont l'inventeur fut l'anglais Hughes Chamberlen en 1634, est restée célèbre.

André Levret (1703-1780), chirurgien, a dominé l'obstétrique française au XVIIIe siècle. Il apporta au forceps son amélioration essentielle, « la courbure pelvienne » des cuillers. Jean-René Sigault (1738-1777) a pratiqué en 1768 la première symphyséotomie, rendant perméable des bassins qui ne permettaient pas l'accouchement par les voies naturelles. Jean-Louis Baudelocque (1748-1810) fut le plus célèbre des accoucheurs de la deuxième partie du XVIIIe siècle. Il publia en 1775 *Principes sur l'art des*

[111] Séguy B., « A propos des premiers livres d'obstétrique imprimés en français » *Journal de Gynécologie Obstétrique et Biologie de la Reproduction,* 2009, 39, 337-342.

accouchements. On lui doit la correction de beaucoup d'idées erronées touchant le mécanisme de l'accouchement et l'invention du pelvimètre permettant de mesurer le bassin.

Si l'histoire de l'obstétrique se confond avec celle des grands obstétriciens du XVIIIe siècle, les accouchements étaient essentiellement pratiqués dès l'antiquité par les matrones, puis par les sages-femmes. Il était, en effet, jusqu'au milieu du XVIIIe siècle, jugé « deshonnête pour une femme de se confier à un accoucheur. » La formation de la matrone se limitait souvent à avoir assisté une autre matrone. La sage-femme devait être quelqu'un de compétent et de qualifié, mais aucune école n'enseignait alors l'art de l'accouchement.
Angélique Du Coudray (1712-1791), maîtresse sage-femme, auteure en 1759 d'un *Abrégé de l'art des accouchements*, scandalisée par l'ignorance des accoucheuses, a effectué de 1759 à 1783, un tour de France de formation et d'enseignement des futures accoucheuses. Deux accoucheurs célèbres, Guillaume Mauquest de la Motte (1655-1737) avec son *Traité des accouchements* paru en 1715 et Jean-Louis Baudelocque (1745-1810) avec ses *Principes sur l'art d'accoucher* paru en 1775, furent les formateurs de plusieurs générations de sages-femmes.

Mais le XVIIIe siècle voit une progressive « dépossession » des sages femmes au profit des chirurgiens accoucheurs[112], tout d'abord en ville, alors que les campagnes résistent. Comme pour tous les actes de la vie quotidienne, magie et superstition entourent l'accouchement.
Une femme met au monde entre sept et dix enfants avec des risques élevés de mortalité et de stérilité secondaire. La parturiente peut décéder d'hémorragie ou de fièvre puerpérale due au manque d'hygiène et à la pauvreté. Il est estimé qu'une primipare sur dix meurt en couches. L'accouchement se fait dans la souffrance subie, voulue, acceptée car : « Tu accoucheras dans la douleur. »
L'auscultation des bruits du cœur du fœtus est la plus importante innovation de la première moitié du XIXe siècle. C'est dans la deuxième moitié de ce siècle que la lutte contre l'infection puerpérale se développe grâce à Ignaz Philipp Semmelweis (1818-1865), médecin obstétricien austro-hongrois, qui imposa très difficilement à ses collègues le lavage des mains au chlorure de chaux. Son livre *Etiologie de la fièvre puerpérale et sa prophylaxie* a été publié en 1861. Tarnier (1828-1897) en réclamant la séparation des femmes indemnes des femmes infectées fit baisser la mortalité de 9,3 à 2,5 % à Paris. Son élève Adolphe Pinard (1844-1934) montra l'intérêt du palper abdominal

---

[112] Hartemann J., « Histoire de l'obstétrique du XVIIIe siècle à l'époque contemporaine », In *Histoire de la médecine, de la pharmacie, de l'art dentaire et de l'art vétérinaire,* Tome IV, pp. 159-227. Albin Michel/Laffont/ Tchou, 1977.

et fut un ardent promoteur de l'allaitement maternel, qu'il appelait « la maternité du sein. » La césarienne, presque toujours mortelle dans la seconde partie du XIXe siècle surtout du fait de l'infection, ne deviendra pratique courante qu'à la fin du XIXe siècle grâce à des mesures antiseptiques rigoureuses.
Au XXe siècle, l' « accouchement sans douleur » n'a pas fait disparaître l'anesthésie obstétricale. Les *Maladies des femmes enceintes* ont été étudiées par H. Vignes (1884-1951), notamment la phlébite puerpérale, une des complications les plus fréquentes et les plus meurtrières du *post-partum*.

Parmi les techniques « nouvelles », l'échographie, l'amniocentèse, la réanimation à la naissance jouent actuellement un rôle majeur en obstétrique.

- Naître à La Réunion jusqu'à la fin du XXe siècle

À Bourbon, l'ordonnance du 3 mars 1819 prévoyait la création d'une école théorique et pratique de l'accouchement. Les conditions d'entrée étaient les suivantes : être une femme âgée de 18 à 25 ans, être de bonne vie et de bonnes mœurs, n'avoir point de vices de conformation, savoir au moins lire et écrire. Cette ordonnance resta lettre morte et il fallut faire appel à des sages-femmes diplômées de France.
En 1824, l'inspecteur général des colonies proposa de créer un cours d'obstétrique pour les affranchies et les mulâtresses. À partir de 1835, aucune femme ne pouvait pratiquer d'accouchement sans diplôme, mais faute de sages-femmes, les vieilles esclaves continuaient à professer. Après l'abolition de l'esclavage, ces femmes se présentèrent devant les commissions de santé afin d'obtenir l'autorisation de pratiquer des accouchements.

Delteil[113], pharmacien principal de la Marine et pharmacien en chef de l'hôpital colonial, décrit en 1881 les femmes créoles blanches de La Réunion et évoque un fort taux de mortalité en suites de couches, sans toutefois avancer de données chiffrées : « Les femmes sont belles, et possèdent cette grâce incomparable qui est comme le cachet de la créole dans toutes nos colonies ; elles sont presque toutes douées d'un tempérament lymphatique qui les prédispose aux lymphangites et au gonflement des jambes sur leur vieillesse. Les fatigues répétées de la maternité les épuisent de bonne heure, et beaucoup succombent après avoir eu cinq ou six enfants. La quantité de jeunes femmes qui meurent dans ces conditions, depuis quelques années, est considérable. »

---

113 A. Delteil, « Considérations sur le climat et la salubrité de La Réunion », *Archives de Médecine Navales*, 1881, 36, 5-45.

Mac-Auliffe[114] évoque les paraplégies[115] du *post-partum* : « Nos femmes créoles, fatiguées et anémiées par la fièvre aussi bien que par les grossesses multiples, sont atteintes souvent de paraplégie pendant les suites de couches. Cette paralysie qui s'accompagne de troubles de la sensibilité, présente toutes les variétés possibles, depuis le simple trouble de la motilité jusqu'à l'abolition complète de celle-ci. Elle me paraît devoir être rangée dans les paralysies, occasionnées par une dyscrasie sanguine (paralysie par chloro-anémie, paralysie albuminurique) ou par épuisement nerveux ; elle peut persister pendant longtemps et même de façon indéfinie ; mais le plus souvent elle est bénigne et passagère si les malades sont placées dans des conditions hygiéniques favorables au rétablissement de leur santé. »

Selon Merveilleux (1903), « Les décès de cette origine sont presque tous dus à des accidents de l'accouchement ou de la puerpéralité. Leur remède prophylactique est donc connu. Ces décès représentent 1,18 p. 100 de la mortalité générale, et sont de ceux que l'éducation des sages-femmes devra faire disparaître en majeure partie. »

Ce n'est que le 24 juin 1905 qu'un décret créant un cours d'obstétrique fut promulgué, donnant ainsi naissance à l'école de sages-femmes de La Réunion, rattachée à la maternité coloniale. Cette création traduisait la volonté de réduire le fort taux de mortalité des mères et des enfants, par le tétanos, le décès en couche et la carence en soins des nouveaux-nés dans les premiers jours de la vie. En 1910, la maternité fut transférée dans les locaux du commissariat de la Marine. Comme le recrutement des élèves se faisait au compte-gouttes, en 1912, un arrêté abaissa le niveau de recrutement au Certificat d'Etudes Primaires.
Selon le décret du 9 janvier 1917 et les arrêtés du 11 janvier et du 24 juillet 1917, les études de sages-femmes se faisaient en deux années : la première année pour acquérir les soins de base généraux et la deuxième année pour étudier l'obstétrique et la puériculture. L'emploi des instruments était interdit pour les accouchements laborieux.

Mais les progrès en matière d'hygiène sont très lents. Le permanganate de potassium dilué est utilisé dans la prévention des infections du cordon, alors que les accouchements sont pratiqués à main nue par les sages-femmes. En raison du manque de médecins, les sages-femmes suturent les déchirures périnéales, pratiquent les extractions par forceps. Il existe peu de maternités et la plupart des femmes accouchent à domicile, pratique qui était encore très répandue jusque dans les années 80.

---

114 Jean-Marie Mac-Auliffe, *Cilaos pittoresque et thermal*. Imprimerie Centrale Albert Dubourg, Saint-Denis, 1902. Réédité par Éditions Azalées et Grand Océan, 1996, 260 p.
115 Paralysie des membres inférieurs.

La loi du 17 mai 1943 porte sur les études de sages-femmes qui durent trois ans : un an en commun avec les infirmières pour apprendre les soins généraux et des bases de médecine, puis deux ans pour l'obstétrique, la gynécologie et la pédiatrie.
La loi du 24 avril 1944 précise que l'enseignement doit se situer à proximité d'une maternité, pour bénéficier de l'apprentissage clinique. Le 24 septembre 1945, le conseil de l'ordre des sages-femmes voit le jour en métropole.

L'empressement à baptiser les nouveaux-nés tenait à la fragilité et à la brièveté de leurs existences. Dans une société fortement religieuse, le baptême ouvrait les portes du paradis à ces petits êtres innocents. Accouchements prématurés, enfants de faible poids de naissance sur fond de paludisme, d'anémie et de malnutrition maternelle, infections respiratoires dues à la fraîcheur de la température dans les hauts de l'île amplifiée par le manque de couvertures et de chauffage, gastro-entérites et déshydratations mortelles, tel était le lot de bien des nouveaux-nés.

Le secteur libéral s'ouvre aux les sages-femmes qui sont quatre en 1946. Les élèves de la promotion 1945-1947 sont nommées d'office sages-femmes assistantes médico-sociales. Rémunérées par le service de santé, elles exercent en dispensaire et commencent à se déplacer à domicile pour les accouchements et les soins de suites de couches. Elles prennent en charge les cas sociaux et aident aux demandes d'aide sociale. Elles adressent les grossesses à risque à la maternité.

L'école de sages-femmes de La Réunion reçoit son agrément en 1950 et peut délivrer un diplôme d'Etat. À compter de 1957, l'école migre dans le site du tout nouveau centre hospitalier départemental situé dans le quartier de Bellepierre à Saint-Denis. Les postulantes restent en petit nombre et une à deux sages-femmes seulement sont formées chaque année[116].

En 1957, la mortalité infantile est de 99 pour mille naissances. Les accouchements se passent à la case ou dans des maternités dites rurales. Le docteur Ismaël Omarjee Hassen (né en 1913 à Saint-Joseph, thèse en 1937 à Paris) raconte cette période difficile [117] : « La plupart des communes étaient dépourvues de maternité. Si cela se passait mal, en cas d'hémorragie par exemple, il n'y avait qu'un seul médicament, le sérum glucosé, sucré ou salé. Plus d'une fois, ne trouvant ni auto ni camion, j'ai téléphoné au directeur du C.F.R.[118] qui mettait à ma disposition une locomotive spéciale pour transporter la malade à Saint-Denis. Et il n'y avait aucune ambulance. »

[116] *Annuaire statistique de La Réunion* 1955-1958.
[117] Cité dans le *Mémorial de La Réunion*, tome 6, p. 363.
[118] C.F.R : chemin de fer réunionnais.

Le bâtiment de la maternité coloniale a défié le temps. Tout d'abord, il abrita le collège Saint-Cyprien tenu par les Lazaristes de 1756 à 1769, puis fut réquisitionné par l'administration royale pour ses besoins militaires et fut appelé « Les casernes », avant d'abriter la maternité, puis l'université de La Réunion et de nos jours, l'institut d'administration des entreprises.

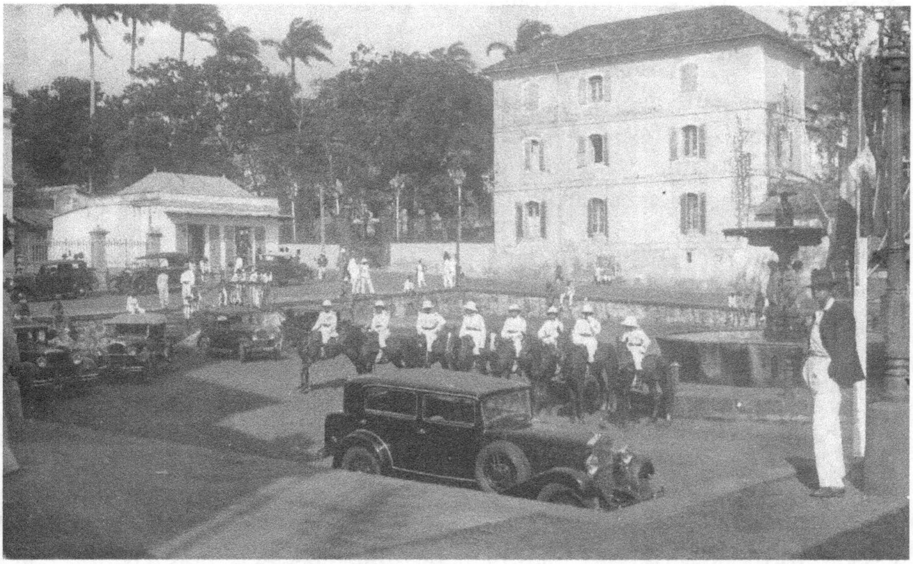

Figure 4 : La maternité coloniale vue depuis la cathédrale, années 30 (Collection J.-F. Hibon De Frohen)

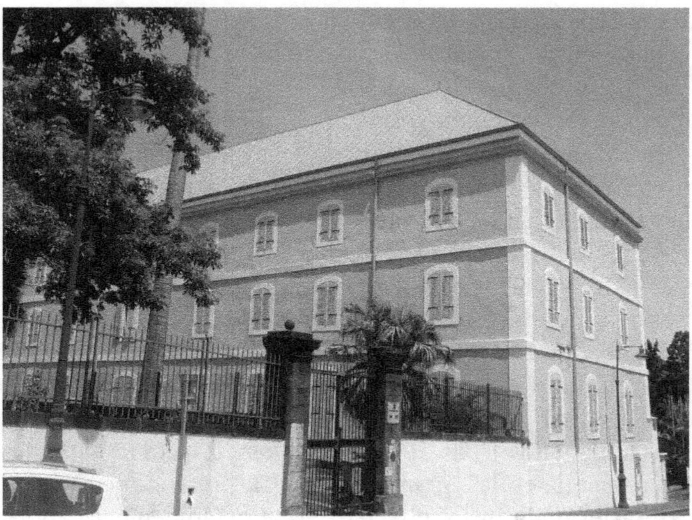

Figure 5 : Ancienne maternité coloniale, Saint-Denis (Source : B.-A. Gaüzère, 2014)

Peu à peu, en une vingtaine d'année, s'opéra la bascule entre les pratiques empiriques locales qui avaient mis au monde des générations de Réunionnaises et de Réunionnais depuis le peuplement, et les méthodes plus rationnelles et plus sûres de l'obstétrique moderne. En même temps l'influence des sages-femmes diplômées, mais très longtemps laissées à elles-mêmes en raison du manque de médecins obstétriciens, cédait difficilement la place à l'intervention des médecins.

Interne en 1981, un des auteurs de cet ouvrage, se souvient encore, au centre hospitalier départemental de Saint-Denis, des joutes mémorables entre Madame Marie-Thérèse Fontana, la sage-femme chef de l'époque - femme de forte personnalité et de conviction - et les médecins obstétriciens, chefs de services nouvellement arrivés, les docteurs Lyvonnet de 1978 à 1982 et Verpeau de 1983 à 1985.

Ainsi, « Les rites et actes magico-religieux qui, jusque dans les années 70 semblent avoir été particulièrement importants dans les représentations des femmes et le vécu de leur grossesse, apparaissent, sous la pression des médecins, des sages-femmes, en régression au profit d'actes thérapeutiques aux résultats objectivement observables à ceux observés en Afrique de l'Ouest.».

Les anthropologues nous disent que jusque dans les années 1970-80, il existait des « prescriptions traditionnelles transmises de mère en fille telles que : ne pas s'asseoir sur le seuil d'une porte, l'enfant naîtrait avec le cordon ombilical en bretelle[119] ; éviter de passer sous certains arbres pour éviter la prise de possession du corps de l'enfant par des *zam pa ramassé* (âmes errantes) ; ne pas, pour les mêmes raisons, fréquenter les cimetières. »

La sage-femme marron ou femme sage ou matrone, officiait au domicile des parturientes, en l'absence de médecins ou de sages-femmes diplômées. En l'absence de traitement contre la douleur, le « Tu accoucheras dans la douleur » était la règle. Un peu de limonade était censée faciliter la descente de l'enfant. Après la tisane de *safran marron* qui nettoyait le corps du nouveau-né et le verre de vin qui remontait la maman, celle-ci reprenait rapidement ses activités domestiques.

La tête de l'enfant était l'objet d'une attention particulière et il convenait de raser la tête pour éviter les *sevé mayés* (cheveux emmêlés de très mauvais augure). Les fontanelles, par l'orifice dans le crâne qu'elles sont, inquiétaient les mères et les grands-mères. Il fallait tout faire pour les fortifier et les raffermir afin qu'elles se ferment rapidement. Toute croûte

[119] Circulaire du cordon ombilical autour du cou de l'enfant.

devait être empêchée afin d'éviter le *pourisman* (pourrissement) de la tête et de ne pas empêcher la fermeture des fontanelles.
Le berceau était parfois constitué d'une toile de *goni* (sac de jute) tendue entre deux bouts de bois. Faute de couches, les langes étaient faits de « toile de tennis » achetée en gros et découpée en carrés blancs.

Comme le méconium, avait le don d'inquiéter fortement, le nouveau-né était immédiatement purgé pendant trois jours consécutifs à l'huile de ricin, à l'huile *Plagnol* (huile d'olives de la société Plagnol, encore écrite Planiol), ou à l'huile *tantan* (huile de ricin) d'une certaine toxicité, plus ou moins mélangées à des plantes, selon les habitudes familiales ou du voisinage : feuilles d'*ayapana*, *z'herbes à ver*, cœurs de *pok-pok*, fleurs d'anis ou de camomille.

Afin de se protéger contre le mauvais sort et une forte mortalité *post-partum*, la mère se retrouvait consignée à résidence avec son enfant, comme dans bien des sociétés traditionnelles. Dans la case, les ouvertures étaient fermées et colmatées afin d'interdire le moindre souffle d'air et le moindre rayon de soleil. Cette phobie du courant d'air persiste encore de nos jours et se traduit par l'emmitouflement excessif de bien des nouveaux-nés dans bonnets, chaussons et vestes de laine, même en plein air et constitue un des grands motifs de surprise des *zoreilles* qui débarquent à La Réunion. D'un couple d'amis métropolitains qui promenaient dans leurs bras leur fille Scholastie âgée de quelque mois, nue tête et sans chausson, Mademoiselle Raymonde, secrétaire médicale, ne me disait-elle pas en 1978 : « Docteur, ils n'aiment pas leur bébé ! »

Cette interdiction de voir la lumière du jour pouvait durer pendant quarante jours, à l'issue desquels, mère et enfant, tels des mineurs libérés d'un éboulis dans une mine, devaient s'habituer très progressivement à la lumière naturelle.
Les jeunes mères, entièrement sous la coupe de l'entourage, se devaient aussi de se garder des « refroidissements », en ne prenant aucun bain, en ne faisant pas d'efforts et en évitant le contact avec les objets « froids » : ciseaux, aiguilles… Les anthropologues[120] placent à l'origine de cette pratique l'idée de la complémentarité, voire de l'opposition le masculin chaud et sec et le féminin froid et humide. Dès lors, de nombreux rites s'efforçaient de préserver l'équilibre entre ces deux pôles. Ce concept semble avoir imprégné la société réunionnaise au moins autant que la persistance de la théorie des humeurs d'Hippocrate qui impose comme condition de la santé, l'équilibre entre le chaud et le froid, le sec et l'humide.

---

[120] Laurence Pourchez, *Grossesse, naissance et petite enfance à La Réunion : une situation conflictuelle,* Françoise Héritier. Masculin / Féminin, la pensée de la différence. éd. Odile Jacob, 1996.

On peut s'interroger sur le rôle favorisant de ces pratiques sur la survenue d'embolies pulmonaires maternelles favorisées par l'immobilité, d'infections puerpérales et d'hyperthermies du nourrisson.
Des interdits alimentaires ponctuaient cette période afin de ne pas gâter le lait maternel : *brèdes chouchou*, gros pois, viande de canard. Inversement certains mets étaient sensés favoriser la montée laiteuse : lentilles, citrouilles, brèdes *lastron*, bouillon de morue.
Passée la période du confinement, le *mamaille* était ensuite présenté chaque mois au dispensaire où il était pesé et vacciné.

Les allocations familiales ne furent introduites que vers les années 70 et devinrent rapidement populaires sous les appellations d' « argent carnet » et « d'argent braguette. » La Caisse d'allocations familiales fut crée en 1972 et le montant des allocations ne fut aligné sur celui de la métropole qu'en 1991, tant les autorités craignaient qu'elles ne constituent une incitation à une procréation incontrôlable. Le planning familial avait été subrepticement introduit au milieu des années 60, mettant un terme aux familles de dix, quinze, voire vingt enfants.

Les accouchements se déroulaient le plus souvent à domicile jusque dans les années 1980, en présence des femmes de la maison : la mère, la grand-mère, les sœurs, mais également de certaines voisines possédant une expertise ; les matrones. Peu à peu le médecin traitant fut appelé pour couper le cordon ombilical, un peu comme on coupe le ruban lors d'une inauguration, puis pour aider à l'accouchement, enfin, pour faire l'accouchement, soit à domicile, soit dans les maternités rurales. Un des auteurs de cet ouvrage, effectuant un remplacement de médecine générale à Cambuston pendant une durée de trois mois en 1978, a eu l'occasion de réaliser une quarantaine d'accouchements à la maternité rurale non médicalisée de Saint-André et quelques-uns au domicile des patients, dans la « case sous tôle » ou au-dessus de la boutique d'un bijoutier de Saint-André. Sa toute récente expérience africaine de l'obstétrique lui fut d'un secours certain, sans pour autant éviter de une ou deux catastrophes, en l'absence de SAMU.

À partir de 1977, les médecins commencèrent à être présents pour les accouchements dont les présentations fœtales étaient autres que les sommets de la tête. Les sages-femmes furent progressivement écartées des accouchements dystociques et confinées aux accouchements eutociques, c'est à dire sans complication prévisible. En 1982, la profession s'ouvrit aux hommes. À compter de 1983, le baccalauréat devint obligatoire pour postuler au concours d'entrée de l'école de sages-femmes.
Une nouvelle étape a été franchie en 2002 avec le recrutement des futures sages-femmes via la première année commune des études de santé, au même titre que les médecins, les pharmaciens et les chirurgiens dentistes.

À La Réunion, environ 600 enfants naissent chaque année d'une mère mineure, soit 4 % des naissances[121].
Le taux d'interruption volontaire de grossesse (IVG) reste élevé et stable depuis une dizaine d'années. Au cours de la période 2008-2010 la moyenne annuelle a été de 4 834 IVG et l'âge moyen des femmes était de 27 ans. Le taux de recours à l'IVG qui est en moyenne de 19,9 pour 1 000 femmes en âge de procréer, reste supérieur à celui de la métropole qui est de 14,5. La proportion de mineures qui est de 8,4 % reste stable au cours des dernières années. En 2012, 4 152 IVG ont été pratiquées, dont environ 10 % chez des mineures. Dans 42 % des cas, les femmes ayant eu recours à l'IVG avaient déjà eu recours à l'IVG antérieurement, 14 % au moins 2 fois et 4,6 % au moins trois fois. Plus d'un tiers des femmes ayant eu recours à l'IVG n'avaient jamais eu d'enfant. Dans 59 % des cas, l'IVG a été réalisée par voie médicamenteuse et dans 41 % des cas par voie chirurgicale sous anesthésie générale. Ces chiffres témoignent d'un accès insuffisant à l'information sur la contraception, tout particulièrement chez les adolescentes[122].
En 2011, il y a eu 14 123 naissances vivantes, mais le taux de natalité ne cesse de baisser, passant de 19,1 naissances pour 1 000 habitants en 2001 à 17 en 2011. La même année, l'indice conjoncturel de fécondité était de 2,01 en métropole et de 2,36 à La Réunion où l'âge moyen à la maternité était de 28 ans et où 435 mères mineures avaient accouché, soit 3 % des naissances. La proportion d'enfants prématurés est plus élevée qu'en métropole, soit 9,2 % des naissances, *versus* 6,6 % en métropole, en 2010.
Enfin, malgré l'application de la législation sur les niveaux de compétence des maternités, la fermeture des maternités rurales et la fin de la pratique des accouchements à domicile et après une forte diminution entre 1985 et 2000, le taux de mortalité périnatale a de nouveau augmenté et reste supérieur à celui de métropole (10,4 pour 1 000 naissance *vs* 8,8), ainsi que le taux de mortalité néonatale[123][124][125] : 5,7 pour 1 000 naissances *vs* 2,3. De 2006 à 2010, la mortalité maternelle y a été de 17,9 décès pour 100 000 naissances vivantes, *versus* 7,8 en métropole.
La mortalité infantile[126], en dépit d'une forte diminution au cours des dernières décennies, restait en 2010, plus élevée qu'en métropole : 7,7 pour 1 000 enfants nés vivants *vs* 3,3 en métropole.

[121] Laurence Pourchez, Sandrine Dupé, *Les grossesses chez les mineures à La Réunion (étude anthropologique)*, Imprimerie Graphica, juillet 2011.
[122] *Analyse des bulletins d'interruption de grossesse de La Réunion*, Observatoire régional de la santé.
[123] Mortalité périnatale : mortalité à la naissance ou à moins de 7 jours.
[124] Tableau de bord sur la périnatalité à La Réunion, décembre 2013, p.1-4.
[125] Mortalité néonatale : mortalité entre la naissance et 28 jours de vie.
[126] Mortalité infantile : mortalité au cours de la première année de vie.

Chapitre 6 - Histoire des maladies transmissibles

Les noms des maladies n'ont pas toujours revêtu la même signification au cours des âges. Désignant des groupes de signes ou de maladies, leur définition s'est ensuite faite plus précise et plus restrictive au fur et à mesure des progrès de la biologie et de la médecine. Il règne ainsi une confusion certaine dans l'attribution de la responsabilité de telle ou telle maladie dans la genèse des épidémies et les plus grandes épidémies de l'Antiquité divisent encore les historiens. L'émergence de nouvelles maladies comme la maladie à virus Ebola, redonne cours à la polémique, certains la reconnaissant là où d'autres parlaient de peste antique ou peste hémorragique ou peste noire…

La seule analyse médicale *a posteriori* des signes décrits par les Anciens, ne suffit pas à attribuer formellement à telle ou telle bactérie ou virus la responsabilité de dizaines de milliers de morts, en l'absence des examens complémentaires modernes : bactériologie, virologie, anatomopathologie, scanner, imagerie par résonance magnétique...

Toute tentative d'analyse *a posteriori* des maladies décrites par nos grands anciens est donc entachée d'approximations et de supputations. Ce qui constitue une des limites de tout travail portant sur l'histoire des maladies et donc de celui-ci.

Les médecins du XVIIIe siècle appelaient fièvres toutes les maladies fébriles qu'ils ne savaient pas diagnostiquer. Ils distinguaient trois grands types de fièvres : les fièvres rémittentes saisonnières qui correspondaient à la fièvre typhoïde actuelle ou à la dysenterie ; les fièvres des marécages incluant le paludisme ; les fièvres des « regroupements » : prisons, navires, hôpitaux qui étaient dominées par les typhus. Le terme « typhus » désignait plusieurs types d'infections épidémiques probablement en rapport avec les poux dont les plus fréquentes étaient le typhus exanthématique et la fièvre récurrente ou typhus à rechutes.

La première vaccination contre la variole, selon la méthode de Jenner, eut lieu en France en 1799. Se développa ensuite une véritable campagne de santé publique dont Napoléon Bonaparte comprit tout le bénéfice que ses troupes pouvaient en tirer. Des régiments entiers, puis des écoles, se firent vacciner. Le clergé prôna le recours à la vaccination lors des sermons dominicaux. La pratique gagna toute l'Europe. Le nombre de décès par variole fut divisé par dix et l'espérance de vie de la population augmenta alors rapidement. Alors qu'avant 1790, l'augmentation de l'espérance de vie dans le monde était faible, de 1790 à 1885 elle s'est accrue de 12 %, grâce en partie à la vaccination contre la variole.

D'autres facteurs intervinrent, comme le recours à la quarantaine (isolement des malades contagieux) et les progrès de l'hygiène issus de la révolution pastorienne : propreté de l'eau bouillie ou filtrée, propreté de l'air (aération, feuillées), de nouvelles vaccinations (contre la typhoïde, la peste, la rage), de nouveaux traitements (du quinquina pour le traitement des fièvres à la découverte plus tardive des sulfamides puis de la pénicilline).
C'est ainsi qu'à La Réunion, avec l'éradication officielle du paludisme en 1979, les maladies infectieuses furent mises sous contrôle dans le dernier quart du XXe siècle, amorçant la transition épidémiologique.

Selon Hubert Gerbeau[127] : « Au XVIIIe et au XIXe siècle, les habitants fixés depuis plusieurs générations aux Mascareignes considèrent volontiers les nouveaux venus comme des éléments nocifs : Hiropiens[128] peu au fait des règles de la société créole et surtout travailleurs immigrés, indispensables et dangereux, porteurs d'esprit de révolte mais aussi de maladies mortelles. La traite des esclaves et le trafic d'engagés conduisent dans l'archipel la majeure partie de ses habitants. »

Ces mouvements migratoires à partir de l'Afrique, de Madagascar et de l'Inde, sièges de multiples épidémies firent basculer le destin des Mascareignes au cours du XVIIl^e^ siècle. La grande prudence dont ont fait, le plus souvent, preuve les autorités de Bourbon et de La Réunion au XVIIIe et XIXe siècles a-t-elle limitée la mortalité consécutive aux épidémies ?
Les autorités ont tenté et souvent réussi à protéger l'île, d'abord de l'extérieur et en particulier de l'île de France voisine qui était encore plus exposée que Bourbon, en raison des importations massives d'esclaves et surtout d'engagés indiens (plus d'un demi-million). De plus, à la différence de l'île sœur, le caractère inhospitalier et escarpé des côtes réunionnaises a certainement réussi à limiter les débarquements clandestins d'esclaves échappant à tout contrôle sanitaire, après l'abolition de la traite. Enfin, les Réunionnais prirent également l'habitude de fuir les zones littorales insalubres pour gagner les «Hauts», réputés plus salubres et traditionnellement plus frais donc, moins favorables au développement des vecteurs ou des agents responsables des maladies transmissibles.

---

[127] *op. cit.* Hubert Gerbeau.
[128] Insulaires de fortune, venus d'Europe pour des séjours parfois brefs et donneurs de leçons.

- Histoire des maladies transmissibles à La Réunion

. Histoire de la poliomyélite et de la maladie appelée « Le Barbiers » à La Réunion.

Des stèles égyptiennes datant de la 18ème dynastie (1403-1365 av. J.-C.) représentent des adultes aux membres atrophiés et des enfants marchant à l'aide de cannes, fortement évocatrices de la poliomyélite. Des égyptologues anglais ont identifié des traces de poliomyélite sur un squelette datant de 3400 av. J.-C. Dans ce que la tradition impute aux écrits d'Hippocrate et de Galien, on trouve quelques mentions de paralysies qui peuvent évoquer la poliomyélite[129].

Jakob Von Heine (1800-1879), un orthopédiste allemand, se livra à la première description précise de la maladie sous le nom de « paralysie infantile » en 1840. Les études anatomo-pathologiques d'Alfred Vulpian (1828-1887) ont démontré en 1865 que la maladie était en rapport avec des altérations des cellules motrices de la corne antérieure de la moelle épinière. En 1874, Adolf Kussmaul (1822-1902) proposa le nom de poliomyélite antérieure aiguë, d'après la localisation anatomique de la maladie à la substance grise de la moelle (du grec, *polios* : gris, *myelos* : moelle). En 1887, un pédiatre suédois, Karl Oscar Medin (1847-1927) eut à faire face à 44 cas groupés et en déduisit le caractère épidémique. Ses observations lui permirent d'établir que la paralysie n'était que la deuxième phase d'un processus signalé d'abord par de la fièvre et des douleurs. Il établit que la maladie pouvait se limiter à la fièvre et aux douleurs. Isar Wickman, également suédois (1872-1914), apporta en 1907 les preuves épidémiologiques de la contagiosité et dénomma la poliomyélite la « maladie de Heine-Medin. »

C'est en 1909 que deux médecins autrichiens Karl Landsteiner (1868-1949) et Erwin Popper (1879-1955) inoculèrent un extrait de la moelle épinière d'un jeune garçon décédé de poliomyélite à des singes et démontrèrent que la poliomyélite était due à un « virus filtrant neurotrope » ce qui fut confirmé en 1939 par Charles Amstrong (1886-1967). John Franklin Enders[130] (1897-1985), Thomas Weller (1915-2008) et Frederik Robbins (1916-2004), tous trois prix Nobel en 1954, parvinrent en 1949 à cultiver le virus

[129] Micoud M., « Les maladies infectieuses. » In *Histoire de la médecine, de la pharmacie, de l'art dentaire et de l'art vétérinaire*, Tome VI, pp. 251-302. Albin Michel/Laffont/Tchou, 1977.

[130] Enders J.F., Weller T.H., Robbins F.C., "Cultivation of Lansing strain of poliomyelitis virus in culture of various human embryonic tissues", *Sciences*, 1949, 109, 85-87.

poliomyélitique sur des cellules embryonnaires humaines. En 1941, Albert Sabin[131] (1906-1993) démontra la contamination par voie intestinale. Le premier vaccin injectable fut mis au point en 1954 par Jonas Salk[132] (1914-1995). Suivirent en 1960 le vaccin oral vivant atténué de Sabin et le vaccin oral inactivé de Pierre Lépine (1901-1989). C'est aussi à partir de 1950 que d'autres virus pathogènes de la même famille des entérovirus furent isolés, longtemps considérés à tort comme dénués de pouvoir pathogène.

Occasionnant également une paralysie, la maladie désignée sous le nom de le Barbiers[133] a régné à La Réunion sous une forme épidémique au cours des années 1805, 1821, 1838 et 1847, ainsi qu'en Inde au XIXe siècle et dans d'autres parties du monde, décrite par les médecins français, anglais et hollandais. L'origine même de la dénomination « Barbiers » nous est inconnue. Tentons d'en appréhender en 2016 sa véritable nature, alors que le Barbiers semble avoir désigné plusieurs entités cliniques, entrainant plusieurs polémiques passionnées parmi les médecins français et avec les médecins britanniques.

Auguste Vinson (1819-1903), médecin réunionnais a décrit le Barbiers en détail dans un article paru dans les *Annales de la Société de Biologie*[134] en 1847. Puis en 1870, en réaction à un article de Le Roy de Méricourt[135] paru dans le *Dictionnaire Encyclopédique des Sciences Médicales*, Vinson s'éleva longuement contre la confusion que ce dernier faisait entre le béri-béri et le Barbiers en lui répondant dans *L'Union médicale* : journal des intérêts scientifiques et pratiques, moraux et professionnels du corps médical[136]. Il écrit au début de sa réponse : « Le nouveau *Dictionnaire de l'Encyclopédie des sciences médicales* a tellement pris l'inverse de mes idées sur le Barbiers (dans son article sur le béri-béri - écrit par M. Le Roy de Méricourt) - que je suis dans l'obligation d'adresser à l'Union médicale une

---

[131] Sabin A.B., Boulger L.R., "History of Sabin attenuated poliovirus oral live vaccine strains." *Journal of Biological Standardization*, 1973, 1, 115-118.

[132] Salk J.F., "Consideration in the preparation and use of poliomyelitis virus vaccine." *Journal of the American Medical Association*, 1955, 1548, 1239-1248.

[133] Gaüzère B.-A., Aubry P., « La maladie appelée le Barbiers au XIXe siècle. » *Med Sante Trop*, 2014 Jul-Sep;24(3):241-6.

[134] Vinson A., « Mémoires sur les Barbiers », *Annales de la Société de Biologie*, 1847.

[135] Alfred Le Roy de Méricourt (1825-1901), chirurgien de la Marine, séjourna dans l'océan Indien de 1850-1852. Il soutint sa thèse à Paris en 1852 sur l'« Histoire médicale de la campagne de la corvette à vapeur l'Archimède, station de l'océan Indien, 1850-1852 ». Professeur, il fonda avec Jean-Baptiste Fonsagrives, en 1864, les *Archives de Médecine Navale* dont il devint le directeur. Il publia de nombreux mémoires sur les maladies exotiques.

[136] Vinson Auguste, « Du Barbiers et du béribéri », Lettre à M. Le Roy De Méricourt, auteur de l'article « Béribéri » du *Dictionnaire Encyclopédique des Sciences Médicales. L'Union médicale : journal des intérêts scientifiques et pratiques, moraux et professionnels du corps médical*. 1870. Troisième série, n° 09, p181-191.
http://www.biusante.parisdescartes.fr/histmed/medica/page?90068x1870x09&p=185

lettre de réclamation […] « Le Barbiers est caractérisé par de la fièvre, des douleurs violentes dans les membres, aux lombes, sur le trajet de la colonne vertébrale ; et par une paralysie momentanée ou permanente des membres abdominaux ou thoraciques, s'étendant à des organes plus importants. »
À la même époque, Vinson détaillait sa démarche diagnostique dans *Observations sur la maladie appelée Le Barbiers à l'île de La Réunion* publié dans le *Bulletin de la Société des sciences et arts de La Réunion*[137] de l'année 1869. Pour lui, l'invasion du Barbiers se fait selon trois modes :
- le premier mode est caractérisé par de la fièvre et de violentes douleurs dans la région lombaire, aux membres abdominaux, au thorax, et en même temps la paralysie se manifeste en affectant le plus ordinairement les membres inférieurs,
- le second mode se marque, sans signes précurseurs notables, par une paralysie spontanée qui précède la fièvre et les douleurs qui ne se déclarent qu'en second lieu,
- le troisième mode ne se voit qu'en période épidémique au cours d'une autre maladie et devient l'affection dominante.

Vinson souligne que : « Le premier mode d'invasion est le plus commun. Dans le Barbiers, la maladie suit ordinairement la marche suivante : fièvre, douleurs violentes aux lombes, aux membres inférieurs, au thorax, paralysie. » Il précise que la fièvre est violente et les douleurs, vives, atroces, « gravatives. » Puis la paralysie, transitoire ou définitive apparaît spontanément sans symptômes précurseurs, mais le plus communément la fièvre et les douleurs précèdent la paralysie des membres inférieurs et parfois les muscles de la partie supérieure du corps entraînant : « l'impossibilité d'éternuer, de tousser, d'expectorer ou même de cracher [...]. La paresse ou l'engourdissement de la vessie a été observé [...]. La paralysie dans le Barbiers est passagère ou incurable. Si un membre reste paralysé, il s'atrophie, se dévie, diminue de volume. La claudication par raccourcissement d'un membre inférieur est un phénomène très commun après le Barbiers. »
Vinson ajoute : « L'insensibilité et la froideur dans les parties frappées par la paralysie fut notée surtout dans les cas graves et subits [...]. La durée de Barbiers est variable : en général, du sixième au huitième jour, la guérison paraît décisive. »
A La Réunion, Le Barbiers se serait manifesté au cours de la seconde moitié de l'année 1805, puis, après y avoir exercé des « ravages effrayants », il disparut pour reprendre en 1821 de façon tout aussi meurtrière.
Des cas sporadiques furent encore rapportés en 1838 et en janvier 1847.

---

[137] Vinson A., « Observations sur la maladie appelée Le Barbiers », *Bulletin de la Société des Sciences et des Arts de l'île de La Réunion*, 1869, 117-156.

Vinson précise que Le Barbiers existe « endémiquement » à Sumatra, à Ceylan, sur la côte de Malabar, et même à bord des navires de cette région des Indes Orientales, ainsi qu'à l'île Maurice. Les refroidissements subits sont les causes occasionnelles du Barbiers les plus manifestes. L'âge est une cause de prédisposition : « Le Barbiers s'attaque plus spécialement aux enfants, les adultes cependant n'en sont point épargnés. »

Le traitement proposé au tout début du XIXe siècle est précisé par Auguste Vinson : « Lorsqu'en 1805 le Barbiers éclata à l'île de La Réunion, l'ayapana[138] de Ventenat y était en vénération et on lui croyait les vertus des panacées ; on l'employa donc en infusion à l'intérieur alternativement avec de la limonade vinaigrée. Avec le suc exprimé de la même eupatoire bien chauffée on faisait pratiquer des frictions sur les parties paralysées. A cela on joignait des bains de jambes aromatisés, l'administration du thé en infusion, le tout dans le but de rappeler et d'exciter la diaphorèse[139]. »

Le patient était confiné et couvert chaudement et le « ventre libre en donnant de l'huile de Ricin ; et des lavements purgatifs dont l'empêchement était quelquefois causé par l'extrême constriction de l'anus. Cette médication au début eut souvent des succès. » Vinson pratique également la saignée et le recours aux sangsues : « On saignera largement le malade en lui ouvrant la veine du bras ; on réitèrera cette saignée si le besoin l'exige, et en général, il ne faudra pas s'arrêter sur un premier amendement. Cette pratique devra être suivie d'application de sangsues le long de la colonne vertébrale. »

Bien avant Vinson, d'autres médecins avaient écrit sur Le Barbiers, dont Bontius, Lind et Rivaud aîné. Jacobus Bontius ou Jack de Bondt (1591-1631) était médecin hollandais de la Compagnie des Indes néerlandaises, en poste à Batavia. Il écrivit un des premiers traités sur la médecine des Indes : *De Medicina Indorum.* James Lind (1716-1794) était chirurgien *navigans* écossais, pionnier de l'hygiène dans la médecine royale britannique, qui décrivit dans son *Traité sur le scorbut* paru en 1752 la maladie et son traitement fondé sur les légumes et les fruits. Jean-François Rivaud (1764-1819) était chirurgien de la Marine française, chargé en 1808 du service de l'hôpital de Saint-Denis de La Réunion n'étant encore qu'officier de santé. Il fut fait prisonnier par les Anglais en 1810 lors de la reddition de Bourbon. Il soutint sa thèse à Paris en 1811 : *Dissertation sur une affection rhumatismale aiguë observée dans l'Inde*, en fait presque entièrement consacrée à La Réunion.

---

[138] Ayapana : *Eupatoruim triplinerve* ou *Eupatoruim ayapana,* ramenée du Brésil par le capitaine Augustin Baudin et apportée à l'Ile de France en 1797.

[139] Diaphorèse ou hypersudation décrit une transpiration plus abondante que la transpiration naturelle et moins que la sueur. Le préfixe *dia* signifie « À travers », le radical *phorèse* signifie « migration. »

Dans sa thèse[140], Rivaud décrit une espèce de rhumatisme qu'il a observé à Bourbon. « Cette espèce de rhumatisme qui dans l'île est appelée Barbiers offre cela de particulier que les extrémités inférieures sont plus ou moins atteintes de paralysie. » Il cite une épidémie, empruntée à Lind, survenue en 1778 sur un vaisseau, le *Joseph Thérèse*, en route pour les Indes Orientales, dont tous les passagers et l'équipage furent attaqués sur la côte de Malabar par une épidémie de Barbiers.
Voici comment cette maladie est décrite : « En général, cette maladie se manifeste par des frémissements suivis de chaleur, des douleurs, aiguës ou gravatives, qui, d'abord, se font sentir dans les jambes, l'articulation des genoux, les cuisses et les lombes. Cette maladie se propage depuis les filets nerveux jusqu'à leurs troncs. La chaleur de la peau est âcre, sèche et le ventre ne fait que difficilement ses fonctions. Enfin, dans quelques cas, il survient une paralysie complète ou totale des extrémités inférieures, qui conduit le malade au tombeau. »
Cette description correspond bien à celle dont Vinson dit qu'elle « n'est pas une affection rhumatismale. »
En 1837, Alexandre Segond, chirurgien de Marine, à partir d'observations réalisées en Guyane publia un essai[141] intitulé *Essai sur la maladie du grand sympathique connue sous les noms de colique végétale, de Poitou, de Devonshire, de Madrid, de Surinam et sous ceux de Barbiers, de béri-béri, etc.*, ajoutant à la confusion ambiante entre Barbiers, béri-béri, névralgies et rhumatismes. Vinson, reprenant ces observations, écrivit que Segond « le confond avec la colique végétale ou la névralgie du trisplanchnique. » D'autres cas de Barbiers survenus en Inde[142] furent signalés au gouverneur de Bourbon en 1832.

Vinson évoque pour la réfuter, la colique végétale dans l'étiologie du Barbiers car il a lu dans le *Dictionnaire de médecine* en 30 volumes que : « Le Barbiers, c'est le nom qu'on donne à la colique végétale. » En effet, à bord des navires destinés à servir outre-mer, étaient apparues depuis 1820 des cas de plus en plus fréquents de coliques très douloureuses et invalidantes dues à l'intoxication au plomb contenu dans les canalisations d'eau potable. Vinson, en fin sémiologiste, fait la différence entre le Barbiers et la colique végétale : « Il y a bien de la distance entre ces deux maladies, et le tableau des symptômes que nous avons fidèlement recueillis d'après tant

[140] Rivaud J-F., *Dissertation sur une maladie rhumatismale aiguë observée dans l'Inde (Barbiers),* Thèse Paris, 1811, 14 p.
[141] Segond Alexandre, *Essai sur la maladie du grand sympathique connue sous les noms de colique végétale, de Poitou, de Devonshire, de Madrid, de Surinam et sous ceux de Barbiers, de béribéri, etc.* Imprimerie Royale, 1837.
[142] Roy J., « Extrait d'un rapport adressé de Pondichéry au gouverneur de l'île Bourbon, sous la date du 27 juin 1831, sur la maladie dite le Barbiers », *Annales maritimes et Coloniales*, 1832, tome 1, p. 65.

d'observations, suffit pour montrer qu'il n'existe entre elles aucune identité [...]. La source de l'erreur, la voici : on ne peut se défendre de reconnaître que beaucoup de maladies différentes par leur nature, sont semblables par leurs effets ; ainsi la paralysie est le résultat de la colique végétale, de la colique de plomb, de la myélite, de l'apoplexie, du Barbiers, du Béri-béri, etc. »
Pour ajouter à la confusion, le terme Barbiers a également désigné le béri-béri. C'est à la suite de Bontius qui confondit le Barbiers et le béri-béri (il parle de bouffissure et d'œdèmes des extrémités), que les médecins anglais appelèrent le Barbiers, Béri-béri chronique. Voici le tableau qu'ils en traçaient[143] : « Les premiers accidents qui se manifestent sont un fourmillement singulier qui affecte les extrémités inférieures ; à ces troubles se joignent l'engourdissement, le tremblement, une certaine hésitation dans les mouvements. Le mal porte sur l'un et sur l'autre membres pelviens, les mains, les avant-bras sont, dans quelques cas, semblablement atteints dans leurs mouvements, ce qui empêche la préhension facile des objets. »

Puis les médecins anglais notent que la marche est plus embarrassée, que les membres sont « paralysés du sentiment, ils se refroidissent, les muscles extenseurs perdent leur aptitude à se contracter et les extrémités restent dans une flexion continuelle [...]. Le Béri-béri peut se prolonger pendant plusieurs mois. »
Quant au béri-béri proprement dit, il était ainsi décrit : « L'engourdissement des extrémités, qui dénote les premiers phénomènes, est bientôt suivi d'une infiltration de sérosité qui remplit tout le tissu cellulaire et qui s'accompagne de dyspnée. La face est bouffie, volumineuse, les lèvres tuméfiées acquièrent un volume considérable. Lorsque la mort survient, une sérosité abondante distend les viscères parenchymateux, les cavités séreuses à l'autopsie sont trouvées pleines de liquide, on assiste à une vraie fonte séreuse développée rapidement sous l'influence d'altérations des principaux organes. »
Ces dernières descriptions correspondent bien d'une part au béri-béri neurologique ou béri-béri sec qui est une polyneuropathie axonale ascendante, sensitivomotrice et d'autre part au béri-béri cardiaque ou béri-béri humide avec insuffisance cardiaque, myocardie, péricardite et risque de mort subite.

Ni Bontius, ni Lind qui traitent du Barbiers aux Indes ne donnent d'indication sur sa nature. Cependant, c'est à la suite de la description de Bontius, que les Anglais « ont senti la nécessité de séparer le béri-béri véritable des Barbiers, auquel ils vont donner le nom de béri-béri

[143] Monneret et Fleury, Compendium de médecine pratique, page 549, tome premier. Cité dans Vinson A, « Observations sur la maladie appelée Le Barbiers », *Bulletin de la Société des Sciences et des Arts de l'île de La Réunion*, 1869, 117-156.

chronique. » C'est ainsi qu'en 1913, on retrouvait encore dans le *Webster's Revised Unabridged Dictionary, published 1913 by C. & G. Merriam Co,* la définition suivante pour Barbiers : « *A variety of paralysis, peculiar to India and the Malabar coast; considered by many to be the same as beriberi in a chronic form.* »

Vinson fait la différence entre le Barbiers et le béri-béri : « Quant au béri-béri proprement dit, il diffère essentiellement aussi du Barbiers observé à La Réunion. Le béri-béri se caractérise par une intumescence de tout le corps, une anasarque généralisée… » Dans son mémoire de 1847, il consacre un chapitre intitulé *Du Barbiers et du béri-béri : leurs différences.* Il précise dans sa réponse à Le Roy De Méricourt que : « Le béri-béri n'existe pas à l'île de La Réunion, mais comme maladie importé accompagnant les immigrants en provenance de l'Inde et de la côte d'Afrique », pas plus qu'il n'existe à Madagascar, pays que Vinson a visité.
Au milieu du XIXe siècle, le béri-béri était fréquent parmi les engagés indiens dans les plantations et les usines de La Réunion, ce qui en dit long sur la pauvreté de leur alimentation pendant la traversée de l'Inde à La Réunion, et surtout après leur arrivée à La Réunion. Seules la symptomatologie et la gravité potentielle de la maladie étaient connues.

Trois autres médecins réunionnais, Jean-Marie Mac-Auliffe, Gérard Merveilleux et Léonce Louis Ozoux ont mentionné le Barbiers dans leurs écrits. En 1865, Mac-Auliffe, chirurgien de la Marine, étudie l'état sanitaire du personnel de l'établissement de la Rivière Dumas : « Depuis dix ans, l'effectif du personnel employé à l'exploitation de la sucrerie de la Rivière Dumas, a été, en moyenne, de six-cents hommes. La moyenne annuelle de mortalité a été de cinquante hommes [...]. En 1864, la mortalité s'est élevée à quatre-vingt-sept hommes. Cette augmentation a été attribuée à l'introduction d'immigrants indiens provenant de Calcutta. Les hommes succombaient, m'a-t-on dit, à une anasarque générale. » Cette description nous évoque nettement la forme humide du béri-béri.

En 1900, Merveilleux écrivait[144] : « Les deux affections qui ont régné à l'état épidémique dans la colonie en 1899 sont le béri-béri avec 184 décès et la peste avec 50 décès. » Trois années plus tard, en 1903, il notait : « Quant au béri-béri, sa présence était signalée à La Réunion dès 1805. » En fait, la référence à l'année 1805, selon les écrits de Vinson, serait plutôt une référence à une épidémie de paralysies précédées de fièvre, et donc, pour nous, à la poliomyélite.

---

[144] Merveilleux G., « Réunion. Hôpitaux coloniaux. Morbidité et mortalité en 1899 », *Annales d'Hygiène et de Médecine Coloniales*, 1900, 3, 520-537.

Bien plus tard, alors que l'île est en plein marasme économique, la description d'Ozoux est plus nettement en faveur du béri-béri avec une recherche de l'étiologie alimentaire : « Le béri-béri est d'importation récente à La Réunion, mais il y est aujourd'hui endémique ; de 1902 à 1904, il sévit violemment ; il y a 8 ans environ que nous n'avions pas subi pareille recrudescence ; vers 1905, il décrut rapidement et l'on revint aux cas isolés et rares [...]. La forme humide fut incomparablement la plus fréquente, et ce qui fut non moins frappant, ce furent les troubles cardiaques qui prenaient une intensité extrême avec une rapidité déconcertante. »

Il ajoute : « En juillet 1903, on se trouvait en pleine épidémie ; peu sévère en ville, celle-ci avait été très meurtrière pour les travailleurs chinois des propriétés sucrières récemment importés dans le pays [...] Quelles furent les causes du béri-béri chez eux ? » Ozoux poursuit : « Je m'arrêterai à deux étiologies qui m'ont paru avoir une certaine évidence, celles qui accusent le poisson salé et le riz. » Ozoux se livre à une analyse très précise de l'épidémie de 1902-1904 et de l'approvisionnement de l'île en riz : « Au cours de cette épidémie de 1902-1904, La Réunion fut, à cause de l'infection des ports indiens, privée des riz qu'elle leur demande régulièrement, et dut recevoir ceux de Cochinchine ; alors il y eut une recrudescence de béri-béri telle que les praticiens en furent impressionnés, interdirent le riz de Saigon et conseillèrent le pain et le maïs [...]. Avec la réapparition des riz indiens coïncidèrent la diminution, puis la disparition de l'épidémie. »

Ozoux était, sans doute, au fait des travaux des médecins hollandais de la Compagnie des Indes néerlandaises, en particulier de ceux de Cristiann Eijkman (1858-1930) qui avait montré que le mélange de riz et de son guérissait le Béri-béri, mais ce n'est qu'en 1936, que les chimistes Robert Williams (1886-1965) et Adolf Otto Reinhold Windaus (1876-1959) isolèrent le « *anti-beri-beri factor* » qu'ils dénommèrent thiamine. Quoiqu' il en soit, le béri-béri, tel qui se présente à La Réunion, en particulier dans sa forme humide, ne peut être confondu avec Le Barbiers.

Nous pouvons en conclure qu'au XIXe siècle à La Réunion et dans la Marine, le Barbiers a pu désigner au moins trois entités morbides distinctes, à savoir les rhumatismes, les coliques végétales et le béri-béri chronique, qui avaient en commun des paralysies, notamment des membres inférieurs.
Vinson distingue bien le Barbiers et le tétanos en écrivant : « La paralysie seulement qui existe dans le Barbiers ne se retrouve jamais dans le tétanos. Un point que ces deux affections ont en commun, c'est quelquefois un spasme, une constriction du pharynx, qui rend la déglutition impossible. Mais si le Barbiers est quelquefois mortel, on observe souvent le retour à la santé ; le tétanos, même essentiel, présente rarement cette heureuse terminaison »

Pour tenter d'appréhender l'étiologie du Barbiers, il nous faut revenir à l'article de Vinson et aux constations anatomiques qu'il fit lors de plusieurs autopsies. « Le Barbiers est donc suivant nous une myélite soudaine, une congestion spontanée de la moelle épinière retentissant subitement, comme le tétanos, dans toute l'étendue du système nerveux, soit que l'irritation, qui la constitue, s'étende, ainsi que l'a entrevu Lind, de l'extrémité des filets nerveux vers leurs troncs, soit qu'elle parte de la moelle épinière et qu'elle marche vers les extrémités en suivant les ramifications nerveuses. »
Vinson constate en autopsiant un enfant qui avait succombé au Barbiers : « C'est un ramollissement de la moelle épinière dans toute son étendue, état consécutif à une inflammation de cet organe. Comme la myélite encore, le Barbiers offre la présence de douleurs lombaires, [...] la paralysie des membres et surtout des membres inférieurs. Comme dans la myélite cette paralysie est précédée par un engourdissement douloureux de la partie affectée […]. Il y a persistance de cette paralysie, ou bien on constate une extension aux muscles les plus importants de la vie organique, enfin la terminaison rapide par la mort. »
Pour Vinson, « Le Barbiers aigu de l'île de La Réunion est une maladie spéciale, une maladie à part. Quant à sa nature, nous la rangeons dans les maladies de la moelle épinière, car le fait principal, résultant pour nous de recherches anatomiques, consiste dans les altérations propres aux myélites. »
Et Vinson de rappeler qu'un autre médecin, De Meijer, qualifie également le Barbiers ce *myelopathia tropica* ou de maladie particulière de la moelle observée sous les tropiques.

Le Barbiers est-il le nom donné au XIXe siècle dans les Indes Orientales à la poliomyélite, alors que la description précise de cette maladie n'avait pas encore été faite ? en effet, la description de la forme spinale commune de la poliomyélite de l'enfant dans le *Traité de médecine* de Pierre Godeau[145] paru en 1996 est proche de celle du Barbiers : « L'installation des paralysies est généralement précédée d'une élévation thermique à 39°C […]. Les douleurs spontanées sont vives et diffuses, intéressant la nuque, le rachis, la région lombo-sacrée, les muscles des membres […]. Le diagnostic n'est souvent posé qu'à la phase paralytique. Les paralysies s'installent rapidement après 2 à 3 jours de fièvre […] Les paralysies sont de type périphériques : elles s'associent à une hypotonie, à une abolition des réflexes, à d'importants troubles vaso-moteurs et trophiques (sueurs, peau froide, fonte musculaire précoce. »

Pouvons-nous admettre que, si le nom de Le Barbiers a disparu de la littérature médicale française, c'est qu'il a été progressivement remplacé par

145 Godeau P., Herson S., Piette J-C., *Traité de Médecine,* Troisième édition, Flammarion, Médecine-Sciences, 1996.

celui de la poliomyélite antérieure aigüe ? En effet, sous le terme de myélites, sont regroupées actuellement un certain nombre d'affections infectieuses et inflammatoires non infectieuses de la moelle. Parmi les myélites infectieuses, les myélites virales, dues au virus de la poliomyélite, au Coxsackie virus, à l'échovirus, aux virus du groupe herpès, occupent la première place.
Les lésions anatomiques au niveau desquelles le virus de la poliomyélite peut être retrouvé portent sur la corne antérieure de la moelle épinière et sur le tronc cérébral.
Dans la forme spinale commune de l'enfant, la plus habituelle des manifestations neurologiques, l'installation des paralysies est généralement précédée d'une fièvre à 39°C, de douleurs spontanées vives et diffuses intéressant la nuque, le rachis, les lombes, les membres. Des troubles sphinctériens s'observent au cours de la phase d'invasion. Le diagnostic n'est souvent porté qu'à la phase paralytique. Les paralysies s'installent rapidement après 2 à 3 jours de fièvre et atteignent d'emblée leur diffusion maximale. Elles sont de type périphérique. Elles s'associent à des troubles vaso-moteurs et trophiques : sueurs, peau froide et cyanosée, fonte musculaire précoce. La tendance régressive des paralysies est précoce, dès le 10ème jour. Ce n'est qu'après plusieurs mois qu'il est possible d'apprécier les séquelles : amyotrophies, rétractions tendineuses, troubles trophiques cutanés ou osseux. Les formes respiratoires sont également fréquentes par paralysie de la musculature thoraco-abdominale, du carrefour pharyngo-laryngé ou par atteinte bulbaire. Les formes non paralytiques sont particulièrement fréquentes : formes inapparentes, formes catarrhales (décalage thermique, rhino-pharyngite, troubles digestifs), formes pseudo-grippales (fièvre, myalgie, céphalées), méningites lymphocytaires à liquide clair.

D'après les écrits d'Auguste Vinson, nous émettons l'hypothèse que la maladie appelée le Barbiers, rapportée dès 1805 à La Réunion, était due à un entérovirus, probablement à un des virus sauvage de la poliomyélite, qui en compte trois. De nos jours, la poliomyélite est devenue exceptionnelle dans les pays du Nord du fait de la vaccination obligatoire des jeunes enfants. Elle persiste dans quelques pays du Sud, mais le nombre de cas rapportés à l'OMS a chuté d'environ 300 000 en 1988 à 233 cas en 2012, trois pays étant considérés comme endémiques : l'Afghanistan, le Pakistan et le Nigeria.

Passées les grandes épidémies, à compter de la deuxième partie du XXe siècle, les progrès réalisés dans la lutte contre les maladies qui peuvent être prévenues par la vaccination ont été spectaculaires à La Réunion. Aucun cas de diphtérie ou de poliomyélite n'a été signalé depuis 1982. Il n'avait plus été signalé de tétanos qui est une maladie infectieuse non transmissible d'homme à homme, depuis 1997, année où cinq cas avaient été notifiés chez des personnes toutes âgées de plus 65 ans, jusqu'au mois de juillet 2013 où une femme âgée de 86 ans fut admise dans le service de réanimation dans lequel exerce l'un des auteurs de cet ouvrage, pour ce motif.

Selon les résultats des dernières enquêtes, le taux de couverture vaccinal contre la rougeole, les oreillons et la rubéole était de 95 % (pour les moins de 5 ans) et de 97 % pour les enfants âgés de 7 ans. Parmi les maladies à prévention vaccinale, seule l'infection par l'hépatite à virus B n'a pas bénéficié d'une campagne soutenue de vaccination en raison de la polémique non fondée liée à cette vaccination en France métropolitaine et qui a conduit à sa suspension provisoire en octobre 1998 en milieu scolaire.

. Dengue et syndromes *dengue-like*

Depuis le XVIIIe siècle, le nom de dengue a été donné à plusieurs arboviroses, maladies virales transmises de vertébré à vertébré par des arthropodes hématophages vecteurs, réalisant en réalité un syndrome *dengue-like*. Plusieurs arbovirus, dont les plus connus ces dernières années dans l'océan Indien sont les virus de la dengue, le virus *Chikungunya*, le virus *West-Nile* et le virus de la Vallée du Rift, peuvent causer un syndrome *dengue-like*.
Le syndrome *dengue-like* est caractérisé par une « fièvre de début brutal (>38,5°C) associée à un ou plusieurs des symptômes suivants : douleurs musculo-articulaires, manifestations hémorragiques, céphalées frontales, asthénie, douleurs rétro-orbitaires, éruption maculo-papuleuse, en l'absence de tout autre point d'appel infectieux. »
C'est en 1850 que des médecins français ont proposé le nom « Dengue » qui fut par la suite adopté par le *Royal College* de Londres dans sa nomenclature nosologique de 1869. Le mot « Dengue » dérive du swahili «*Ki denga pepo*» qui signifie : accès brutal de crampes. Le mot a été rapproché des mots espagnols « *denguero* » et portugais « *dengoso* », en référence à l'attitude guindée des malades.
Les origines de la dengue sont incertaines. Si la dengue a émergé vers la fin du XVIIIe siècle sous un mode épidémique en Asie du Sud-Est (Batavia 1779) et en Afrique du Nord (Le Caire, 1779), c'est en Amérique du Nord à Philadelphie que la dengue fut individualisée en 1780. Au XIXe et au XXe siècle, les concentrations humaines firent le lit à d'importantes épidémies tant dans les pays tropicaux que dans les pays tempérés : en Australie en 1897, en Inde en 1912-1913, en Grèce en 1927-1928. Ces années-là, Athènes connut une épidémie d'une ampleur et d'une gravité exceptionnelles avec plus d'un million de cas et 1 500 décès[146].

[146] Chastel C., « En 1927-1928, le dengue s'abattait sur le Grèce : les enseignements d'une

Le premier article relatant une épidémie de dengue à La Réunion[147] a été publié en 1873 par le Médecin en Chef de la Marine Gaspard Cotholendy[148]. Auparavant, des épidémies de « fièvre rouge » avaient touché La Réunion en 1827 et 1851. L'épidémie de 1851 a été mentionnée par Adolphe-Jules Dauvin[149] sous le vocable d'épidémie régnante dans le *Moniteur de l'île de La Réunion* du 24 juillet 1852, ainsi que sous les termes de fièvre rouge ou de fièvre chinoise. Elle atteignit autant les Européens que les Noirs.

Toutefois, l'appellation « fièvre rouge » avait été utilisée à La Réunion, bien avant cette date[150]. Ainsi, De Lescouble[151] dans son journal écrit en date du 14 janvier 1827 : « J'ai appris qu'il règne à Saint-Denis une fièvre rouge qui tue du monde et à Saint-André une dysenterie épidémique. » Les années 1850 et 1851 furent également marquées par des cas de variole, ce qui peut faire envisager d'autres éventualités, telles des formes atténuées de variole ou varioloïdes. Les signes cliniques des varioloïdes sont en effet voisins de ceux de la dengue : frisson initial, fièvre élevée, courbatures, douleurs articulaires et musculaires et apparition au deuxième jour d'une éruption dont les « éléments avortent dès leur évolution. » Cette description évoque un syndrome *dengue-like*.

Cotholendy qui ne fut pas témoin de l'épidémie de 1851, déclara quelques années plus tard : « que le symptôme douleur fit presque absolument défaut. » Or, la dengue est une maladie réputée très douloureuse. Sous l'appellation de « fièvre rouge », de quelle maladie s'agissait-il : de dengue, de variole ou de rougeole ? La mention du caractère non meurtrier de l'épidémie permet d'éliminer la variole et la rougeole. Toutefois, des médecins témoins des épidémies du XIXe siècle à La Réunion, qualifient sans ambiguïté la dengue de « fièvre rouge. »
L'épidémie décrite par Cotholendy[152] éclata en février 1873. Les premiers cas furent observés en février à la Petite-Île près de Saint-Denis, touchant les militaires de la caserne de l'infanterie de Marine. « Ce n'est qu'en mars

---

épidémie », *Bulletin de l'Académie. Nationale de Médecine*, 2009, 183, 485-493.

147 Aubry P., Gaüzère B.-A., « Histoire des dengues et des syndromes dengue-like dans l'océan Indien », *Bulletin de la Société de Pathologie Exotique*, 2007, 100, 360-361.

148 Cotholendy G., « Dengue. Epidémies à Saint Denis (Réunion) pendant les mois de février, mars, avril et mai 1873 », *Archives générales de médecine*, 1873, 6, 725- 734.

149 Dauvin A. J., « Quelques mots sur l'épidémie régnante », *Moniteur de l'île de La Réunion, 1852.*

150 Aubry P., Gaüzère B.-A., « L'épidémie de fièvre rouge à La Réunion en 1873 : dengue ou syndrome dengue-like ? », *Med Trop* 2008 ; 68 : 236-237.

151 Renoval de Lescouble J-B., *Journal d'un colon de l'île de Bourbon (1811-1838)*, L'Harmattan, Editions du Tramail, Saint-Denis.

152 Cotholendy G., « Relation de l'épidémie de dengue qui a régné à Saint-Denis (Réunion) pendant les mois de février, mars, avril et mai 1873 », *Archives de Médecine Navale*, 1873, 20, 190-209.

qu'elle franchit le pont[153] et envahit rapidement tout le faubourg de la Rivière ; elle monte enfin sur le plateau et envahit la ville entière », sans jamais toucher les hauteurs. Cette épidémie fut également appelée « fièvre rouge » et malgré son « extraordinaire puissance explosive », elle n'entraîna qu'une faible mortalité.
Poursuivant son analyse, Cotholendy fait justement le lien avec les fortes chaleurs, l'humidité et les détritus, dont on sait aujourd'hui qu'ils sont favorables à la reproduction des moustiques vecteurs. « Son apparition a eu lieu au moment des plus fortes chaleurs de l'hivernage. Ainsi, après le cyclone du 7 janvier, le thermomètre s'est maintenu à 29 et même 30°C, non seulement en février et mars, mais aussi en avril, le ciel a été souvent couvert et nuageux, il y a eu des pluies abondantes et une grande humidité. Enfin, l'ouragan avait jonché les rues de feuilles et de branches d'arbres déjà en voie de putréfaction quand on a pu les enlever. »
Cotholendy établit, à tort ou à raison, un lien avec l'engagisme de travailleurs indiens : « Il faut remarquer en outre que l'immigration a établi entre l'Inde de La Réunion un courant humain qui parait avoir eu une influence néfaste sur la salubrité de l'île. C'est depuis l'introduction des travailleurs indiens que Maurice et La Réunion ont été visités par de nombreuses épidémies. »
Au cours de cette épidémie, la préservation de la population des « Hauts » de La Réunion est très en faveur d'une arbovirose, dont le moustique vecteur ne peut pas se développer en altitude, même pendant l'été austral. Ainsi, Cotholendy rapporte qu'il n'y eut aucun cas autochtone à Cilaos situé à 900 mètres d'altitude, ni à La Plaine des Cafres, ni au Brûlé. [...]. C'était du reste un fait prévu, car il a été signalé depuis longtemps. »

En effet, les vecteurs du virus de la dengue, les moustiques Aedes ne dépassent pas l'altitude de huit cent mètres en hiver et de onze cent mètres en été, en raison des conditions de température qui lui sont rapidement défavorables. La faible mortalité plaide également en faveur d'une arbovirose.

Cotholendy poursuit : « Un autre fait qui lui est commun avec toutes les maladies épidémiques, c'est la rapidité de son développement dans les quartiers où la population est agglomérée et où les maisons sont contiguës, dans la rue de la Boulangerie, au camp Ozoux, par exemple. »
Les militaires ne furent pas épargnés : « Sur un effectif de cinq cent neuf militaires composant la garnison de Saint-Denis, il y a eu trois cent vingt cas de dengue. La proportion a donc été de trois sur cinq, elle a été beaucoup plus élevée sur le personnel des officiers, puisque vingt sur vingt-trois ont été

[153] Il s'agit du pont reliant la Petite Ile située sur la rive gauche de la Rivière de Saint-Denis à la ville de Saint-Denis située sur la rive droite.

atteints. » Et de souligner qu'à l'hôpital tous les infirmiers ont été atteints dès le début de l'épidémie, ainsi que les sœurs hospitalières et autres soignants : « Sur un effectif de onze médecins, pharmaciens et élèves, neuf ont eu la maladie. » La très forte transmission de la maladie est ainsi confirmée, n'épargnant aucune couche de la population, riches ou pauvres.

Fait troublant, Cotholendy rapporte des rechutes en nombre important, avec fièvre et douleurs articulaires, dont certaines pourraient être dues à des reviviscences de paludisme. Il rapporte également un cas de transmission materno-néonatale indiscutable : « On m'a aussi cité le cas d'une femme atteinte de la dengue au moment de l'accouchement. Deux jours après sa naissance, l'enfant qu'elle venait de mettre au monde était atteint de la même maladie. » Ces caractères ont été bien documentés au cours de l'épidémie de l'infection à virus *Chikungunya* à La Réunion en 2005 et 2006. Alors est-ce la dengue ou une autre arbovirose, en particulier une infection à virus Chikungunya ? Il n'est guère possible de trancher.
Quant au pronostic de la maladie : « Il est en général favorable, dans ce sens que la dengue n'occasionne la mort que dans des circonstances exceptionnelles et aux deux extrêmes de la vie ». Quelques nouveaux-nés furent emportés par des convulsions, alors que les enfants plus âgés eurent des convalescences exemptes d'accident. Par contre, la mortalité des vieillards âgés de plus de soixante-dix ans a été élevée, en raison de la survenue de complications à type d'accident vasculaire ou de pneumonies, comme en attestent les statistiques : « Si on compare le chiffre de la mortalité pendant les cinq premiers mois de l'année 1873 avec le nombre des décès constatés en 1871 et 1872, on arrive à ce résultat affligeant que les premiers mois de 1873 ont été aussi meurtriers que l'année 1871, et dans des localités où la population diminue au lieu d'augmenter. »

L'épidémie de dengue qui a sévi à La Réunion en 1873 avait débuté à Zanzibar au printemps 1871, avant de gagner Aden (Yémen) et Port-Saïd (Egypte). Au mois de décembre, deux navires, le *Dalhouse* et le *Summa*, venant d'Aden introduisirent la maladie à Bombay en Inde. Le *Dalhouse* y fut nettoyé et repeint mais pas désinfecté. Des troupes y furent embarquées à destination de Cannamore, sur la côte de Malabar. La maladie se déclara pendant la traversée. Calcutta fut atteinte pendant la seconde partie de l'été 1872, on y dénombra soixante mille cas. Parallèlement, la dengue avait éclaté à La Mecque vers la fin 1871, ainsi qu'à Medine, Tanieff et Djedda. Des pèlerins l'introduisirent à Madras[154] au début 1872. D'Inde, la maladie gagna l'île Maurice où « Une lettre du consul de France, en date du 13 janvier, nous annonça que les autorités sanitaires de Maurice venaient de se

[154] Sheriff, « Epidémie de la dengue à Madras en 1873 », *Archives générales de médecine*, 1873, 6, 734.

décider à charger les patentes de santé, et qu'il n'y avait plus de doute sur l'existence, à Port-Louis, de l'épidémie de dengue. Cette communication fait imposer une quarantaine de dix jours aux provenances de Maurice. » Mais un paquebot en provenance de Maurice avait pu décharger marchandises et passagers en toute quiétude, le 11 janvier, ainsi que de nombreux bâtiments arrivant directement d'Inde depuis le mois de décembre précédent. Cotholendy ajoute que la quarantaine : « fut appliquée le 19 janvier à plusieurs navires venus de Maurice, et entre autres, à la goélette française *Elisa*. Le 29 janvier, l'état sanitaire des équipages étant satisfaisant, la libre pratique est accordée. Or, cinq jours plus tard, le 2 février, le capitaine de l'*Elisa* est atteint de la dengue dans sa maison, qui est située dans la ville proprement dite. » L'opinion publique accusa donc le capitaine d'avoir introduit la dengue à La Réunion. Il n'en est rien car la période de quarantaine de dix jours, ajoutée aux cinq jours au bout desquels le capitaine tomba malade, suffit à l'innocenter d'avoir introduit la dengue à La Réunion, la période d'incubation ne dépassant pas une semaine. « Le médecin qui a donné des soins au capitaine de l'*Elisa* dit avoir constaté précédemment un cas de fièvre dengue sur un enfant qui habitait au quartier Saint-François, dans le haut de la ville ».
Cotholendy poursuit sa réflexion et son enquête et met en doute le diagnostic de dengue chez le capitaine de l'*Elisa*, avançant plusieurs solides arguments : « Ce capitaine avait eu à Maurice, peu de temps avant son départ, une fièvre mal caractérisée. Etait-ce la dengue et les accidents observés à Saint-Denis étaient-ils autre chose qu'une rechute ou plutôt qu'un accès de fièvre palustre s'accompagnant de l'éruption caractéristique de la dengue, comme nous en avons observé d'assez nombreux exemples pendant la convalescence de cette affection ? »

Au XXe siècle, nos connaissances sur la dengue ont rapidement progressé. La dengue est une affection virale due à des arbovirus transmis de vertébré à vertébré par des arthropodes vecteurs hématophages – c'est à dire qui se nourrissent de sang - et répandue dans toutes les zones tropicales et subtropicales du monde. Elle constitue le premier problème de santé publique posé par les arboviroses[155]. Il y a 2,5 milliards de personnes exposées au risque de contacter la dengue (40 % de la population mondiale) dans 124 pays, 70 à 500 millions de nouveaux cas par an, 2 millions de formes sévères et plus de 20 000 décès, surtout des enfants. Il y a cinq sérotypes viraux dénommés DEN 1, 2, 3, 4, 5 n'entraînant pas une protection croisée. L'homme est le principal réservoir et disséminateur de virus. Les vecteurs sont des moustiques du genre *Aedes*. On distingue plusieurs formes de dengue : la dengue classique et les formes graves, la dengue

[155] Guzman M.G., Kouri G., « Dengue: an update », *Lancet Infectious Diseases*, 2002, 2, 33-42.

hémorragique et dengue avec syndrome de choc. La principale complication est la dengue hémorragique, dénommée dengue sévère par l'Organisation Mondiale de la Santé. L'homme est le principal réservoir de virus. Les vecteurs sont des moustiques du genre Aedes[156] : *Aedes aegypti et Aedes albopictus*. Le diagnostic est biologique par la recherche des IgM spécifiques et par la RT-PCR qui identifie le génome viral. Le traitement est symptomatique, les formes sévères nécessitant l'hospitalisation dans une unité de soins intensifs. En 2016, la mise sur le marché d'un vaccin est imminente, mais son efficacité est plus marquée pour les sérotypes 3 et 4 que pour le sérotype 1 et surtout pour le sérotype 2, pour lequel le vaccin paraît sans effet. De plus, vient d'être décrit le sérotype 5 de la dengue à Sarawak (Malaisie).

Depuis 1989, plusieurs départements et territoires français d'outre-mer, ont subi et subissent de grandes épidémies et connu l'émergence de formes graves responsables de décès.

À La Réunion, la menace d'épidémie de dengue reste constante. La première épidémie de dengue documentée sur le plan biologique date de 1977-1978, avec un taux d'attaque de la population estimé à 30 %, soit environ deux cent mille personnes infectées. Bien que remontant à seulement un quart de siècle, un certain flou entoure cette épidémie, ce qui témoigne de la faiblesse des surveillances épidémiologique et biologique de l'époque, essentiellement centrées sur le paludisme qui venait d'être récemment éradiqué. Le sérotype DEN-2 a été suspecté mais n'a été identifié que sur un seul prélèvement à l'Institut Pasteur de Madagascar chez un touriste Réunionnais en voyage à Madagascar[157]. Aucune forme hémorragique, ni aucun décès n'ont été décrites. *A. albopictus* a été incriminé comme seul vecteur.

En mars 2004, après plus de vingt cinq d'absence, la dengue a réémergé à La Réunion. La présence d'une cellule interrégionale d'épidémiologie, émanation de l'Institut National de Veille Sanitaire, a permis de mieux caractériser l'épidémie. Deux cent vingt-huit cas cliniquement compatibles avec une dengue furent recensés, dont 52 % furent confirmés biologiquement par PCR ou par la présence d'IgM. Plus de 70 % des patients étaient âgés de plus de 30 ans et cent vingt-neuf (56,6 %) étaient des femmes, avec très peu d'enfants de moins de 15 ans (15 % des cas). Aucun cas répondant aux critères de dengue sévère ne fut observé, confortant la population et les autorités dans leur appréciation du caractère bénin de la maladie. L'épidémie a sévi principalement sur la côte ouest de l'île avec près de 80 % des cas recensés résidant au Port, à la Possession, à Saint-Paul et au

---

156 Salvan M., Mouchet J., « Aedes albopictus et Aedes aegypti à l'île de La Réunion », *Annales de la Société belge de médecine tropicale*, 1994, 74, 323-326.

157 Coulanges P., Clercy Y., Jousset F.X., Rodhain F., Hannoun C., « Dengue à La Réunion : isolement d'une souche à l'Institut Pasteur de Madagascar », *Bulletin de la Société de Pathologie Exotique*, 1979, 72, 205-209.

sein de ces communes, dans des zones assez bien limitées géographiquement. Cette épidémie prit fin au début de l'hiver austral qui se caractérise par une baisse des températures et des pluies, après être passée par un pic au milieu du mois de mai. Le virus DEN-1 fut identifié par le Centre National de Référence des Arbovirus à partir d'*Aedes albopictus* capturés lors de l'épidémie, ainsi que chez certains patients. *Aedes albopictus* fut le seul vecteur impliqué dans cette épidémie. A La Réunion, ce moustique est ubiquitaire en dessous de 800 mètres d'altitude en hiver et de 1200 mètres en été, à la différence d'*A. aegypti* dont la répartition est limitée à quelques zones très restreintes.
Entre le 1er janvier 2007 et le 5 octobre 2009, cinq cas autochtones confirmés de dengue ont été rapportés, tous survenus dans la commune de Saint-Louis, ainsi que cinq cas confirmés en provenance d'Asie du Sud-Est. Soixante et onze cas (dont cinq importés) ont été suspectés. Le sérotype DEN-1 a été identifié chez les cas autochtones[158].
Entre le 1er janvier et le 20 octobre 2010, la cellule de l'Institut de Veille Sanitaire en région océan Indien a rapporté 53 cas probables ou confirmés de dengue dont 24 cas importés. Le sérotype isolé chez les cas autochtones était le DEN-3. La situation épidémiologique a été calme en 2011 : quatre cas de dengue, dont 2 autochtones ont été confirmés. En 2012, 41 cas probables ou confirmés ont été identifiés à La Réunion, dont 31 cas autochtones et 10 importés. Deux sérotypes distincts ont été identifies : DEN-1 et DEN-3.
Au cours des six premiers mois de l'année 2013, 21 cas autochtones ont été détectés[159], dont 9 confirmés et 12 probables. Cinq cas importés ont été identifiés, dont 3 de Thaïlande et 1 des Philippines.
La dengue est actuellement endémique dans toutes les îles du sud-ouest de l'océan Indien et dans le sous-continent indien. Compte tenu de la forte densité du vecteur *Aedes albopictus*, la survenue d'un cas importé peut à tout moment entraîner l'installation d'une chaîne de transmission, voire d'un départ épidémique si les conditions sont favorables. Cependant, malgré la mise en évidence de cas de dengue chaque année depuis 2007, aucune forme sévère de dengue n'a encore été rapportée à La Réunion. Une épidémie est en cours (décembre 2015 à juin 2016) avec environ deux-cents cas autochtones.

. Chikungunya

Les arboviroses à La Réunion ont été dominées jusqu'en 2005 par la dengue. L'extension en 2005-2006 du virus Chikungunya dans le sud-ouest de l'océan Indien a complété l'histoire des arboviroses à La Réunion.

[158] D'Ortenzio E., Balleydier E., Baville M., Filleul L., Renault P., « Dengue à La Réunion et dans les îles du Sud-ouest de l'océan Indien », *Médecine et Maladies Infectieuses*, 2011.
[159] Cire océan Indien, *Le point épidémiologique*, n°46, 20 novembre 2013.

Le virus Chikungunya[160] [161] [162] a été isolé pour la première fois en Ouganda, à l'occasion d'une épidémie rurale ayant touché, en 1952-1953, le plateau de Makondé, dans le Sud du Tanganyika, l'actuelle Tanzanie. Les malades présentaient une fièvre élevée, parfois une éruption cutanée et, surtout, des douleurs articulaires très intenses, pouvant persister plusieurs mois.
Le virus responsable, isolé du sang des malades, fut baptisé Chikungunya, ce qui voudrait dire en swahili : « qui marche plié en deux. » Le vecteur était le moustique *Aedes aegypti*. Après cette émergence, le virus Chikungunya a été incriminé dans des épidémies au Transvaal (Afrique du Sud) et au Congo Belge (RDC). Puis de 1956 à 1964, le même virus a été isolé, en même temps que les quatre virus de la dengue, en Thaïlande, au Cambodge et dans le Sud de l'Inde. Le virus était en réalité présent dans tout le Sud-Est asiatique. Depuis le début des années 1950, le virus n'a cessé de se manifester en Afrique et en Asie tropicales, par des épidémies extensives, en milieu rural ou urbain, propagées par des moustiques du genre *Aedes*, entrecoupées de phases de silences épidémiologiques. L'Indonésie a subi, dans son ensemble, entre 2001 et 2003, 24 épidémies, touchant surtout des adultes.
En Afrique tropicale, le Chikungunya sévit, sous forme endémo-épidémique du Sénégal à la République Centrafricaine et à la RDC, et de la Tanzanie au Mozambique et à l'Afrique du Sud. D'importantes épidémies ont touché le Sénégal en 1996 et 1997 et la RDC en 1999 et 2000.

Les différentes formes cliniques : forme *dengue-like*, formes neurologiques observées surtout chez le jeune enfant, formes hémorragiques n'évoluant jamais vers le choc hypovolémique, avaient été décrites. Le diagnostic spécifique ne pouvait être apporté sans le secours d'un laboratoire spécialisé, de nombreuses arboviroses réalisant le même tableau clinique : dengue, O'nyong nyong, Sindbis, West Nile... Le diagnostic est confirmé par la détection à partir du cinquième jour d'anticorps spécifiques de type IgM, l'isolement du virus ou la mise en évidence du génome viral par RT-PCR.
Le virus Chikungunya et son pouvoir pathogène étaient connus lorsqu'il a, pour la première fois, atteint le sud de l'océan Indien[163].

---

[160] Robinson M.C., "An epidemic of virus disease in Southern Province, Tanganika, in 1952-1953. I. Clinical features", *Transactions of the Royal Society of Tropical Medecine and Hygiene,* 1955, 49, 28-32.
[161] Lumsden W.H.R., "An epidemic of virus disease in Southern Province, Tanganyka trrritory, in 1952-1953. *II. General description and epidemiology* ", *Transactions of the Royal Society of Tropical Medecine and Hygiene,* 1955, 49, 33-57.
[162] Ross R.W., "The Newala epidemic. III The virus isolation, pathogenic properties and relatioship to the epidemic", *The Journal of Hygiene*, 1956, 54, 177-191.
[163] Chastel C., « Le virus Chikungunya : son extension récente dans le Sud de l'océan Indien et à l'île de La Réunion (2006-2006) », *Bulletin de l'Académie nationale de médecine*, 2005-189, 1827-1835.

L'épidémie est partie de l'île de Lamu au large de Mombasa au Kenya en 2004 et a gagné la Grande Comore en janvier 2005. Le diagnostic virologique a été établi par le C.D.C. d'Atlanta. Puis, l'épidémie s'est étendue aux autres îles de l'Union des Comores : Anjouan et Mohéli. Des cas ont été importés en France métropolitaine à Marseille où vit une importante communauté comorienne. Plusieurs cas étaient signalés au même moment à l'île Maurice et à Mayotte. En raison de la proximité des foyers comoriens et des importants mouvements de populations existant entre l'Union des Comores, Mayotte et La Réunion, le premier cas a été notifié à La Réunion le 29 avril 2005. Une première poussée épidémique a suivi sur le mode exponentiel pendant sept semaines atteignant son acmé en mai 2005 avec un plateau de 500 cas par semaine, avant de décroître avec l'arrivée de l'hiver austral, pendant lequel la température est défavorable à la multiplication du vecteur et donc à la transmission du virus. À partir de la mi-juillet, l'incidence s'est stabilisée pendant plus de deux mois avec 50 à 100 nouveaux cas par semaine, mais en pratique, la transmission ne s'est jamais arrêtée entre juillet et août 2005.
Une deuxième poussée épidémique est survenue au début du mois d'octobre 2005, au début de l'été austral, d'abord de façon modérée, puis à un rythme soutenu, explosif de la mi-décembre 2005 à mars 2006. A la fin du mois de décembre 2005, le nombre hebdomadaire est passé brutalement de moins de 400 cas à plus de 2000. Le pic épidémique a été atteint début février avec plus de 40 000 cas en une semaine. Entre mars 2005 et juin 2006, on estime à 266 000 personnes, soit 38,5 % de la population, le nombre de personnes ayant développé une forme clinique de chikungunya à La Réunion. Toute l'île a été atteinte avec une majorité de cas dans les arrondissements les plus peuplés : Saint-Denis (37 %) et Saint-Pierre (33 %).
A partir de mars 2006, le nombre hebdomadaire de nouveaux cas, devenu inférieur à 10 000, a baissé régulièrement. Le passage en phase inter-épidémique a été déclaré le 19 avril 2007 et depuis la surveillance épidémiologique repose sur le signalement des cas confirmés biologiquement par les laboratoires.
En août 2009, un foyer de cinq cas a été identifié à Saint-Gilles-les-Bains, commune de Saint-Paul. Le 28 mars 2010, un cas était confirmé biologiquement à Plateau-Caillou, commune de Saint-Paul. Une épidémie de cas « autochtones[164] » se déclarait avec 112 cas confirmés et 46 cas probables au 22 novembre 2010. Parti de Plateau-Caillou, le foyer a peu à peu diffusé au reste de la commune de Saint-Paul. Aucun cas confirmé de Chikungunya n'a été mis en évidence pendant l'année 2011. En 2012, un seul cas probable de Chikungunya importé de Malaisie a été recensé.

---

[164] *Bulletin de Veille Sanitaire*, Cire Océan Indien, « Dengue et chikungunya à La Réunion et à Mayotte », n° 8, décembre 2010, 1-28.

Alors que la maladie était réputée bénigne et souvent inapparente, des formes graves ont été décrites au cours de l'épidémie de La Réunion : méningo-encéphalites, syndromes de Guillain-Barré, hépatites fulminantes, atteintes dermatologiques bulleuses extensives. De plus, sont survenues des décompensations d'états pathologiques antérieurs (insuffisance rénale, respiratoire, cardiaque, diabète), avec des décès chez des sujets âgés. Enfin, des infections chez la femme enceinte ont été la cause de méningo-encéphalites néo-natales et d'avortements au cours du deuxième trimestre de la grossesse.
Des formes graves et émergentes[165] [166] ont été identifiées : au total, 878 formes émergentes, dont 44 formes materno-fœtales[167] [168], 224 cas pédiatriques et 610 cas adultes. Deux cent vingt-deux cas hospitaliers adultes ont nécessité la maintien d'au moins une fonction vitale et 65 (11 %) sont décédées. La surveillance du nombre total de décès a mis en évidence une augmentation de la mortalité brute dans l'île concomitante du pic épidémiologique. En effet, la mortalité observée[169] a été supérieure de 33 % à celle attendue pour le mois de février et de 25 % pour le mois d'avril 2006.
Une enquête de séroprévalence a été réalisée pendant l'hiver austral 2006 à La Réunion sur échantillon de 2 442 personnes, parmi lesquelles 38,25 % se sont avérés positives pour les anticorps IgG anti-chikungunya. Ce pourcentage correspond à environ 300 000 cas. Le pourcentage de formes asymptomatiques a été de 6 %, ainsi que celui de faux positifs. La répartition par sexe a montré 38,74 % de cas positifs chez les femmes et 37,74 % chez les hommes. La répartition par âge a montré une augmentation avec l'âge jusqu'à 79 ans, puis une décroissance. Par zone géographique, il y a eu 30 % de séropositivité au nord, 38 % au sud, 41 % à l'ouest et 48 % à l'est. Enfin, la séroprévalence selon le type de logement montre que 43 % des habitants vivants en logement individuel ont eu le chikungunya contre 23 % des personnes vivants en logement collectif.
Sur 3 187 observations, ont été dénombrées 19,7 % d'hémorragies, 25,1 % de diarrhées, 30,7 % de nausées et vomissements, 52,6% d'éruptions cutanées,

---

[165] Renault P., Solet J.L., Sissoko D., et al., « A major epidemic of Chikungunya virus infection in Reunion Island, France, 2005-2006 », *American Journal of Tropical Medecine and Hygiene*, 2007, 77, 727-731.

[166] Gaüzère B.-A., Martinet O., Reboux A.H., Lebrun G., Jaffar-Bandjee M.-C., « Infection à Chikungunya à La Réunion : formes graves, émergentes de l'adulte en service de réanimation, au centre hospitalier départemental de Saint-Denis, de mai 2005 à mai 2006 », *Feuillets de biologie*, 2007, 48, 65-69.

[167] Fritel X., Tollot O., Gérardin P. et al., « Chikungunya virus infection during pregnancy, Réunion, France, 2006 », *Emerging Infectious Diseases*, 2010, 16, 418-425.

[168] Gérardin P., Barau G., Michault A., et al., « Multidisciplinary prospective study of mother-to child chikungunya virus infections in the island of La Réunion », *Plos*, 2008, 5(3) 0413-0423.

[169] Boutin J.P., « Le chikungunya à La Réunion en 2006 », *Médecine Tropicale*, 2006, 66, 222-225.

79,5 % de céphalées, 91,6 % de myalgies et 100 % de fièvre. Le virus Chikungunya a acquis à La Réunion une neurovirulence causant des méningo-encéphalites sévères. Plusieurs syndromes de Guillain-Barré ont également été rapportés[170].
Dix à 20 % de polyarthralgies ou de polyarthrites symétriques ont été rapportés au cours de l'épidémie. L'évolution est habituellement bénigne, mais une douleur et une raideur articulaire peuvent persister en particulier chez les sujets de plus de 60 ans. L'observation de 300 patients souffrant de manifestations douloureuses post infection à virus chikungunya a fait ressortir le risque majoré de développement d'une polyarthrite inflammatoire lorsque l'atteinte aiguë initiale dure plus de trois semaines avec la proposition pour ces patients d'une évaluation rhumatologique à trois mois pour débuter un traitement par un immunosuppresseur, le méthotrexate[171].
L'infection materno-néonatale retentit sur le neuro-développement de l'enfant, comme l'ont montré des études[172] chez les enfants, deux ans après le début de l'infection. Ces enfants connaissent un retard de développement cognitif et donc des difficultés scolaires et des difficultés d'insertion.
L'épidémie de 2005-2006 a régressé par la désinsectisation systématique de tout le tissu urbain à partir du 10 février 2006. L'objectif de traitement de 200 000 foyers et propriétés a été atteint en trois mois. Mais, la lutte antivectorielle n'a aucun avenir sans l'amélioration de l'environnement pour le rendre moins favorable aux moustiques, c'est-à-dire sans la destruction de leurs gîtes de reproduction. Rien ne sera durablement obtenu sans une véritable révolution des comportements domestiques de contrôle des moustiques dans toute l'île. Les moustiques vecteurs *Aedes albopictus et* ou *Aedes aegypti* sont bien implantés dans toutes les îles du sud-ouest de l'océan Indien. Le fait que le virus *Chikungunya* circule toujours à La Réunion, comme le montre l'épidémie de 2010, que la pression vectorielle est constante et en augmentation saisonnière, peuvent laisser craindre une reprise à tout moment de l'épidémie, en particulier en saison chaude, qu'elle soit d'origine autochtone ou importée.

. Les autres arboviroses à La Réunion

Une enquête de séroprévalence, menée en 1970-1971, avait trouvé 16,5 % de sérums positifs pour au moins un des virus de la famille des flaviviridae, à

---

170 Lebrun G., Chadda K., Reboux A.H., Martinet O., Gaüzère B.-A., « Guillain-Barré syndrome après chikungunya infection », *Emerging infectious diseases*, 2009, 15, 495-496.

171 Ribéra A., Degasne I., Jaffar-Bandjee M.C., Gasque Ph., « Manifestations chroniques rhumatologiques post-infection à virus Chikungunya : description clinique et orientations thérapeutiques », *Médecine Tropicale,* 2012, 72, 83-85.

172 Bouhmani B., Bintner M., « Devenir à 5 ans des infections materno-foetales à virus Chikungunya », *Médecine Tropicale*, 2012, 72, 94-96.

laquelle appartiennent les virus de la dengue[173]. Les antigènes induisant le plus de réponse positive étaient les virus Wesselsbron et West-Nile. En 1987, une nouvelle étude de séroprévalence des flaviviridae (fièvre jaune, virus DEN-1 et 2, West-Nile, Wesselsbron) a montré 42,7 % de sérums positifs, dont trois quarts de réactions multivalentes, la forte augmentation de la séroprévalence étant explicable en grande partie par l'épidémie de dengue de 1977-1978. Il n'était fait mention ni du virus Chikungunya, qui est un *alphavirus*, ni du virus de la Fièvre Vallée du Rift qui est un *phlébovirus,* ni du virus West-Nile, alors que ces arboviroses ont frappé d'autres îles du sud-ouest de l'océan Indien.
En définitive, la première circulation autochtone reconnue de Chikungunya à La Réunion et de FVR à Mayotte ces dernières années illustre le risque d'introduction encouru par les départements français de l'océan Indien vis-à-vis des arbovirus circulant dans les pays de la côte de l'Afrique de l'Est.

. Choléra

L'histoire du choléra[174] de décrit classiquement en suivant la succession des sept pandémies, qui sont survenues depuis 1817. La septième pandémie actuelle date de 1961. Le choléra existait pourtant depuis longtemps, mais restait confiné dans son berceau, l'Inde, en particulier le pourtour du Golfe du Bengale où il donnait lieu à un rituel religieux visant à se protéger. Cette ancienneté se retrouve dans les textes sanskrits du Susruta. Le nom « choléra » a été vraisemblablement forgé par les Grecs pour lesquels il signifie « flux de bile. » Au début du XVIe siècle, la maladie bien connue des médecins portugais de Goa sur la côte sud-ouest de l'Inde et des médecins hollandais de Batavia, l'ancienne capitale des Indes néerlandaises (actuellement Jakarta, capitale de la République d'Indonésie).
Jusqu'en 1860, son parcours a été fort bien relaté par Joseph Désiré Tholozan[175] [176], professeur du Val-de-Grâce né de parents français à Diego-Garcia, dans ses nombreux articles publiés entre 1849 et 1892.

Née au Bengale en 1817, la première pandémie a atteint toute l'Europe en 1830, avant de ravager le continent américain. Dans le monde, six pandémies ont déferlé successivement au XIXe siècle de 1817 à 1889 causant la mort de dizaines de milliers de personnes en Asie, en Europe et en

---

[173] Kles V., Michault A., Rodhain F. Mevel F., Chastel C., « Enquêtes sérologiques concernant les arboviroses à Flaviviridae sur l'île de La Réunion (1971-1989) », *Bulletin de la Société de Pathologie Exotique,* 1994, 87, 71-76.

[174] Gaüzère B.-A, Aubry P., « Les épidémies de choléra à La Réunion au XIXe siècle », *Médecine et Santé Tropicales*, 2012 ; 22 : 131-136.

[175] Tholozan J.D., *Lieux d'origine ou d'émergence des grandes épidémies cholériques et particulièrement de la pandémie de 1846-1849,* Compte rendu Académie des Sciences, 1892, 115, 455-459.

[176] Théodoridès J., « Un grand épidémiologiste franco-mauricien : Joseph Désiré Tholozan (1820-1897) », *Bulletin de la Société de Pathologie Exotique*, 1998, 91, 104-108.

Amérique. À tel point qu'une conférence se tint à Paris en 1851, inaugurant l'internationalisation des problèmes de santé publique. Le vibrion cholérique fut isolé par Robert Koch à Alexandrie en 1883. Conséquence immédiate : des mesures de salubrité furent prises qui protégèrent New-York lors de l'arrivée d'un navire infesté par le choléra et mis en quarantaine. C'était l'ère du choléra dit asiatique.

François-Auguste Vinson décrivait ainsi l'état sanitaire de Bourbon [177] au début du XIXe siècle : « Il est peu de pays où la nature a fait autant pour la santé de ses habitants qu'à l'île Bourbon : Ainsi la somme et la gravité des maladies y sont–elles moindres que dans des pays d'une situation géographique analogue : aucun agent local n'y donne naissance à ces endémies meurtrières qui affligent la plupart des autres contrées : et qui, sur les côtes voisines de Madagascar et de l'Afrique, offraient à ceux qui les fréquentaient une mort presque assurée. Quoique placé sous le Tropique, la chaleur y est modérée : des vents généreux balayent journellement l'île et y rafraîchissent l'atmosphère. À l'exception des maladies inhérentes aux sujets ou importées par eux, la plupart des affections qui y règnent n'offrent rien de bien différent de celles des pays tempérés. Aussi l'apparition du choléra, maladie alors inconnue, fait-elle époque dans l'histoire de l'île Bourbon. »
C'est au cours de la première pandémie de 1817 à 1823, qui diffusa autour de l'océan Indien, atteignant plusieurs pays d'Asie, du Moyen Orient et de la côte Est d'Afrique, que Maurice, puis La Réunion connurent leur première épidémie de choléra.
Lorsque la première épidémie de choléra atteint l'île de France en 1819 avec l'accostage à la mi-novembre de la frégate anglaise *La Topaze* en provenance de Calcutta, le nom de « choléra morbus » fut rapporté à une gastro-entérite sévère avec diarrhées, vomissements et déshydratation. Alexandre Moreau de Jonnès[178] [179], officier de Marine, publia en 1831 un ouvrage sur le *Choléra morbus pestilentiel à l'île de France*. Plusieurs membres de l'équipage avaient péri pendant la traversée, mais « les membres de la commission de santé qui furent aussitôt (la) visiter déclarèrent que la maladie dont elle éprouvait les terribles ravages n'était pas contagieuse ; et conséquemment il ne fut apporté aucune restriction aux communications du mouillage avec le Port-Louis. » Fatale erreur

[177] François-Auguste Vinson. *Documents pour servir à l'histoire, De l'introduction du choléra a l'Ile de La Réunion en 1820 et en 1859.*
[178] Moreau de Jonnès Alexandre, *Note sur la maladie pestilentielle importée aux isles de France et de Bourbon désignée sous le nom de choléra morbus de l'Inde,* Paris, Imp. Migneret, 1821, 20 p.
[179] Moreau de Jonnès Alexandre, *Rapport au Conseil supérieur de la santé sur la maladie pestilentielle désignée sous le nom de choléra morbus de l'Inde et de Syrie,* Paris, Imp. Royale, 1824, 52 p.

d'appréciation, car la maladie tua dix mille personnes dans l'île[180], soit une partie très importante de la population.

Prévenu de la gravité de l'épidémie, le Baron Pierre-Bernard Milius, capitaine de vaisseau, gouverneur de Bourbon de 1818 à 1821, réagit sans tarder[181]. Le 10 décembre 1819, il interdit toute communication : « Habitants de Bourbon ! Une maladie affreuse afflige l'île Maurice ; elle compte déjà de nombreuses victimes ; dans sa fureur elle attaque les Blancs et les Noirs, et peu d'heures lui suffisent pour les immoler... Les bâtiments du Roi surveillent les rades, des sentinelles placées au bord de la mer en défendent l'approche pendant la nuit. » Joignant l'acte à la parole, le 14 décembre, Milius définit, par ordonnance les peines encourues par les contrevenants : « Tout individu qui communiquera avec la terre ou les bâtiments en rade sans en avoir obtenu la permission sera puni de mort. Tout habitant chez qui l'on trouverait des hommes ou des choses débarqués en contravention de la présente ordonnance sera réputé complice et pourra suivant les circonstances, être puni de peines afflictives, ou même de mort, si le cas y échoit. »
Par ailleurs, Milius insista sur l'interdiction absolue de laisser entrer les Noirs de Madagascar et la nécessité d'assurer une surveillance très stricte des côtes. Toutes les précautions étaient donc prises pour que Bourbon ne subisse pas les effets dévastateurs de cette nouvelle maladie. En vain : « Le mal fut, de l'île Maurice, où il venait d'exercer ses ravages, importé chez nous par le bateau le *Pivert* et fit explosion le 25 janvier 1820, pour disparaître à la fin du mois de mars la même année[182]. » Plusieurs cas furent signalés d'emblée chez des Noirs affectés au déchargement du navire et chez des esclaves. Il fallut attendre le 28 janvier pour voir un recul de l'épidémie. Selon une autre version, des négriers ayant réussi à faire débarquer clandestinement des esclaves, Saint-Denis fut touchée et entre le 1er et le 16 janvier 1820, seize esclaves y moururent. « Les médecins sont dans le plus grand embarras (devant) une maladie qui sans pronostic vous enlève dans six ou huit heures », écrit De Lescouble, un habitant de Sainte-Suzanne.
La population s'affole et quitte la ville pour la campagne. Les membres de la commission de santé pensent que la maladie a « pour causes l'influence brûlante de l'atmosphère, une insolation vive, des aliments de mauvaise

---

[180] Quesnel F., ex chirurgien de Marine, *Essai sur l'épidémie de choléra morbus qui a désolé l'île de France en 1819,* Paris, 1823, thèse, 43 p.
[181] Milius Pierre Bernard. Deux lettres autographes signées 3 et 19 août 1821 relative aux collections qu'il a rapporté de l'île Bourbon et des soins qu'il a donné aux malades indigènes atteints d'une grave maladie, dont il s'est efforcé de prouver la non contagiosité. In Biblio. Grandidier, n°11-592.
[182] Azéma H., *Histoire de la ville de Saint Denis de 1815 à 1870 et autres textes,* Grand Océan, Les Introuvables de l'océan Indien, 1997, réédition faite à partir de l'original de 1926, 311 pages.

nature pris en trop grande quantité : le voisinage des lieux humides et des bords de la mer ; l'intempérance et tout ce qui porte sur le système digestif ; une grande débilité ou faiblesse. »

Pour que les habitants ne contractent pas la maladie, ils leur conseillent de travailler modérément, « d'éviter de sortir pendant les soirées froides ou humides », de ne pas s'exposer au soleil brûlant. Suivent de longues recommandations concernant le domaine alimentaire et le traitement particulier à administrer à « la classe d'hommes qui méritent d'être l'objet des sollicitudes de la part des habitants, celle sur laquelle repose toute leur fortune (nous voulons dire les Noirs). »

Le Gouverneur Milius décida ce jour-là de faire transporter au Lazaret, en accord avec le conseil du gouvernement et l'administration, les Noirs atteints de la contagion : « Malades, morts seront transportés au Lazaret par les moyens fournis par le gouvernement à la diligence du maire ». Mais si la maladie recule, elle n'est pas pour autant éradiquée. On dénombre encore six morts le 31 janvier. De ce fait, Milius prend, le 1er février, un arrêté qui établit un cordon de troupes autour de Saint-Denis afin de « refermer le mal dans le lieu même où il a pris naissance » et pour « calmer les craintes des habitants éloignés. »
Le 30 janvier, La Brousse, le médecin-chef de la colonie, confirme dans un rapport que « la maladie s'éteint en perdant ses caractères malins. » Peu à peu, tout rentre dans l'ordre et le 23 février la pêche en rade de Saint-Denis est à nouveau autorisée. A la fin du mois de mars, les rapports des maires et officiers de santé de tous les quartiers sont réconfortants. La contagion n'a atteint ni Sainte-Marie, ni Sainte-Suzanne, ni Saint-André. Le quartier de Saint-Benoît a été peu touché. Dans le Sud, Saint-Pierre, Saint-Joseph et Saint-Louis ont été épargnés. Le 27 avril les communications avec les navires venant de l'extérieur sont rétablies.
D'après les chiffres officiels, deux cent soixante-dix-huit personnes ont contracté le choléra et deux cent trois en sont mortes, chiffres bien inférieurs aux dix-mille victimes estimées à L'île Maurice par Moreau de Jonnès. « Monsieur Pommier, chirurgien de 2ème classe de la Marine, et Monsieur Dujon, élève en chirurgie à l'hôpital militaire, donnèrent gratuitement leur soins aux malades du lazaret » rapporte Henri Azéma. Mr. Pommier[183] [184] [185] reçut une épée d'honneur de la part des habitants de Saint-Denis en remerciement de son dévouement.

---

[183] Pommier C. J., « Essai sur la maladie régnante à Saint Denis », *Gazette de l'île Bourbon*, 28 février 1820.
[184] Pommier C. J., « Lazaret de Saint-Denis. Mouvements des malades qui ont eu lieu dans cet établissement du 19 février au 28 dudit », *Gazette de l'île Bourbon*, 4 mars 1820.
[185] Pommier C. J., « Lazaret de Saint-Denis. Mouvements des malades qui ont eu lieu dans cet établissement du 29 février au 7 mars », *Gazette de l'île Bourbon*, 11 mars 1820.

« Mais, le 3 janvier 1821, un Noir de l'établissement Féry, à la Rivière du Mât, succomba en quelques heures : un second le suivit de près, et en peu de jours, on compta huit victimes des deux sexes. Ce fut de la sorte que commença cette seconde épidémie qui envahit de proche en proche et étendit partout la désolation et la mort. » S'agit-il de la même épidémie que celle de 1820 (choléra autochtone), d'une nouvelle épidémie (choléra importé) ou d'autres maladies diarrhéiques ?

Le choléra, qui n'atteignit l'Europe occidentale qu'en 1830, était alors mal connu. À l'époque, la nature éminemment contagieuse du choléra-morbus n'était pas admise, même si des médecins français présents à l'île Maurice en 1819 en avaient suspecté la contagion.
Officier de santé, François-Auguste Vinson (1791-1851), s'attacha alors à l'étude de la maladie et tout particulièrement de sa transmission. Il publia un mémoire qu'il adressa à l'Académie de médecine de Paris, ce qui lui valut le 3 avril 1821 le titre de membre correspondant et une lettre élogieuse de Mr. Pariset son président. À l'âge de 23 ans, il prévoyait, l'extension mondiale du choléra et décrivait sa contagion et sa transmission avec vingt ans d'avance sur ces contemporains. Néanmoins, en 1834, Delmas auteur de l'article sur le choléra dans le *Dictionnaire de médecine* en trente volumes écrivait : « Nous concluons qu'il n'est pas contagieux. » Cet écrit démontre que l'expérience vécue à Bourbon par Vinson n'avait eu aucune incidence sur l'appréhension ultérieure de la maladie par la communauté scientifique.
Raisonnant à partir de ses observations, François-Auguste Vinson démontra le caractère transmissible du choléra[186] et fit également le lien avec les conditions atmosphériques favorables au développement de la maladie en constatant que l'été austral est l'époque de l'éclosion et que l'hiver est celle des rémissions. Il subodora le rôle d'un agent pathogène qu'il nomma le « principe. »
« Tout en admettant la toute puissance d'action de la chaleur, qu'on ne pense pas qu'elle joue le rôle exclusif et qu'on se garde bien de la considérer comme cause principale. La chaleur a concouru à faire éclore le choléra, mais il ne l'a jamais produit : cette cause qui a toujours existé à l'île Bourbon n'aurait certainement jamais pu enfanter une épidémie semblable, si l'importation d'un principe déjà démontré n'avait été opérée. »

Les connaissances acquises au fil du temps sur le choléra, confirmèrent la pertinence prémonitoire de ces observations faites à La Réunion dès 1820. Le choléra est, en effet, une maladie infectieuse, diarrhéique, d'origine hydrique, à caractère épidémique, d'origine bactérienne dont l'agent causal, *Vibrio cholerae*, a été isolé en 1883 par Robert Koch à Alexandrie au cours

[186] Vinson A., « Documents pour servir à l'histoire de l'introduction du choléra à l'île de La Réunion en 1820 et 1859 », *Bulletin des Sciences et des Arts*, 1871, pp. 43-80.

de la cinquième pandémie. C'est une maladie du péril fécal par excellence. Compagnon privilégié des catastrophes naturelles et des situations de conflits avec déplacements massifs de populations, le choléra peut cependant survenir dans un contexte de stabilité politique et en l'absence de toute calamité naturelle, lorsque les conditions socio-économiques des populations sont favorables à son développement.

La Réunion reprit une vie normale jusqu'au début de 1854 lorsque le choléra ravagea de nouveau l'île Maurice[187]. Alors que les esclaves avaient été victimes des épidémies du début du siècle, ce furent les affranchis et les engagés qui lui payèrent un lourd tribut. Jacques-Désiré Laval[188], médecin et prêtre, débarqué à l'île Maurice en 1841 et chargé de l'apostolat des Noirs récemment affranchis, relate la situation : « Au début de mai 1854, une épidémie de choléra éclata et très vite les hôpitaux furent complets. La mortalité ne cessait de croître : plus de 200 morts par jour. La panique était partout. Il fallait organiser l'aide aux malades et aux mourants et de tout côté, on appelait les prêtres pour le baptême, l'absolution, l'onction des malades. » Le Père Laval a été béatifié le 29 avril 1979 par le pape Jean-Paul II. Son image reste, en 2016, très présente à La Réunion et à l'île Maurice.

Henri Hubert-Delisle, Réunionnais né à Saint-Benoît (1811-1881), gouverneur de La Réunion de 1852 à 1858, réagit immédiatement. Le 7 juin 1854, il imposa une « quarantaine sous voiles (à) tout navire qui aura communiqué avec Maurice, soit échangeant des marchandises, soit par des relations personnelles entre les gens de l'équipage ou les passagers et les habitants de la colonie ou de la terre. » Il mit en place un plan de prévention afin de préserver l'île du fléau : « Des fumigations sont pratiquées tous les jours dans la geôle de Saint-Denis... Dans l'intérieur de la ville, l'arrosage des rues et des cours particulières est énergiquement recommandé... Le marché de la ville est l'objet d'une surveillance de tous les instants... L'eau coule toutes les nuits dans les cuvettes des rues et emporte au loin les immondices qui s'y sont amassés dans la journée. » Il faut, explique-t-on « prendre des mesures nécessaires à l'assainissement de notre ville, où il y a tant d'immondices à faire disparaître, où la multitude des porcs élevés par les affranchis transforme des emplacements, des rues et des quartiers même en cloaques pestilentiels. » Ces précautions basées sur un renforcement de la salubrité publique s'avérèrent efficaces. La Réunion fut épargnée, alors que l'île Maurice compta sept mille six cent cinquante victimes.

---

[187] Collas A., « Le choléra à l'île Maurice, lettre de Pondichéry le 16 juillet 1854 », *Union médicale*, 7 septembre 1854, p. 440.

[188] *Vie du serviteur de Dieu Jacques Désiré Laval, apôtre de l'Ile Maurice,* Père François Delaplace, Beauvais, typographie D. Père, 1877, 619 pages.

En 1856, le choléra atteignit de nouveau l'île Maurice et occasionna trois mille deux cent soixante quatre décès. La Réunion se mobilisa de nouveau et évita l'épidémie. Le choléra ne passa pas à La Réunion en raison de mesures sanitaires sévères et assidues. Auguste Vinson s'interroge : Est-ce la même épidémie ou une nouvelle liée à l'importation de travailleurs indiens « que l'Inde, patrie permanente du choléra, versait dans les ateliers de l'île Maurice ? » Le nombre de victimes fut encore plus considérable et plusieurs médecins anglais et créoles périrent « victimes de leur dévouement. »

Mais c'est l'épidémie de choléra de 1859 qui est restée dans la mémoire collective des Réunionnais. Cette deuxième épidémie réunionnaise fut le fruit d'une succession de détournements de la législation en vigueur, pour des raisons bassement financières, mais également d'une incroyable légèreté des autorités administratives et médicales de l'île. Le 6 mars 1859 le choléra fut introduit à La Réunion par les passagers du *Mascareignes* qui avait appareillé de l'île de Quiloa[189].
Le 16 janvier 1859, le navire à aubes et à vapeur, le *Mascareignes,* propriété de l'armement Julien Gaultier De Rontaunay, mettait le cap sur l'Afrique pour ramener à La Réunion des engagés, car les usiniers et les riches planteurs de l'île avaient un grand besoin d'une main d'œuvre qui ne pouvait plus être fournie par l'esclavage. La Réunion avait alors recours à une traite camouflée à partir des mêmes comptoirs africains qui avaient fourni les esclaves. Les armateurs réunionnais n'ignoraient pas que la côte africaine était périodiquement ravagée par des épidémies, notamment de variole.
Selon André Role[190] : « Les petits souverains noirs , musulmans le plus souvent, régnant sur les pays africains proches de la Réunion, effectuaient de fréquentes razzias, les armes à la main, contre les villages indigènes de l'intérieur, réduisant des populations entières en esclavage. Les captifs enchaînés la fourche au cou, étaient conduits à marche forcée vers la côte où les attendaient les navires des armateurs réunionnais. »
Les plus robustes étaient achetés par les représentants des importateurs entre quatre et cinq cent francs-or par tête. À bord, ces pauvres hères affamés étaient reconnus libres, sans pour autant avoir la possibilité de se soustraire à leur destin. On leur établissait des contrats de travail, ils étaient répartis entre divers acquéreurs et parqués dans des camps de travail proches des usines.

---

189 Kilwa kisiwani est une île située à 280 km au Sud de Dar Es Salam, occupée du IXe au XIXe siècle qui connut son apogée aux XII et XIVe siècles. Après les Arabes, les Portugais s'en emparent et y construisent un fort. Plaque tournante du commerce entre l'Arabie, l'Asie, l'Afrique et l'Europe, c'est sous le nom de Quiloa, que Milton la mentionne dans le *Paradis perdu.*

190 Role A., « L'affaire du Mascareignes, le choléra à La Réunion en 1859 », *Histoire des Sciences Médicales*, tome VII, n°3, juillet-août-septembre 1974.

Au cours du voyage aller, d'Agnel le capitaine du *Mascareignes*, fut informé à Anjouan, par De Floris le capitaine de *l'Alfred*, lui-même trafiquant, qu'une épidémie de dysenterie sévissait sur la côte africaine.
Le *Mascareignes* mit alors le cap vers la baie de Lindi sur la côte du Mozambique et non vers Quiloa, enfreignant ainsi les ordres du baron Rodolphe Augustin Darricau, officier de Marine, gouverneur de La Réunion de 1858 à 1864. Deux mille cafres y étaient parqués dans des conditions d'hygiène déplorables. D'Agnel et le subrécargue[191] Menon, représentant de l'armateur, en achetèrent environ deux cent cinquante, dont une cinquantaine décédèrent très rapidement à bord et furent jetés à la mer avant d'atteindre Quiloa. Les décès furent attribués aux conditions de la marche forcée, à l'entassement dans les boutres arabes, ainsi qu'au *Seringos*[192], dysenterie endémique sur la côte Est africaine. Ce taux de mortalité fut jugé habituel lors du procès, « ne dépassant que de peu celle qu'on avait constaté sur d'autres navires. On pouvait l'estimer à vingt-sept pour cent des embarquements, or celle-ci avait été de vingt-quatre pour cent pour l'*Anna*, arrivée à La Réunion, peu avant le *Mascareignes.* »
Ces faits furent consignés par Alfred Léon Michel Vaillant, chirurgien de 3ème classe de la Marine, âgé de 23 ans, médecin de l'*Estafette* prise en remorque par le *Mascareignes* depuis les Comores. Vaillant autopsia deux Cafres sur la plage de Quiloa et consigna dans son rapport : « Au point de vue clinique, pouls misérable, vomissements glaireux, selles abondantes, riziformes[193], soif intense, décès en cinq ou six heures... Compte tenu du caractère anatomique des lésions découvertes à l'autopsie, on doit constater que cette épidémie ressemble au choléra. »
Pour les médecins de l'époque, le choléra était dit : soit «*nostras* » non épidémique, soit « *morbus* », sans réaction spécifique mais plus grave, soit épidémique grave avec réactions.
Vaillant refusa de délivrer le certificat de libre pratique qui autorisait la poursuite du voyage vers La Réunion. Il subit les pressions de son supérieur le Capitaine Du Taillis, ainsi que des Réunionnais, et finit par délivrer un certificat affirmant qu'il n'y avait pas de variole à bord, ce qui n'était qu'une partie de la vérité. Son rapport d'autopsie fut classé dans les documents du bord.
Le *Mascareignes,* dûment muni du certificat de libre pratique, appareilla avec trois cent quarante trois « engagés », dont à nouveau une quarantaine moururent en mer et furent remplacés par d'autres « engagés » lors d'une escale à Kissaora, sur la côte du Mozambique, tout aussi illégale que celle de Lindi. Seule l'escale de Quiloa était légale, car objet d'une surveillance

---

[191] Le subrécargue désigne, dans l'activité de transport maritime, une personne responsable qui représente à bord d'un navire soit le propriétaire de la cargaison, soit le chargeur, soit l'armateur, soit encore l'affréteur.
[192] Vinson A., *Note sur le Séringos,* Académie des Sciences, 1859.
[193] Qui a l'aspect de l'eau de riz. Ce signe est pathognomonique du choléra.

médicale. Quarante huit nouveaux cas éclatèrent à bord et furent débarqués sur l'îlot de la Providence où la moitié mourut. Le *Mascareignes* reprit sa route vers La Réunion, perdant le cuisinier du bord ainsi qu'un matelot nommé Charton. D'après Henri Azéma, quelques heures avant de mouiller en rade de Saint-Denis, quatre hommes décédèrent et furent jetés à la mer. Avant de mouiller l'ancre, d'Agnel imposa aux membres de l'équipage de signer une déclaration certifiant qu'il n'y avait pas eu de variole à bord et que seuls des cas de dysenterie banale dans les pays chauds étaient survenus. Le matelot Tison précisa, lors du procès, qu'il avait du signer sous la menace de Menon.

D'Agnel remit au pilote, toutes les dépêches du bord, dont le rapport d'autopsie de Vaillant, puis reçut à la coupée, la visite du docteur Lhermitte, médecin arraisonneur. Il expliqua que les décès par dysenterie étaient dus au *Seringos,* que les malades ne vomissaient pas et n'avaient pas émis de selles « eau de riz. » « Mr. Menon confirma par des signes d'assentiment, les déclarations que le capitaine placé près de lui faisait sous serment. » Le docteur Lhermitte ne prit pas connaissance du rapport d'autopsie de Vaillant qui avait été remis au pilote.

Le gouverneur Darricau étant en « changement d'air » à Hell-Bourg, villégiature située à environ 1 300 mètres d'altitude, c'est Monsieur Valentin Joseph Edouard Manès, directeur de l'Intérieur, qui prit connaissance des dépêches du bord et du rapport d'autopsie. Il ne soumit toutefois pas les documents à la commission sanitaire[194] qui siégeait le jour même sous la présidence du docteur Louis-Alexandre Petit[195], premier médecin en chef de la Marine et directeur du service de santé à La Réunion de 1855 à 1861, mais les fit parvenir au gouverneur qui ne les reçut que trois jours plus tard en raison d'une alerte cyclonique. Le gouverneur ne leur accorda aucune importance particulière et les classa. Durant la séance de la commission sanitaire, le docteur Petit accorda la libre pratique assortie d'une quarantaine et autorisa le débarquement dès le lendemain 7 mars. Le docteur Lhermitte se rendit une nouvelle fois à bord pour procéder aux fumigations et nota l'odeur et les déjections sur le pont et l'entrepont « sur lesquelles le pied glissait. » Il autorisa néanmoins l'hospitalisation de quinze malades à l'hôpital civil de La Rivière Saint-Denis, fondé en 1846, qui échappèrent ainsi à la quarantaine. Treize des quinze patients hospitalisés décédèrent

---

[194] Commission sanitaire de l'île de La Réunion, « Instruction sur les premiers soins à donner aux personnes malades du choléra », *Moniteur de l'île de La Réunion,* n° 701, 30 mars 1959. Cette commission était composée de Laugaudin, Hermite, Hugoulin, Legras et Petit (L.A., médecin en chef, président. Cf Vinson (Aug). « Documents pour servir à l'histoire de l'introduction du choléra à l'île de La Réunion en 1820 et 1859 », *Bull. Sces et Arts*, année 1864, p. 43.

[195] Petit L. A., « Mémoire sur l'épidémie du choléra-morbus qui a régné à La Réunion en 1859 », *Revue Maritime et Coloniale*, Ministère de la Marine et des colonies, 1861, 3, 541-567.

dans un tableau clinique fortement évocateur du choléra pour le docteur Auguste Vinson, fils de François-Auguste Vinson qui avait étudié la première épidémie de choléra en 1820. Le 12 mars, Auguste Vinson et son confrère Mazaé Azéma demandèrent une audience au directeur de l'Intérieur qui ne les reçut pas. Tous les autres Cafres furent mis en quarantaine pendant dix jours au Lazaret. Le 18 mars, le directeur de l'Intérieur autorisa d'Agnel, qui déclara qu'aucun Cafre n'était mort lors de son isolement, à remettre les Cafres à leurs employeurs. Or selon l'enquête : « Deux Noirs étaient décédés le 12 mars et deux autres le 18 mars, le matin même du départ » d'un syndrome dysentérique. Responsable sanitaire du Lazaret, Grondin, infirmier de circonstance et presqu'illettré, n'avait pas rapporté les décès, lui qui avait pourtant vu mourir tant de personnes au lazaret.
Simultanément survinrent d'autres décès dans des tableaux similaires en ville parmi les prisonniers affectés à des corvées à l'hôpital civil. Le docteur Petit déclarant avoir reçu de Menon son voisin à Saint-Denis, les aveux sur l'existence du choléra à bord du *Mascareignes*, se précipita chez le directeur de l'Intérieur pour l'informer, ainsi que le gouverneur Darricau de retour d'Hell-Bourg. Le docteur Le Siner, directeur de l'Hôpital civil, demanda à Manès la communication du rapport de Vaillant. Manès déclara ne pas l'avoir reçu, mais fut démenti par Desnoyelles, officier d'ordonnance du gouverneur : « Mais souvenez-vous, c'est la cinquième pièce de la dépêche que je vous ai adressée de la part du Gouverneur. » L'administration sort alors de sa léthargie et fait arrêter Menon et Grondin alors que d'Agnel s'enfuit à Maurice. Sur ces entrefaites, les immigrants du navire *le Périgny* qui avaient côtoyé ceux du Mascareignes, quittèrent le camp d'isolement pour Saint-Louis, où dès leur arrivée, le choléra se déclara.

Saint-Denis fut contaminé tout d'abord par l'hôpital, par les marines et par le dépôt ses immigrants, proche du Jardin colonial. A la fin du mois de mars, on dénombrait neuf décès par jour en moyenne en ville, quinze à vingt au début d'avril et trente-cinq le 17 avril. Pris de panique, les Dyonisiens s'enfuirent. « Les voitures publiques ne suffisaient plus ; on payait 200 francs pour quatre lieues : on vit des gens camper dans les bois. »
Afin de calmer les esprits, le gouverneur Darricau fit venir sa famille qui prenait les eaux à Hell-Bourg et visita les hôpitaux et les cimetières pour s'assurer de la bonne observance des prescriptions d'hygiène. Des hôpitaux temporaires furent dressés dans les quartiers de Saint-Denis, la Loge, le jardin impérial, le Butor et l'école des Frères. « Les morts furent transportés au cimetière de l'Est où l'évêque de La Réunion, Monseigneur Armand René Maupoint, avait autorisé l'ouverture d'une chapelle provisoire sous le nom de Notre-Dame des Trépassés. La chapelle était desservie par l'abbé Callet qui bénissait les corps avant leur inhumation. Le voyage de la Rivière des Pluies au cimetière de la ville était long et pénible. M. Charles Desbassyns,

riche colon de l'endroit affecta généreusement un terrain aux inhumations[196]. »
Les prêtres, les sœurs de Saint-Joseph de Cluny, les Filles de Marie, les frères de la Doctrine Chrétienne s'improvisèrent infirmiers. Lorsque le Baron présenta les distinctions honorifiques du clergé, Monseigneur Maupoint répondit : « Décorer un de mes prêtres serait faire injustice aux autres, car tous ont fait leur devoir. »

Les autorités tentèrent de minimiser la situation. Le journal *Le Colon* écrivit « On a tort de s'effrayer, de se laisser dominer par un sentiment de crainte exagérée dont les conséquences peuvent être plus funestes que le mal lui-même. » Le journal déplora « le silence de la commission de santé, dans un moment où chacun a besoin d'être édifié sur les mesures hygiéniques prescrites par les circonstances, est interprété d'un manière fâcheuse ; on s'en inquiète, on s'en alarme, et ce silence fait croire à une grande intensité du mal. D'un autre côté, la population qui croit à l'efficacité des alcools, en fait un usage immodéré qui l'incommode, qui la prédispose à la maladie. »

Une pétition protesta contre le maintien en ville des « Cafres moribonds » du *Mascareignes*. L'administration publia une série de mesures préconisées par le docteur Petit[197] : « Une bonne hygiène et la tranquillité d'esprit sont les vrais moyens préservatifs à conseiller d'une part et d'autre part il faut toujours éviter de s'exposer aux ardeurs du soleil pendant le milieu du jour et se garantir du refroidissement au moyen d'une ceinture de flanelle qui couvre les lombes et le bas du ventre. »
Petit recommanda également de bien aérer et blanchir à la chaux les « appartements des maîtres » et les « cases des domestiques », « d'éviter la viande de porc, de tortue, les poissons salés et fumés, les légumes crus, les fruits non mûrs. » Il y ajouta de fuir la solitude et de ne pas s'enfermer chez soi : « Il est utile pour la santé de prendre quelques distractions, de faire une promenade matin et soir en compagnie d'autres personnes, en évitant les conversations qui rappellent les événements malheureux. » Il ajouta : « Ayez confiance dans la puissance d'une vie régulière et chaste, et surtout dans la force que vous donne la pratique de la charité et la résignation aux décrets de la divine providence. »

---

196 Henri Azéma. *op.cit.*

197 Petit L. A., « Des mesures à prendre par les particuliers pour éviter le choléra-morbus et les premiers soins à donner aux malades avant l'arrivée d'un médecin. », *Moniteur de l'île de La Réunion*, n° 701, 26 mars 1959.

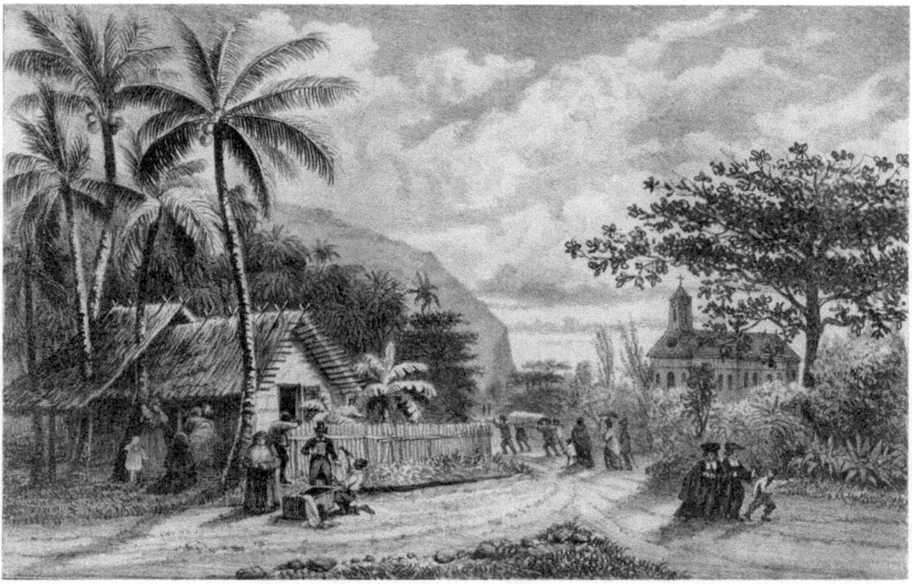

Figure 6 : Distribution de secours, chapelle Saint-Jacques, Saint-Denis, épidémie de choléra, 1859. (Musée Léon-Dierx. 1984.02.02.25. L.A. Roussin, Lithographie d'Antoine Roussin).

Le gouverneur décida, le 1er avril, de faire chanter « une messe pontificale à la cathédrale, pour obtenir du ciel la cessation de l'épidémie régnante. »

Au mois de mai, les cas de choléra sont moins nombreux. Le 11 mai, le journal *Le Moniteur* s'interroge sur cette amélioration en lien avec la récente éruption du volcan. On peut y lire : « Pendant les éruptions, l'acide sulfureux se dégage en quantités incalculables ; or lorsque de si grandes masses de produites gazeux viennent tout à coup modifier la composition intime de l'atmosphère il y a-t-il réellement illusion téméraire à concevoir l'espérance, qu'avec le phénomène volcanique, nous voyons disparaître probablement le fléau qui pèse sur notre population, et que cet imposant phénomène soit pour nos comme une nouvelle arche d'alliance qui nous promet la fin de nos maux ? »

Enfin le 2 juin fut enregistrée la dernière des 766 personnes qui moururent à Saint-Denis, d'après le docteur Petit, médecin-chef de la colonie. Il convient d'ajouter à ce bilan 78 décédés dans la rade, 149 au lazaret de la Ravine à Jacques qui au plus fort de l'épidémie compta 600 personnes en quarantaine et 25 au lazaret de la grande Chaloupe. Bien qu'ayant officiellement rompu tout contact avec la terre, les navires en rade payèrent un lourd tribut au choléra. Le *Victor-Amédée* connut des pertes.

Dans le Sud, Saint-Louis fut particulièrement touchée car un grand nombre des engagés du *Mascareignes* y avaient été transportés. La milice y dénombra 295 décès. Ailleurs, la contagion fut véhiculée par les Dionysiens fuyant la capitale : Sainte-Marie compta cent quarante-quatre morts ; Sainte-Suzanne, quatre-vingt-treize ; Saint-André, cent quatre-vingt-cinq victimes ; Saint-Benoît, trois cent dix-huit ; Saint-Joseph et Saint-Pierre totalisèrent une centaine de décès. Saint-Paul et Salazie furent épargnés.

La ville de Saint-Leu, que la proximité de Saint-Louis exposait particulièrement, promit solennellement d'ériger à la Madone un sanctuaire si elle la préservait. La Madone exauça cette prière et la ville tient sa promesse. Quatre victimes furent dénombrées, toutes venant de l'extérieur. La chapelle fut élevée en avril 1859 et baptisée Notre-Dame-de-la-Salette par le curé, le père Sayssac, en hommage au site des Alpes où la Vierge était apparue le 10 septembre 1854, jour de son ordination. Cet oratoire est, en 2016, le lieu de pèlerinage le plus populaire de l'île.
Certaines maires règlementèrent les inhumations, comme le fit celui de Saint-Benoît, Jean-Baptiste Hubert-Delisle, le 23 avril, par arrêté municipal[198]. Le transport des corps « se fera directement de l'ambulance ou de la maison mortuaire au cimetière en ayant soin de passer par la rue la moins fréquentée. Si le décédé est chrétien, avis de l'heure de l'inhumation sera donné par la Police au curé de la Paroisse pour qu'il se transporte au cimetière si bon lui semble afin de donner l'absoute au défunt. »
Dans toutes les villes atteintes, le choléra « a sévi principalement dans les quartiers pauvres, habités par des ouvriers et des Noirs affranchis, et dans les établissements de la ville où sont employés un grand nombre de Noirs... Les neuf dixièmes de ceux qui ont été atteints de la maladie se trouvaient placés dans de mauvaises conditions d'hygiène, et, d'autre part, les soins ont manqué au plus grand nombre d'entre eux », écrivit le rédacteur du journal *Le Colon.*

Le choléra venait de démontrer une fois de plus que la propagation et la virulence des maladies infectieuses sont liées à la misère et à la promiscuité. La population des engagés et des affranchis avait payé le plus lourd tribut.
Au total, selon le docteur Petit, l'épidémie tua 2 214 victimes appartenant « presque toutes dans la population noire », ce qui peut témoigner de mesures d'hygiène moindres dans cette population, ainsi que parmi les engagés en situation précaire au lendemain de l'abolition de l'esclavage de 1848.

Le 24 janvier 1860 s'ouvrit à Saint-Paul le procès du *Mascareignes*, vraisemblablement le premier procès en recherche de responsabilité

[198] Archives de La Réunion, 104 M4.

sanitaire. Selon le *Colon*, « Jamais, affaire n'a eu et n'aura à Bourbon un tel retentissement. » Au banc des accusés : D'Agnel le capitaine, Menon, subrécargue et Grondin, surveillant du Lazaret. Il est rappelé que les hommes recrutés « étaient dans un état affreux, maigres à faire peur, (et) ressemblaient à un bétail humain dont l'aspect soulevait le cœur. » La responsabilité du propriétaire Julien de Rontaunay fut également engagée, ainsi que celle du directeur de l'Intérieur Manès. Mais, le procès se termina le 1er février par un acquittement général, au grand étonnement des Réunionnais. Au cours du procès, certains médecins nièrent la contagiosité du choléra qu'ils attribuèrent au climat, au mauvais air… Il ne fut pas formellement établi que la maladie avait été introduite dans l'île par le *Mascareignes,* certains cas suspects de choléra ayant été observés dans l'île, dès janvier 1859, notamment par les docteurs de Mahy et Barquisseau, dans le Sud. De Mahy déclara avoir constaté le décès d'un engagé de la plantation Mussard à Saint-Louis qui présentait les symptômes de la maladie. Le docteur Lejeune, médecin adjoint de la santé, fit état de la déclaration de cinq cas de choléra qui lui avait été faite par les médecins du Sud, bien avant l'arrivée du *Mascareignes*.

En début d'épidémie, les premiers cas de choléra peuvent donner lieu à des diagnostics différentiels avec d'autres tableaux digestifs. Il n'est pas impossible que des cas isolés aient pu être constatés dans le Sud, importés par d'autres voies. Mais, le rapport de Vaillant qui mentionne des selles riziformes, ainsi que la dissémination rapide de la maladie réputée hautement contagieuse et rapidement mortelle, ne laisse aucun doute : c'est bien le choléra que le *Mascareignes* a importé à La Réunion. L'appât du gain d'une part, et l'impéritie des autorités administratives et sanitaires d'autre part, avaient conduit à une épidémie meurtrière.

L'année 1861 connut l'arrivée du plus grand nombre d'engagés indiens avec 7 000 personnes originaires majoritairement de Pondichéry, Karikal et Calcutta[199]. De janvier à mai 1861, *Le Canning*, le *Mathilda Wattenbach*, le *Brandon,* le *Saint-Pierre*, le *Kirkham*, et l'*Armenian* durent effectuer des quarantaines de 3 à 35 jours en rade. Ces navires convoyaient des coolies en provenance de Calcutta. Le *Mathilda Wattenbach* qui avait quitté Calcutta le 21 février avec 496 coolies embarqués, déplora 32 morts durant la traversée et avait dû effectuer 30 jours de quarantaine, dont 15 jours sous voile et 15 jours en rade. Le *Brandon*, parti d'Inde le 6 mars 1861 avec 428 indiens, déplora 64 décès à bord et dut effectuer 15 jours de quarantaine sur rade à La Réunion. Autant de nouvelles épidémies évitées…

---

199 Archives Nationales d'Outremer, Immigration santé 1853-1894, Séries géographiques. Carton 382, doc 3310.

En 1862, le gouverneur Rodolphe Augustin Darricau, vraisemblablement échaudé par la récente affaire du *Mascareignes*, adresse une lettre[200] au Ministre de la Marine et des colonies énumérant les mesures prises à l'encontre du *Daguerre*, bâtiment de commerce chargé d'émigrants indiens en provenance de Pondichéry et se rendant en Guadeloupe. Cette lettre démontre que même le gouverneur n'est pas en mesure d'infléchir les décisions prises par la commission sanitaire, ce qui est très heureux pour le fonctionnement des institutions démocratiques de l'époque...
Le *Daguerre* qui se présente en rade de Saint Denis en janvier 1862 a connu une épidémie de choléra quelques jours après son départ d'Inde, avec 25 décès dont le capitaine et son second, la veille de son arrivée à La Réunion. Darricau précise que « Le choléra était déjà un sujet de crainte pour notre population. Aussi lorsque l'on vit arriver sur rade un navire dans les conditions où se trouvait le *Daguerre*, la panique fut à son comble, et l'on ne parlait que de mesures extrêmes à prendre contre ce malheureux navire. »
Sous l'impulsion des deux médecins de la Marine qui font partie de la commission sanitaire, le *Daguerre* est mis en quarantaine pendant vingt jours en queue de rade, sans pouvoir débarquer ses passagers.

Le docteur Joseph Mailloux, dans son *Mémoire sur le choléra Morbus épidémique de l'Inde*, paru en 1864, souligne les mesures prises pour préserver La Réunion du choléra. Il évoque la contrebande et les débarquements « sauvages » dans des lieux non surveillés qui permettent de détourner la législation et constituent des risques d'implantation de nouvelles épidémies.

Les connaissances de l'époque en matière de choléra sont bien résumées par Adolphe Coustan son *Manuel du médecin militaire*[201]. On y lit que le mode de transmission du choléra se fait par les matières fécales, par les souillures du linge et de la literie du malade et par le fait de ne pas se nettoyer les mains après avoir été en contact avec ces souillures. Coustan rappelle que la transmission du virus peut se faire par la contamination de l'eau potable et recommande donc de ne « consommer que des eaux minérales ou de l'eau bouillie, ou bien de l'eau additionnée de un gramme d'acide citrique. » Chez les malades en isolement, il propose de désinfecter leurs linges et leurs matières fécales, en précisant que « Un mètre cube de matière fécales contenant le bacille de Koch[202] est neutralisé par 3 kg 500 de sulfate de cuivre. La désinfection est obtenue en 12 heures. »

[200] Archives Nationales d'Outremer, Immigration santé 1853-1894, Séries géographiques, Carton 459, doc 5195.
[201] A. Coustan, *Manuel du médecin militaire : Maladies et épidémies des armées.* 1897, p.158-163.
[202] Nous savons maintenant que le bacille de Koch n'est l'agent causal que de la tuberculose et non du choléra.

Coustan propose un traitement prophylactique : « À la période prémonitoire, une potion laudanisée[203], prise à doses massives (15 ou 20 gouttes en deux fois), des lavements laudanisés, des infusions chaudes, excitantes, des frictions chloroformées ou alcooliques, l'acétate d'ammoniaque permettront de réchauffer assez le malade pour pouvoir le transporter à l'hôpital. » Coustan précise qu'il n'existe pas de traitement spécifique du choléra, mais qu'à la période algide, on pourra avoir recours à « des bains à 40°C [...], des injections hypodermiques d'éther ou de caféine, des injections de sérum artificiel dans les veines : eau distillée stérilisée 1000, chlorure de sodium 5 gr, sulfate de soude 10 gr. Ces injections sont faites dans la saphène interne, au-dessus de la malléole interne, le liquide chauffé à 38°C ; 2 litres sont injectés en un quart d'heure. On peut faire aussi des injections dans le tissu conjonctif sous-cutané. » Ainsi, les bases du traitement actuel du choléra, à savoir la réhydratation massive, étaient connues dès la fin du XIXe siècle.

Ce véritable savoir coexistait avec des mesures moins scientifiques, comme celles préconisées dans certaines communes, par des arrêtés municipaux surprenants[204]. C'est ainsi que le maire de Saint-Benoît, Hubert-Delisle, prit un arrêté le 23 mars 1859 qui imposait de passer un lait de chaux sur tous les bâtiments de l'atelier de disciplines et dans les geôles, de mettre du vinaigre pour aciduler les boissons et de suspendre les travaux de onze à quatorze heures en cas de forte chaleur. Le maire de Sainte-Marie, en sus des mesures précédentes, conseillait d'aérer les maisons, de faire des fumigations fréquentes, de manger du porc une fois par semaine tout au plus, de s'abstenir de toute espèce de fruits, d'éviter toute forme d'excès et d'effectuer quelques promenades matins et soirs.

C'est en 1889 que prit naissance la sixième pandémie aux Indes qui n'eut cependant pas la gravité des précédentes. La découverte du vibrion cholérique par Robert Koch avait porté ses fruits : les mesures de salubrité firent la preuve de leur efficacité ainsi que la vaccination anticholérique de Jaime Ferran, médecin espagnol, en 1884. Depuis 1926, si l'on excepte l'épidémie d'Egypte de 1947, le choléra ne faisait plus parler de lui et le risque d'une nouvelle épidémie semblait avoir disparu.
C'est alors que la septième pandémie, toujours active en 2016, est partie des Célèbes en Indonésie en 1961, d'où le nom de « choléra indonésien. » Due au *vibrio El Tor,* la maladie a envahi le Sud-Est asiatique puis le sous-

---

[203] Le laudanum est une préparation à base d'alcaloïdes du pavot somnifère prescrit essentiellement dans le traitement symptomatique des diarrhées aiguës et chroniques, résistantes à tout autre traitement médicamenteux. C'est une teinture d'opium, parfois adoucie par du sucre, appelée *vin d'opium.*
[204] ADR, série 5M36, Choléra : surveillance des navires, contrôle des immigrants, états des malades.

continent indien (1963-1964), le Moyen-Orient et l'Europe (1965), l'Afrique (1970-1971), l'Amérique latine (1991).

L'Union des Comores a connu plusieurs épidémies de choléra, la première en 1975, puis quatre épidémies se sont succédées de 1998 à 2007. Madagascar a été atteint en 1999. L'île Maurice et La Réunion ont été épargnées.

. Dysenteries

Connues pendant longtemps sous le nom de « flux de ventre », les dysenteries regroupent deux entités : les dysenteries bacillaires ou shigelloses[205] et l'amibiase[206].
Avant l'ère pastorienne et la découverte des agents étiologiques des principales maladies infectieuses, la dysenterie bacillaire causée par les shigelles sévissait jusqu'à la fin du XIXe siècle de façon endémique, voire par bouffées épidémiques, dans les régions à climat tempéré. Sa transmission était alors facilitée par les mauvaises conditions relatives à l'hygiène, à l'habitat et à l'alimentation. Elle concernait plus particulièrement les troupes en campagne, les populations des camps de prisonniers ou de réfugiés.
Cette situation, caractérisée par un état sanitaire déplorable, n'est pas sans rappeler celle que l'on peut rencontrer encore aujourd'hui dans certains pays du Sud lors des désastres (cataclysmes naturels, conflits, migrations ou regroupements de populations réfugiées), comme au Rwanda en 1993-1994 après la guerre civile. L'absence de distribution d'eau potable, une alimentation pauvre en protéines et carencée en vitamines, une assistance médicale insuffisante en sont en partie responsables.

C'est en 1761 que Gerard Von Swieten (1700-1772), médecin de l'impératrice Marie-Thérèse d'Autriche, a écrit en français un livre imprimé à Amsterdam, intitulé *Description des maladies des Armées avec la méthode de les traiter*. Dans le chapitre consacré à la dysenterie, il en décrit avec précision les signes cliniques, il note que les selles dysentériques contiennent souvent du sang. Il signale comme causes favorisantes la fatigue du soldat à la guerre, les conditions climatiques défavorables, la mauvaise qualité des eaux de boisson et de la nourriture. Il soupçonne le rôle des selles des

[205] Richard C., « Les shigelles hier et aujourd'hui », *Bulletin de l'Association des anciens élèves de l'Institut Pasteur*, 1990, 125, 18-28.
[206] Les amibes sont des protozoaires vivant en eaux douces ou salées, capables de se déplacer par de multiples déformations appelées pseudopodes. *Entamoeba histolytica* est l'agent de la dysenterie amibienne dans les milieux tropicaux dont la prévalence est étroitement liée aux conditions socio-économiques (maladie du péril fécal).

malades dans la transmission à des soldats bien portants et propose d'enterrer les selles dans des fosses profondes, distinctes de celles réservées aux bien-portants. Quant au traitement, en plus de l'inévitable saignée en faveur à cette époque, il prescrit de réhydrater les dysentériques avec de l'eau tiède ou de l'eau de millet, de les alimenter avec du riz et de calmer leurs douleurs avec les pilules d'opium.
En 1779, une grave épidémie frappa les provinces de l'ouest de la France, en particulier les campagnes où régnaient la misère et le manque d'hygiène. Le nombre de morts fut estimé à 175 000 parmi les 27 millions d'habitants que comptait la France à cette époque. Cette épidémie fit des victimes parmi les paysans les plus pauvres, mais aussi parmi les soldats cantonnés en Bretagne et en Normandie.
À la bataille de Valmy, le 20 septembre 1792, les troupes prussiennes furent vaincues non seulement par les soldats de la Révolution française, mais aussi et surtout par les dysenteries.
Au cours de la Campagne de Madagascar de 1895 : « Les soldats, déjà exténués par les travaux de terrassement dans la plaine de la Betsiboka, subirent les effets de la dysenterie et des fièvres et que presque la moitié du régiment métropolitain y succomba. »
Pendant la guerre 1914-1918, « la diarrhée des tranchées » sur les fronts de France et d'Orient à Salonique fut rattachée à la dysenterie bacillaire. Sur le front d'Orient, les pertes humaines dues aux combats étaient bien moindres que celles dues aux maladies ou aux épidémies.
En 1888, Chantemesse et Widal isolent des selles dysentériques un bacille Gram négatif. Albert Calmette (1863-1933) isole en 1894 à l'Institut Pasteur de Saigon, un bacille pyocyanique, avant d'être lui-même rapatrié en France pour dysenterie. Mais c'est Koyochi Shiga (1871-1957) qui isola en 1897 le bacille dysentérique *Shigella dysenteriae* ou bacille de Shiga.

Avant la découverte microscopique de l'amibe, l'amibiase était confondue avec toutes les dysenteries[207]. Cependant Auguste Dutrouleau (1808-1872) avait suspecté la spécificité de certaines dysenteries tropicales[208].

Deux noms sont attachés à la découverte de l'amibe. Vilém Dusan Lambl (1824-1895) découvre en 1859 à Prague, dans le mucus intestinal d'une enfant ayant succombé à la dysenterie, un organisme unicellulaire qu'il appelle « monade. » Lambl soupçonne son rôle pathogène. Seize ans plus tard, en 1875, Fedor Aleksandrevitch Loesch (1840-1903), examinant à

---

[207] Blanc F., Blanc F.P., Blanc B., « Histoire des maladies exotiques », In *Histoire de la médecine, de la pharmacie, de l'art dentaire et de l'art vétérinaire*. Tome VII, pp. 217-255. Albin Michel/Laffont/ Tchou, 1977.

[208] Dutrouleau A., *Traité des maladies des européens dans les pays chauds (régions tropicales) : climatologie et maladies communes, maladies endémiques*. Paris. J.-B. Baillière et Fils, 1868.

Saint-Pétersbourg les selles d'un jeune paysan d'Arkhangelsk atteint de dysenterie, découvre en nombre considérable des amibes. Sous l'influence du traitement les amibes disparurent en même temps que la diarrhée cessa, mais le malade succomba à une pleurésie intercurrente. À l'autopsie, la partie inférieure du gros intestin présentait de multiples ulcérations où Loesch décela en grand nombre des amibes identiques à celles qu'il avait déjà décrites et qu'il dénomma *Amoeba coli.*

Aux Indes, David Douglas Cunningham (1843-1914) et Timothy Richard Lewis (1841-1886) chez les autochtones, et en Italie Giovanni Batista Grassi (1854-1925), chez des soldats rapatriés d'Ethiopie, découvrirent les amibes de Loesch. Mais la découverte trop fréquente de l'amibe aussi bien chez l'homme sain que chez l'homme malade, fit de plus en plus douter de la réalité de son pouvoir pathogène. C'est Robert Koch (1843-1910), en Egypte en 1883, qui, en étudiant le choléra, découvrit chez quatre sujets morts des suites d'un syndrome dysentérique, des ulcérations et des amibes dans les tissus avoisinants et incrimina l'amibe dans la genèse des ulcérations. Le choléra l'appelant aux Indes, Koch laissa la poursuite des recherches à Stephan Kartulis (1852-1920), médecin de l'hôpital d'Alexandrie, qui reconnut en 1885 l'amibe comme l'agent authentique d'une dysenterie spécifique ainsi que l'existence d'une amibe inoffensive. Ainsi, la notion de deux amibes différentes émergea progressivement. Fritz Shaudinn (1871-1906) démontra définitivement la dualité de l'amibe dans le colon de l'homme : l'amibe de l'hommes sain, *Entamoeba coli* et l'amibe trouvée chez le dysentérique, *Entamoeba histolytica.* Achille Kelsch (1841-1911) et Paul Louis Kiener (1841-1895) montrèrent, en 1888, la relation entre les dysenteries et l'abcès tropical du foie[209]. En 1912, Sir Léonard Rogers (1868-1962), médecin colonel de l'armée des Indes, attesta de la spécificité du foie amibien et codifia la thérapeutique par les sels d'émétine, alcaloïde extrait de l'ipéca par Pelletier et Magendie en 1817 : « L'émétine était à la dysenterie ce que la quinine était au paludisme. »

À bord des navires destinés à servir outre-mer, étaient apparues depuis 1820 des cas de plus en plus fréquents de coliques très douloureuses et invalidantes. Ces coliques étaient tantôt dites sèches, car non productives, tantôt dites coliques végétales. Louis Raoul (1815-1852) écrivait en 1846 que : « Cette maladie est tellement identique à la maladie saturnine[210] qu'on est tenté de lui assigner la même cause. » Jean-Baptiste Fonssagrives (1823-1884) émit une opinion contraire et écrivit dans sa thèse en 1852 : « L'opinion qui rattache la colique végétale à l'intoxication saturnine est toute

[209] Kiener P.L., Kelsch A., « De la nature de l'hépatite suppurée des pays chauds », *Archives générales de médecine,* 1888, 7, 257-279.
[210] Maladie saturnine : intoxication due à l'ingestion de plomb.

gratuite. » C'est Amédée Lefèvre (1798-1869) qui, après avoir étudié les rapports des chirurgiens de Marine sur ce sujet, fit supprimer toute trace de plomb à bord des navires, et en particulier la tuyauterie en contact avec l'eau de boisson[211]. La mesure étant appliquée, les coliques sèches disparurent, ce qui prouva qu'elles étaient bien d'origine saturnine. Dans son *Traité d'hygiène navale* en 1877, Fonssagrives reconnut son erreur.
Curieusement, la colique végétale fut confondue avec la maladie appelée le Barbiers, confusion dénoncée, nous l'avons vu plus haut par Auguste Vinson. Rappelons que la colique végétale est synonyme de la colique saturnine ou dite encore colique de plomb, due à l'intoxication par le plomb.
De Lescouble mentionne dans son journal que « Les bâtiments de guerre de la station de la mer des Indes, envoient à l'hôpital de l'île de La Réunion, à leur retour de Madagascar, de Sainte-Marie et de Mayotte, une foule de marins atteints de colique sèches (coliques végétales) et nous n'avons jamais remarqué d'identité entre cette affection et le Barbiers qui nous est aussi bien connu. »
De Lescouble mentionne également dans son journal en date du 14 janvier 1827 : « À Saint-André, une dissenterie épidémique. » Le 3 septembre 1828 : « Le noir à nouveau malade, a la dissenterie et je crains fort qu'il ne tourne à mal. Je lui ai donné la tisane de racine dure lave-ventre du même : il a meilleur appétit. » « La majeure partie des soldats ou des marins qui sont reçus à l'hôpital militaire de La Réunion pour y être traités, peut se distribuer en trois classes nosologiques : 1° ceux atteints de la Fièvre intermittente de Madagascar, 2° ceux affecté de coliques sèches, 3° ceux atteints de Dysenterie. »

En 1890, G. Reynaud[212], classe les dysenteries au troisième rang des causes de décès, après le paludisme et les affections pulmonaires, et précise que la dysenterie à une prédominance considérable sur la diarrhée.
Merveilleux évoque au début du XXe siècle, les dysenteries et diarrhées à La Réunion[213] : « Pendant la période triennale 1891901, la moyenne annuelle de mortalité a été de 158, soit 1/36 de la mortalité générale ou 2,76% des décès, chiffre bien au-dessous de la mortalité moyenne des pays chauds, qui va de 40 à 45. À La Réunion, dit Dutroulau, la mortalité dysentérique était considérable parmi les Blancs et les Noirs. Il n'en est plus de même, heureusement, d'après les statistiques. C'est dans les mois pluvieux et chauds, mais surtout au commencement de la saison fraîche, que les décès par diarrhée et dysenterie sont les plus nombreux. L'arrondissement Sous-le Vent est particulièrement frappé : 96 décès sur 132 en 1900 et 160 sur 190 en 1901.

---

[211] Brisou B., « Amédée Lefèvre, éminent hygiéniste naval de Rochefort. », *Médecine et Armées*, 2003, 11, 516-524.
[212] G. Reynaud, médecin de première classe de la Marine.
[213] Merveilleux G., *op. cit.*

L'étiologie de la dysenterie et de la diarrhée étant presque entièrement due à la mauvaise qualité des eaux potables, la prophylaxie de ces affections est naturellement indiquée. Mais, pour la dysenterie tout au moins, il ne faut pas oublier que, quel que soit le microbe ou l'amibe producteur, le dysentérique est dangereux et qu'il y a par conséquent lieu de désinfecter ses selles. »

Il ajoute, en ce qui concerne les maladies du foie : « Les décès signalés à ce titre dérivent presque tous de l'hépatite suppurative, leur fréquence est à peu près la même aux diverses saisons de l'année, et l'on ne peut pas dire à La Réunion, que les hépatites et les abcès du foie soient en rapport de chiffre avec la dysenterie grave. Le parallélisme dans les deux courbes n'existe plus et il ne semble pas ici que les trois quarts des hépatites suppuratives dérivent des hépatites plus ou moins proches, comme le disent Kelsh et Kiener. Tout au contraire de ce qui se passait pour la dysenterie, c'est l'arrondissement au Vent qui paraît surtout frappé : 27 fois sur 33 en 1900 et 22 fois sur 29 an 1901. Mais à regarder de plus près, il est facile de voir qu'au Vent, c'est Saint-Denis qui, avec 19 décès en 1900 et 15 en 1901, est particulièrement victimé, et l'on peut se demander si ce chiffre exagéré de mortalité hépatique ne vient pas de l'exode des malades qui se rendent au chef-lieu, en vue d'opérations indispensables. »

Merveilleux discute du rôle des vers intestinaux, « extrêmement fréquents dans la colonie [...], des diarrhées, des dysenteries rebelles qui peuvent souvent se rattacher à leur présence. » Il précise que la prophylaxie des helminthes en général « de l'ascaride en particulier, est atteinte par l'usage exclusif d'eau pure, filtrée ou bouillie, et de légumes soigneusement lavés à cette même eau. » Toutefois, il ne précise pas ce qu'est l'ascaride, terme qui désigne les vers ronds de nos jours.

G. Reynaud[214] attribuait en 1890 « cette fréquence des vers intestinaux à la souillure des eaux [...]. L'eau potable non filtrée est assurément un des facteurs dans le développement des dysenteries. » Dans son article sur *l'Hygiène coloniale*, ce médecin de Marine, insiste sur l'insalubrité de l'île, en particulier de la ville de Saint-Denis dont : « le sol est souillé dans toute son étendue. »

La Réunion présente toujours en 2016 un retard significatif en matière d'infrastructures d'adduction d'eau de consommation humaine qui pose des problèmes en terme de qualité de l'eau distribuée sur certains secteurs ou à certaines périodes[215] [216].

---

214 Reynaud G., « Hygiène coloniale. », *Archives de médecine navale*, 1890, 53, 123-147.

215 « Epidémie majeure de gastro-entérite à rotavirus à La Réunion en 2012. », *Bulletin de veille sanitaire.* Janvier 2013, n°19, pp. 11-16.

Une épidémie de gastro-entérites à rotavirus a sévi en septembre et en octobre 2012 avec plus de 58 000 consultations pour diarrhées aiguës, la plupart dues au rotavirus à génotype G12, avec six décès (trois enfants de moins de 2 ans et trois personnes âgées de plus de 70 ans).

Qu'en est-il de l'amibiase à La Réunion en 2015 ?
Une étude rétrospective[217] et descriptive des dossiers de patients adultes hospitalisés pour une amibiase entre janvier 2010 et décembre 2015 dans les sites nord et sud du CHU de La Réunion a retrouvé 27 patients répartis en 10 amibiases hépatiques et 17 amibiases intestinales, dont 2 amoebomes. L'âge moyen était de 51,5 ans avec un sex ratio homme/femme de 4,4 et 37 % des cas étaient originaires de Madagascar. Six patients présentaient une amoebose autochtone (4 intestinales et 2 hépatiques). Il existe donc des cas autochtones à La Réunion.

. Filariose lymphatique

Les premières allusions écrites relatives aux parasites se trouvent dans des textes chinois fort anciens, mais c'est avec les Grecs que la parasitologie va se développer[218].
Hippocrate (vers 460-380 av. J.-C.) distinguait trois sortes de vers parasites humains : les vers plats (les cestodes actuels), les vers ronds (les ascaridés actuels) et les « ascarides » (les oxyures actuels). Aristote (384-322 av. J.-C.), considéré comme le fondateur de la parasitologie, reprenait les trois catégories d'Hippocrate et les complétait par une description magistrale de la ladrerie du porc, infestation par les formes larvaires de *Taenia solium*. Il fallut attendre la fin du 1er siècle ap. J.-C. pour entendre parler des filaires, d'abord avec les médecins arabes, Razès (Al-Razi 865-925) puis Avicenne (Ibn-Sina 980-1037) qui décrivirent la filaire de Médine, une ville d'Arabie saoudite. Puis le médecin hispano-arabe Avenzoar (Ibn-Zohr 1091-1162) décrivit l'éléphantiasis des Arabes, peut-être celui de la filaire de Bancroft.
Le XVIIIe siècle fut celui du développement de la parasitologie grâce à l'invention du microscope. Ce fut aussi celui des expéditions sous les tropiques qui permirent la description des parasites observés en Afrique et en Amérique et notamment des nématodes du groupe des filaires. Très spectaculaire, l'éléphantiasis et l'hématurie chyleuse attirèrent l'attention des

---

216 « Toxi-infection alimentaire à Staphylococcus aureus. Juillet 2012. », *Bulletin de veille sanitaire* – Cire océan Indien, n°19, janvier 2013, p.7-11.
217 Wartel G., Etude rétrospective de l'amibiase à La Réunion de 2010 à 2015 dans les sites nord et sud du CHU (2015), mémoire de Capacité de médecine tropicale, université de Bordeaux 2015.
218 Theodorides J., « Histoire de la parasitologie. », In *Histoire de la médecine, de la pharmacie, de l'art dentaire et de l'art vétérinaire.* Tome VIII, pp. 149-175. Albin Michel/Laffont/ Tchou, 1977.

cliniciens. Plusieurs auteurs, entre 1713 et 1768, décrivirent l'éléphantiasis des membres et du scrotum provoqué par la présence d'une filaire provoquant l'hypertrophie des vaisseaux lymphatiques. Quant à l'hématurie chyleuse ou hématurie graisseuse, caractérisée par l'émission d'urines tantôt blanches comme du chyle, tantôt rouges comme du sang, elle était décrite comme une maladie endémique des pays chauds. Mais l'origine vermineuse de ces manifestations cliniques était ignorée.

Le 30 septembre 1869, le docteur Wucherer[219] rapportait dans la *Gazette de Bahia,* au Brésil, le résultat de ses recherches sur les urines chyleuses : « Le 4 août 1868, je me livrai à l'examen de l'urine d'une femme confiée aux soins du docteur Da Siva Lima. En examinant une parcelle du caillot au microscope, je trouvis quelques vers filiformes dont l'une des extrémités était très déliée et l'autre très obtuse. » Dans les Indes orientales, en 1871-1872, le docteur Lewis[220] trouve de très petits vers à la fois dans les urines chyleuses et dans l'hydrocèle et fait le rapprochement avec l'éléphantiasis. Il s'agit dans les deux cas de microfilaires.

Joseph Bancroft (1836-1893) découvrit en 1876 le rôle joué dans l'éléphantiasis par la filaire adulte, *Wuchereria bancrofti.* Son compatriote Patrick Manson en mettant en évidence des larves de filaires chez le moustique, établit en 1878 le rôle des moustiques dans la transmission de ce ver.

La filariose lymphatique est due à des nématodes vivipares appelés filaires qui passent par deux stades : un stade adulte ou macrofilaire dans le système lymphatique et un stade larvaire ou microfilaire dans le sang. Les vecteurs des filaires sont des moustiques, en particulier des Culex, qui piquent l'homme et lui inoculent la filaire. Le réservoir de parasite est l'homme pour *Wuchereria bancrofti,* filaire qui est présente dans l'océan Indien à Madagascar, dans l'Union des Comores et à Mayotte, en Afrique de l'Est, aux Maldives, au Sri Lanka et en Inde.

La prévalence diminue en allant du littoral vers les hauteurs et disparaît vers 600 mètres d'altitude. Les signes du blocage des canaux lymphatiques apparaissent dix à quinze ans après la première crise. Il s'agit essentiellement d'hydrocèle, de lymphoedème, de varices lymphatiques, d'ascite chyleuse, de chylothorax, de chylurie (urines laiteuses), d'éléphantiasis. Les surinfections microbiennes par les streptocoques ou les staphylocoques provoquent des manifestations aiguës comme la lymphangite à extension ascendante, dont l'évolution peut être péjorative.

---

219 Wucherer O., Gazeta médica di Bahia, numéro du 5 décembre 1868 et même recueil, septembre 1869.

220 Lewis O., « On a hoematozoon inhabiting human blood, its relation to Chyluria and others diseases, Calcutta, 1872 », *Journal de l'anatomie et de la physiologie*, Paris, 1873, p. 324.

Il est difficile de définir avec précision la date de l'importation de la filariose lymphatique à l'île Bourbon[221]. On peut supputer que la maladie y arriva avec les premiers Malgaches importés de la côte Est de Madagascar, chez lesquels l'éléphantiasis était fréquent. La première observation de « tumeurs lymphatiques » à La Réunion est due en 1829 à un nommé Amussat, comme le précise Philippe Lucien Eugène Vinson[222] : « L'exemple le plus remarquable et le plus anciennement connu est celui qu'Amussat a soumis à la Faculté de médecine de Paris et de l'Académie… Le fait fut observé sur un jeune homme de 19 ans, natif de l'île de La Réunion. »

En 1834, Antoine Salesse[223] rapportait dans sa thèse, pour la première fois, des cas d'hématurie ou pissement de sang, chez des enfants de La Réunion, mais en la comparant aux enfants de Maurice (NDLR : où sévissait aussi la bilharziose à *Schistosomia haematobium,* cause d'hématurie).

En 1859, Mazaé Azéma décrivait chylurie et lymphangites[224] [225] [226] : il s'agit bien là de filariose. En 1864, U. Trelat écrit à propos d'un habitant de l'île Bourbon, âgé de 21 ans observé à Paris, porteur de tumeurs lymphatiques : « M. Petit, qui a été longtemps chirurgien en chef de la Marine aussi à l'Ile Bourbon, me disait avoir vu plusieurs fois des tumeurs lymphatiques chez des habitants de ce pays. »

En 1865, Louis Alexandre Petit rapportait un autre cas[227]. En 1868, Mazaé Azéma donne les précisions suivantes : « Sur 913 hommes, de 16 à 55 ans, rappelés au service actif à Saint-Denis, 371 furent soumis au Conseil de révision et 39 reconnus porteurs de tumeurs lymphatiques. »

En 1870, Paul Guillaume Cassien, médecin de Marine, soutenait à Montpellier sa thèse sur « L'hématurie chyleuse observée à Salazie[228] », mais précisait que l'affection est fréquente sur le littoral.

En 1872, J. Crevaux[229] dans sa thèse de doctorat soutenue à Paris soulignait que : « Bourbon et Maurice sont, pour ainsi dire, avec le Brésil, la patrie de

---

221 Aubry P., Gaüzère B.-A., « D'Eugène Vinson à André Thiroux : de la filariose lymphatique à la peste à l'Ile de La Réunion. », *Med Trop* 2010 ; 70 : 443-445.

222 Vinson E., « Contribution à l'étude de lymphite grave (maladie des glandes) à Maurice et à l'île de La Réunion », *Archives de médecine navale,* 1877, 28, 22-38.

223 Salesse A., *Dissertation sur l'hématurie ou pissement de sang observé à Maurice et La Réunion,* Thèse Doctorat en médecine, 1834, Didot le jeune éditeur, 23 p.

224 Azéma Mazaé., « Considérations pratiques et étiologiques sur l'éléphantiasis des Arabes. », *Gazette médicale de Paris,* 1858 ; 13 : 24-26, 36-38.

225 Azéma Mazaé., « Considérations pratiques et étiologiques sur l'éléphantiasis des Arabes. », *Gazette des Hôpitaux*, 1859, 119, 474-476. Médicale de Paris 1858 ; 13 : 24-26, 36-38.

226 Azéma Mazaé, *Traité de la lymphangite endémique des pays chaud,* 1878, Saint Denis de La Réunion, 145 p.

227 Petit L.A., « Des tumeurs lymphatiques», *Bull. De la Soc. De chirurgie*, 1865, 2°série, t. V, p. 480.

228 Cassien G. *Exposé sur l'hématurie chyleuse, d'après les observations recueillies à Salazie (Ile de La Réunion,* Montpellier, 1870, Bochm et Fils édit. thèse, 36 p.

l'hématurie chyleuse. Cela est si vrai qu'en France, hématurie de Bourbon et en Angleterre hématurie de Maurice, sont synonymes d'hématurie chyleuse. »
C'est en 1873 que le médecin et biologiste Charles Robin reconnaissait à Paris la présence de microfilaires dans un dépôt d'urines chyleuses provenant de La Réunion. Le docteur Foncervines, médecin de la Marine en service à La Réunion, lui avait envoyé, le 13 janvier 1872, l'observation et une certaine quantité du dépôt des urines d'un malade chylurique. Le remerciant de cet envoi, Robin[230] écrivait le 25 novembre 1873 : « Je viens de trouver dans ce dépôt les larves de filaires ou de stronges décrites par Wucherer et Leuckart (NDLR : Leuckart avait décrit la filaire *Onchocerca*), mais pas d'ovules). Je citerai votre observation et reproduirai le dessin que je viens de faire de ces vers, dans la deuxième édition de mes *Leçons sur les humeurs*, qui paraîtra dans quatre mois. » Charles Robin donnait ensuite des instructions pour d'autres prélèvements, demandant que l'on envoie, en même temps que le culot d'urines, des gouttes de sang séchées sur lames.
En 1879, A. Gues considèrait aussi La Réunion comme la patrie de la chylurie. Dans sa thèse, en 1886, E.-M. Giraud rapportait trois observations personnelles de filariose lymphatique à La Réunion. En 1886, R. Nativel, médecin né à Saint-Louis (La Réunion), soutenait à Paris sa thèse intitulée *De la chylurie intertropicale (lymphurie) en particulier aux îles de La Réunion et Maurice*[231].

C'est d'ailleurs à l'occasion de la demande du chef du service de santé de La Réunion d'une expertise extérieure que le diagnostic inattendu de peste fut porté en présence d'une lymphangite infectieuse à La Réunion. En mai 1899, le docteur A. Thiroux, médecin de première classe des colonies, futur directeur de l'Institut Pasteur de Tananarive, était appelé en mission à La Réunion par le docteur Preux[232], chef du service de Santé, pour y étudier une maladie depuis longtemps connue sur place sous le nom de lymphangite infectieuse. De fait, Thiroux isole le bacille de Yersin dans un ganglion crural, à la surprise générale. Et Thiroux de conclure[233] : « La maladie connue à La Réunion sous le nom de lymphangite infectieuse est bien réellement la peste, à l'état endémique, et il existe dans la colonie un foyer jusqu'alors méconnu, puisqu'on peut suivre cette lymphangite à peu près

---

229 Crevaux J., *Hématurie chyleuse ou graisseuse des pays chauds,* thèse de doctorat en médecine, Paris et *Archives de Médecine Navale*, 1874, 22, 165-178.
230 Robin C., in Variétés, *Archives de Médecine Navale*, 1874 ; 21 : 251-252.
231 Nativel R. *De la chylurie intertropicale (lymphurie) en particulier aux îles de La Réunion et Maurice.* Paris, A. Parent, 1886, 7 p. Thèse de médecine.
232 Preux P. F. Alexandre., *Contribution à la pathologie exotique. Quelques cas de lymphadénites observées à Saint-Denis (Réunion),* Montpellier, Imp. Serre et Riconne, 1888, 53 p. Thèse de médecine.
233 Thiroux A., « Rapport sur la lymphangite de La Réunion », *Annales d'hygiène et de médecine coloniales*, 1899 ; 2 : 513-521.

jusqu'en 1870, et que depuis cette époque on l'y a toujours constatée, présentant des recrudescences au moment de la saison fraîche. Il est probable que l'apparition de la peste à La Réunion remonte à 1864 et peut être même à une époque antérieure, puisque Follet y a étudié, en 1828, une épidémie présentant les caractères d'une septicémie et sur laquelle je n'ai pu trouver de renseignements sur place, mais qui a causé la mort de 4/5 des malades. »

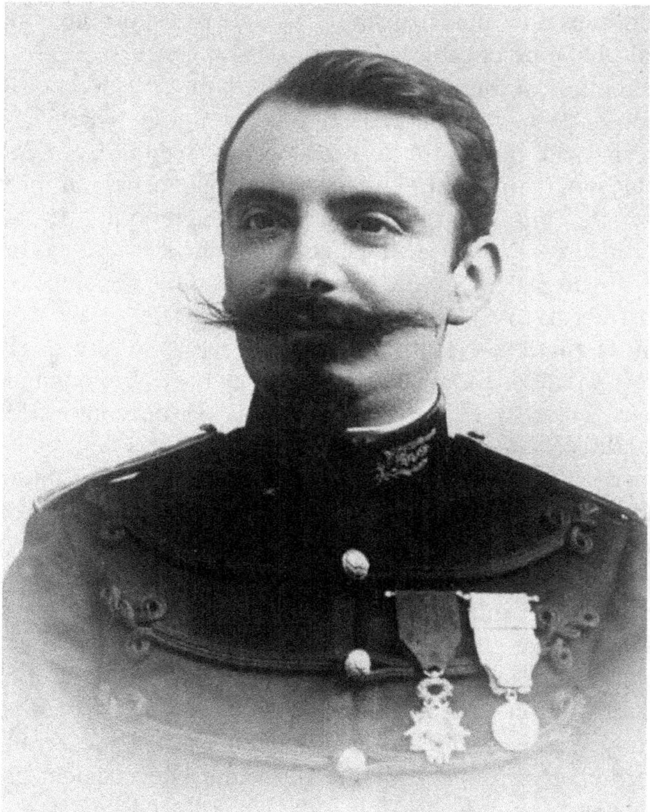

Figure 7 : André Thiroux (© Institut Pasteur - Musée Pasteur)

Dans une lettre du docteur Roux à l'inspecteur général du Service de santé, en date du 5 septembre 1899, les sous-directeur de l'Institut Pasteur à Paris confirmait que le germe isolé par Thiroux était bien le bacille de la peste. Le Ministre des colonies, Albert Degrais, transmettant cette lettre au gouverneur de La Réunion le 6 septembre, concluait : « Les malades atteints d'adéno-lymphite, soumis à l'observation de MM. Preux et Thiroux, étaient incontestablement infectés de peste bubonique. »

Eugène Vinson avait décrit en 1872 deux entités cliniques correspondant à la lymphangite[234] : « La lymphite, qu'elle soit essentielle ou symptomatique, spontanée ou secondaire, affecte deux formes types : l'une, franchement inflammatoire; l'autre, infectieuse. » La forme inflammatoire est bénigne et semble correspondre à la filariose lymphatique. « Ce qui distingue essentiellement ces deux sortes de lymphite, c'est que dans la lymphite franche ou inflammatoire, dans l'éléphantiasis fébrile, les lymphatiques superficiels sont seuls atteints : la peau revêt une coloration rosé rouge avec un gonflement plus ou moins marqué; il n'existe pas, à proprement parler, de frisson initial ; la fièvre envahit le malade sans violence. »
La deuxième entité est plus grave : « Dans la lymphite infectieuse, toujours grave par conséquent, c'est un frisson plus ou moins intense, mais c'est toujours un frisson qui entre le premier en scène. Ce frisson est le symptôme le plus important, eu égard au diagnostic, au pronostic, au traitement. » De fait, il s'agit ici de l'expression de septicémies consécutives à une plaie avec envahissement du système lymphatique et chez d'autres patients, de peste bubonique passée inaperçue, comme l'a démontré en 1899 André Thiroux.
Pour Vinson, la filariose lymphatique semble devenue rare. Mazaé Azéma fait la même remarque. La conscription des jeunes Réunionnais de vingt à vingt-trois ans, entre le 1er janvier 1889 et le 31 décembre 1895, permet d'évaluer la prévalence de la filariose lymphatique dans la population. Selon Théron[235], médecin de première classe de la Marine : « Sur un total de 171 592 habitants, au recensement du 28 novembre 1892, le tirage au sort amena devant le Conseil 5 743 hommes répartis entre les 7 classes : 888 (plus de 15 p.100) furent exemptés de service ; 479 (plus de 8 p. 100) furent versés dans le service auxiliaire. Parmi les causes d'exemption de service nous relevons : 44 cas d'adénopathie chronique ; 20 cas d'éléphantiasis des membres inférieurs et du scrotum ; 45 cas d'hydrocèles volumineuses. Parmi les causes d'affectation au service auxiliaire : 10 cas d'adénopathie chronique de volume moyen ; 36 cas d'hydrocèles moyennes. Ainsi les symptômes qui peuvent être rapportés à une étiologie filarienne intervenaient dans chaque catégorie pour plus (ou près) de 10 p. 100 (109/888 et 46/479). » Notons que le tirage au sort des conscrits renforce l'intérêt et la puissance de cette donnée statistique à la condition que les fils des familles fortunées n'en aient pas été exemptés.

En 1899, Jean-Marie Mac-Auliffe[236] signalait que la pathologie par filariose, fréquente sur la côte, était absente à Cilaos, ce qui s'explique par l'altitude.

---

[234] Vinson E. *op.cit.*

[235] Théron., « Le recrutement à La Réunion. » *Archives de médecine navale*, 1897, 68, 5-18.

[236] Mac-Auliffe J. M., « Souvenirs de Cilaos. Guide médical des eaux thermales », *Journal de l'île de La Réunion,* 6, 8 à10, 14 à 18 et 21 juin. Imp Lahuppe, Saint-Denis, 98 p.

G. Merveilleux donnait en 1902 dans son étude sur la *Géographie médicale de l'île de La Réunion*[237] des précisions sur la filariose lymphatique. Il signalait 26 décès par lymphangite infectieuse de 1899 à 1901, mais, compte tenu de l'erreur de diagnostic avec la peste, il est difficile d'évaluer la part de la peste dans cette mortalité. Il écrivait, à propos de la lymphangite : « Elle a servi différemment selon les époques à La Réunion. Rare avant l'apparition du paludisme, puisque Vinson n'en observait guère que 2 cas par an, sa fréquence a cru depuis 1868, puisque le même observateur, dans sa seule pratique, en a depuis rencontré presque 20 cas par an. » Merveilleux ajoutait qu' « À l'occasion de la lymphangite, je ne ferai que citer l'éléphantiasis, la chylurie, l'hématochylurie, etc. qui font aujourd'hui partie du domaine des filarioses. Ces affections fréquentes dans le pays ne sont que très rarement indiquées comme cause de décès... »
En 1943 Paul Lougnon dans sa thèse[238] soutenue à Montpellier écrivait : « La filariose, excessivement fréquente autrefois devient de plus en plus une rareté. C'est à peine si on rencontre de temps à autre un sujet atteint d'éléphantiasis. Il siège presque toujours aux membres inférieurs et est vulgairement désigné sous le nom d'érysipèle. »
La rareté de la filariose lymphatique à La Réunion ne traduit-t-elle pas l'absence de filariose maladie, car la microfilarémie persistait pourtant dans ses sites favorables au point de vue vectoriel, comme la commune de Saint-Paul[239] ?
A l'hospice de Saint-Paul, d'août 1967 à juin 1968, B. Heim a mené une enquête portant sur 297 hommes de 5 à 89 ans et 297 femmes de même âge[240] [241]. Le pourcentage de porteurs de microfilaires était de 14,5 % pour les hommes et 11,5 % pour les femmes, soit de 12,5 % chez les 983 sujets examinés. Mais seuls 12 sujets sur les 188 porteurs de microfilaires étaient atteints de filariose maladie, à savoir chylurie, funiculite, hydrocèle, lymphangites, adénopathies, éléphantiasis des membres inférieurs, signes d'une filariose évoluant depuis des années.
En 1970, E.-R. Brygoo[242] et J. Brunhes, de l'Institut Pasteur de Madagascar, conduisirent à la demande de l'OMS, une enquête sur la situation de la filariose lymphatique à La Réunion. « Alors qu'au début du siècle cette île était considérée comme la « patrie de la chylurie » elle n'a plus à souffrir que

---

[237] Merveilleux G. *op.cit.*

[238] Lougnon P., *Essai sur l'ethnologie et la pathologie de l'île de La Réunion,* (Géographie médicale), 1944, Thèse pour le Doctorat en médecine, Montpellier, n° 171, imp.

[239] Miquel P., « A propos de la filariose de Bancroft à La Réunion », 1967, *Bourbon médical,* 8, 49-61.

[240] Heim B., *La filariose lymphatique à Saint Paul (Ile de La Réunion),* thèse pour le doctorat en médecine, 1969, n°67, Strasbourg, 86 p.

[241] Heim B. et Callot J., « La filariose à Wuchereria bancrofti à l'île de La Réunion », *Bulletin de la Société de Pathologie Exotique*, 1969, 62, 722-724.

[242] E-R Brygoo, J. Brunhes., « Historique de la filariose lymphatique à l'île de La Réunion », *Arch. Inst. Pasteur Madagascar,* 1971, 40 (1).

d'une manière fort discrète de la parasitose. Aucune mesure de lutte n'ayant été prise contre la filariose à *Wuchereria bancrofti,* il est aujourd'hui difficile de savoir si le mérite de cette amélioration est dû à l'augmentation du niveau de vie, à la lutte contre la transmission du paludisme ou au génie épidémique. »
Ces pastoriens en mission à La Réunion, précisent que : « Les symptômes dus à l'infection de l'organisme humain par *Wuchereria bancrofti* ne furent, à La Réunion comme ailleurs, que progressivement rapportés à leur véritable étiologie. » Deux autres étiologies furent évoquées : la bilharziose urinaire devant l'hématurie et la peste devant la lymphangite. La bilharziose urinaire était inconnue à La Réunion, mais existait à Madagascar et à Maurice et pouvait être à l'origine de confusion chez les immigrés et les voyageurs.

Force est de constater que la filariose lymphatique a disparu spontanément[243], ce qui nous étonne encore en 2016. Est-ce dû à l'intense lutte contre l'anophèle vecteur du paludisme ? On peut en douter, car ce n'est qu'après la départementalisation que furent engagées les grandes luttes contre le vecteur du paludisme. N'est-elle pas due plutôt au fait que le vecteur, *Culex quinquefasciatus*, qui pullule en cas d'urbanisation, est un très mauvais vecteur ? Néanmoins la situation vectorielle reste favorable à La Réunion où l'urbanisation est galopante.

. Grippe

De 876, date à laquelle a été décrite la première épidémie de grippe, jusqu'en 1837, date à laquelle Joseph, Pierre Pétrequin[244] (1809-1876), chirurgien français, établit une véritable description clinique de la maladie, l'histoire de la grippe a été caractérisée par une longue période de confusion, alors qu'elle écumait régulièrement les continents. Plusieurs noms lui furent donnés, avant qu'en France, François Boisier de Sauvages (1706-1767), médecin et botaniste, désigne l'épidémie de 1743 sous le nom de grippe. Ainsi, en 1702, elle prit à Milan le nom d'*influenza di fredo,* influenza étant toujours synonyme de grippe. Des médecins célèbres, comme en 1676 Thomas Sydenham (1624-1689), père de la médecine anglaise, surnommé l'Hippocrate anglais, ont donné des épidémies de l'époque des descriptions précises, sans les attribuer à la grippe.

[243] Julvez J. et Mouchet J., « Epidémiologie historique de la filariose de Bancroft dans les îles du Sud-ouest de l'océan Indien », *Bulletin de la Société de Pathologie Exotique*, 1994, 87, 194-201.
[244] Pétrequin J., *Recherches pour servir à l'histoire générale de la grippe de 1837 en France et en Italie présentées à l'Académie royale de médecine le 19 décembre 1837,* Imprimerie de Everat, 32 p.

Puis Robert Pfeiffer décrivit le bacille de Pfeiffer ou *Bacillus influenzae* (actuellement *Haemophilus influenzae*) en 1892 à partir de la pandémie de grippe de 1889-1892. Bien qu'erronée cette conception de la grippe due à une bactérie ouvrit le chemin aux recherches microbiologiques. C'est à l'occasion des trois grandes pandémies du XXe siècle que les connaissances sur la grippe sont devenues scientifiques.

C'est en terme d'influenzae que Jean-Marie Mac-Auliffe parle de la grippe à Cilaos à la fin du XIXe siècle[245] : « L'influenzae a sévi périodiquement à Cilaos en 1892, en même temps que dans les autres communes de l'île ; trois vieillards succombèrent à cette affection qui s'était tellement généralisée qu'on eut de la peine à trouver le nombre de personnes nécessaires pour porter leurs corps au cimetière. »

La première pandémie du XXe siècle fut celle de la grippe espagnole en 1918-1919 qui fut la plus meurtrière de tous les temps, faisant entre quarante à cinquante millions de morts. Dès 1918, René Dujarric de La Rivière (1885-1969), médecin et biologiste français, inventeur de la filtration du virus de la grippe, chercheur à l'Institut Pasteur, avait démontré que l'agent étiologique de la grippe était un « virus filtrable. » Pour bien montrer le bien-fondé de sa théorie, il s'injecta sous la peau un filtrat de sang provenant d'un malade grippé.
La deuxième pandémie de grippe a été due à un nouveau virus de type A causant en 1957 la pandémie de grippe asiatique, causant environ 2 à 3 millions de morts. Il fut alors démontré que les épidémies grippales sont provoquées par la naissance de mutants antigéniques du virus A.
La troisième pandémie fut l'épidémie de Hong-Kong de 1968 due à un troisième genre de virus A. Elle illustra parfaitement les changements antigéniques du virus A, donnant naissance au virus A(H3N2). La structure du virus A, responsable des épidémies les plus sévères, fut, en effet, identifiée, comprenant un génome à ARN et une enveloppe externe avec deux antigènes de surface : l'hémagglutinine (HA) et la neuraminidase (NA), le virus A étant divisé en sous-types définis par les antigènes de surface HA et NA.
Les virus les plus actifs sont le virus A(H1N1), responsable de la grippe espagnole, A(H2N2,) responsable de la grippe asiatique et A(H3N2) responsable de la grippe de Hong Kong. Parmi les trois types identifiés, c'est donc le virus A qui est responsable de toutes les grandes épidémies.
C'est au cours de la pandémie de 1968 que l'Organisation Mondiale de la Santé prit conscience de l'importance d'un réseau de surveillance et d'une campagne de vaccination antigrippale.

[245] Jean-Marie Mac-Auliffe, *op.cit.*

La vaccination contre la grippe avait été utilisée après la pandémie de 1957, l'originalité de cette vaccination étant d'être prospective à partir de souches obtenues par pression immunologique. La grande performance actuelle du vaccin est due à l'adéquation entre les souches qui entrent dans sa composition et celles qui circulent. Les virus antigrippaux sont trivalents depuis 1977 : souches A(H3N2), A(H1N1) et B. Mais, malgré la vaccination, l'histoire de la grippe reste encore pleine d'imprévus[246].

La pandémie de grippe qui est restée dans tous les esprits est donc celle de la grippe espagnole de 1918-1919, apparue dans le monde au printemps 1918, dernière année de la Première Guerre mondiale. À la différence des pays belligérants qui censuraient la presse, l'Espagne, restée neutre, respectait la liberté de la presse, laquelle relata la maladie du roi Alphonse XIII et du tiers de la population de Madrid. C'est là l'origine de l'appellation « grippe espagnole » dans les journaux français à la fin de l'année 1918, acmé de la pandémie. Dans les pays en guerre, la grippe ne suscita pas la même inquiétude qu'en Espagne, car elle n'était qu'une calamité de plus, alors que chaque jour des milliers de soldats mourraient au front ou dans les hôpitaux, soit des conséquences de leurs blessures, soit d'autres maladies, dont le typhus exanthématique. Par la suite, la joie de l'armistice contribua à occulter la grippe qui fut alors qualifiée d'espagnole.
L'origine géographique de la grippe espagnole a fait l'objet de controverses récentes. Pour certains auteurs, la pandémie n'a pas vu le jour en Europe[247]. Pour d'autres, c'est bien en France dès le mois d'avril, que débuta la pandémie avant de se propager vers l'Est[248], d'abord sur le front dans les tranchées, puis dans la population civile des grandes villes comme Paris. L'origine française de la grippe laisserait supposer qu'elle pouvait provenir d'une autre source, par exemple d'Asie, d'où elle aurait pu être importée par les troupes coloniales d'Indochine ou par les ouvriers chinois appelés en France pour servir dans les usines[249].
Pour d'autres auteurs, les plus nombreux, le virus aurait atteint les Etats-Unis par le biais d'un bataillon américain revenant de la région de Canton en Chine - traditionnel point de départ des virus d'origine aviaire - prenant ses

---

[246] Micoud M., « Les maladies infectieuses », In *Histoire de la médecine, de la pharmacie, de l'art dentaire et de l'art vétérinaire*. Tome VI, pp. 251-302. Albin Michel/Laffont/Tchou, 1977.

[247] Ansart S, Pelat C, Boelle PY, Carrat F, Flahault A, Valleron AJ., "Mortality burden of the 1918-1919 influenza pandemic in Europe", *Influenza Other Respir Viruse,* 2009 May;3(3):99-106.

[248] Oxford J.S., "The so-called Great Spanish Influenza Pandemic of 1918 may have originated in France in 1916 ", *Philos Trans R Soc Lond B Biol Sci.*, 2001 Dec 29;356(1416):1857-9.

[249] Guènel J., « La grippe espagnole en France en 1918-1919. » *Histoire des sciences médicales*. 2004, 38, 2, 165-175.

quartiers dans une base de la région de Boston où furent recensés les premiers morts.
Selon une étude récente[250], le virus serait né de la combinaison d'une souche humaine (H1) provenant de la grippe saisonnière H1N8, en circulation entre 1900 et 1917, et de gènes aviaires de type N1. De ce croisement aurait émergé une nouvelle souche H1N1 entre 1917 et 1918, variante lointaine de celle qui fit de nouveau trembler le monde en 2009.
Fait nouveau, à la différence de la grippe saisonnière habituelle à laquelle aucun de vous n'a échappé et qui met en danger les jeunes enfants et les personnes âgées, la plupart des victimes de la grippe espagnole étaient des adultes de 20 à 40 ans. Selon Michael Worobey, principal auteur de cette étude « La vulnérabilité inhabituelle des jeunes adultes face à ce virus s'explique par le fait que ces individus, nés entre 1880 et 1890, aurait connu la grippe H3N8 étant enfants. » En conséquence, cette génération qui n'avait jamais été immunisée contre le virus H1 aurait été plus fragile à l'âge adulte. De plus, les mauvaises conditions sanitaires de l'époque et l'affaiblissement des populations au sortir de la guerre ont favorisé la gravité de l'infection.
En 2008, il avait été avancé que la virulence du virus de la grippe espagnole résultait de l'action de trois gènes qui lui avaient permis de se développer plus facilement au niveau des poumons, ce que confirmaient de nombreuses données autopsiques. La plupart des victimes présentaient des surinfections bactériennes qui se déclaraient au bout de 4-5 jours sur des poumons fragilisés, conduisant au décès en une dizaine de jours. Il s'agit du même mécanisme qui explique les forts taux de létalité dus au virus de la rougeole actuellement dans les pays en développement.

La maladie évolua en trois phases. Elle aurait donc d'abord « émergé » au Kansas (Etats-Unis) en janvier et février 1918, période d'incorporation de 50 000 à 70 000 jeunes soldats américains, réunis pendant trois mois dans des camps de formation militaire. Les premiers cas de grippe sévère furent décomptés en mars, à Camp Funston avec un millier d'hospitalisations. Puis le virus prit ensuite le bateau avec le contingent américain envoyé en renfort sur le front français en juin 1918. Les ports de débarquement, Bordeaux, Brest, Nantes et Saint-Nazaire, furent atteints les premiers dès juillet.

La deuxième phase survint après une accalmie transitoire en automne 1918 avec la réapparition de la grippe dans les pays déjà touchés. La grippe s'étendit à tout le continent américain, sauf à la Bolivie, jusqu'aux côtes occidentales et orientales de l'Afrique, à l'Océanie, à la Perse, à l'Afghanistan et aux Indes. Entre septembre et novembre, elle entraîna 400

---

[250] Worobey M, Han GZ, Rambaut A., « Genesis and pathogenesis of the 1918 pandemic H1N1 influenza A virus », *Proc Natl Acad Sci U S A.* 2014 Jun 3;111(22):8107-12.

000 cas aux Etats-Unis chez des personnes âgées de 33 ans en moyenne et 120 000 cas en France avec un taux de mortalité de 2,5 %. Les écrivains Guillaume Apollinaire et Edmond Rostand en moururent.

La troisième phase atteignit, entre février et mars 1919, les territoires éloignés de l'Europe, avec le retour des troupes à la fin de la guerre, notamment en Inde, en Afrique du Sud, en Australie, en Nouvelle-Zélande, à Madagascar et à La Réunion.
La Réunion a été heurtée de plein fouet par la grippe espagnole[251]. En 1903, Georges Merveilleux, médecin principal de 2ème classe des Troupes Coloniales, faisait état « d'une trentaine de décès annuellement dus à l'influenza qui reparait ici presque à chaque perturbation soudaine et considérable de l'atmosphère[252]. »
Bien que la loi militaire ne s'appliquât pas à La Réunion, la colonie avait fourni 14 423 volontaires pour la défense de la Mère Patrie lors de la Grande Guerre dont 949 étaient tombés au champ d'honneur[253], dont Roland Garros, célèbre aviateur. Puis dès la fin du conflit, les poilus furent rapatriés.
C'est ainsi qu'au Port de la Pointe des Galets, le 31 mars 1919, débarquèrent 1 603 poilus rescapés de la Grande Guerre, rapatriés de Marseille par le paquebot à vapeur à double hélice *Madonna* de la compagnie Cyprien Fabre.

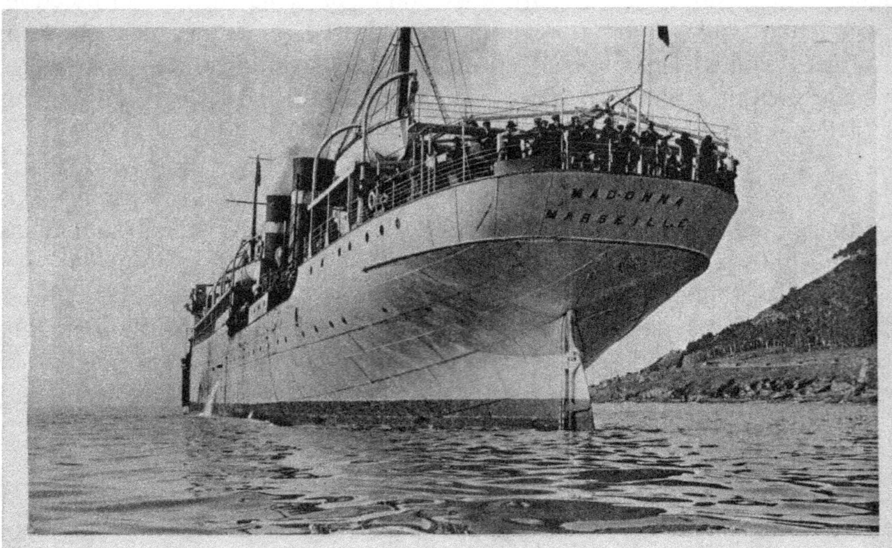

Figure 8 : Le Madonna *importe la grippe espagnole à La Réunion (Collection Eric Boulogne, La Réunion).*

---

[251] Gaüzère B.-A., Aubry P., « La pandémie de grippe espagnole de 1918-1919 à La Réunion », *Med Sante Trop.* 2015 Jan-Mar;25(1):13-20.
[252] Merveilleux G., *op.cit.*
[253] D'après les registres de l'association réunionnaise des anciens combattants.

Les dockers et les détenus, qui avaient été affectés au délestage et au nettoyage de la cale et au déchargement du navire, furent les premiers touchés par une grippe de forme pulmonaire s'accompagnant souvent de manifestations méningo-encéphalitiques et en moururent. Le 13 avril, débarrassé de son lest, le *Madonna* repartait chargé du sucre qui n'avait pu être transporté pendant la guerre et encombrait la colonie.
Il a été avancé, sans plus de précision, que la cause de l'épidémie se trouvait dans la terre rouge ayant servi à lester le navire, prélevée dans un endroit ou des morts de la grippe auraient été enterrés. L'enquête menée parmi les dockers au mois de mai après la fin de l'épidémie, recueillît plusieurs témoignages troublants dont celui-ci : « Déclaration de Monsieur Saint-Louis Adolphe, Butte des Citronnelles. Je travaillait depuis le début du premier jour en qualité de treuilliste de la cale 3 à bord du vapeur Madona ; présent à l'ouverture des panneaux, une forte odeur nauséabonde sortit de la cale, je descendis dans la cale et constatait que le leste était sableux et mouillé, avec la présence de petits os. Je tombais malade avec des vomissements de sang le quatrième jour. Le 2ème Capitaine me donnait un peu de coton avec un liquide pour me mettre comme préservateur dans les narines. Je restais alité le lendemain 3 Avril. Ne sait pas signé, certifier conforme à la déclaration du sieur Saint-Louis Adolphe, Signé : Pastre[254]. »
Certains soldats furent également contaminés par le virus. C'est ainsi que le soldat Annette, rescapé de l'enfer des tranchées, mourut l'après-midi même du débarquement à 500 mètres de chez lui au Bois de Nèfles de Saint-Paul, en présentant tous les signes de la grippe espagnole.
Dans les journaux du 3 avril, un avis du Gouvernement de voulut très rassurant : « On a constaté ces jours-ci en ville de la grippe simple coïncidant avec les premiers froids, et épidémique comme toute grippe, mais jusqu'ici bénigne. Les sécrétions bronchiques des malades ont été examinées au microscope par les docteurs Brochard[255] et Auber et cet examen ne permet pas de parler de grippe espagnole mais de simple grippe... Dans ces conditions le public doit se rassurer et ne pas accorder créance aux bruits qui circulent. »
Mais une déclaration du docteur Archambeaud, médecin à l'hôpital colonial, publiée dans *Le Progrès*, le 3 avril, s'inscrivit en faux contre cet optimisme : « Je n'affirme pas que c'est la grippe espagnole, mais j'affirme que nous sommes en face d'une grippe aux pouvoirs contagieux effrayants puisque, dans les vingt-quatre heures, 80 détenus et fonctionnaires de la prison centrale ont été atteints. » Le 9 avril, le *Nouveau Journal* évoqua soixante-sept malades, atteints de « fièvre, de dysenterie. »

[254] ADR, 5M40.
[255] Victor-Jean Brochard (décédé en 1936) : Promotion 1896 de l'Ecole de Santé Navale. Thèse soutenue le 6/12/1899 sur les "*Procédés d'isolement du bacille typhique*". Médecin des troupes coloniales, secrétaire du gouvernement de La Réunion en 1919 et administrateur en chef des colonies en 1924.

Une polémique s'engagea sur la nature de ces décès. Le docteur Jules Auber, chef du service de santé de la colonie, apporta un démenti formel dans le *Progrès* du 10 avril : « Nous sommes évidemment devant un fait d'épidémie de grippe à contagion rapide, mais ce n'est pas la grippe espagnole. Cette épidémie est sans caractère de gravité. C'est une épidémie de grippe simple, de grippe ordinaire et qui est jusque là localisée à la Prison Centrale. » Néanmoins, Archambeaud s'éleva contre l'envoi des malades contagieux à l'hôpital, décidé par Auber. L'administration publia un communiqué officiel attribuant l'épidémie à une grippe saisonnière.

Les virus étant pratiquement inconnus à l'époque - le premier virus isolé fut celui de la mosaïque du tabac en 1892 - certains médecins incriminaient dans la genèse de la grippe le bacille de Pfeiffer et d'autres le « virus filtrant » de Dujarric de la Rivière.

Le 14 avril 1919, le docteur Victor Mac-Auliffe déclara qu'il s'agissait de la grippe espagnole, aussitôt contré par le docteur Brochard, secrétaire général du Gouvernement de La Réunion, qui répliqua : « L'épidémie de grippe qui sévit en ce moment et fait tant de victimes n'est pas la grippe espagnole. »

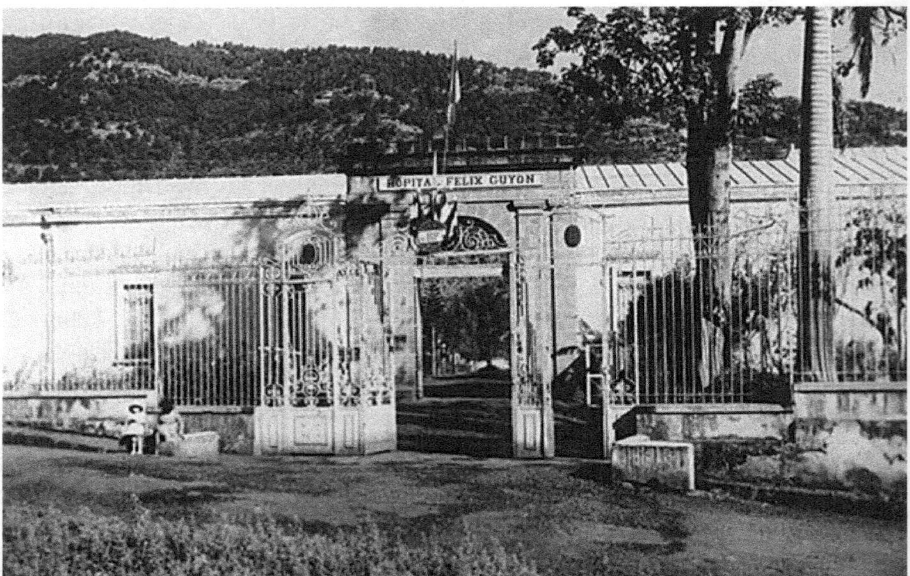

Figure 9 : Hôpital colonial, Saint-Denis, début XXe siècle (Collection Eric Boulogne, La Réunion).

La polémique s'installa entre les autorités et une partie des médecins et entre les médecins eux-mêmes. Aucune mesure de confinement ne fut prise et la capitale devint la proie du fléau qui se répandit avec une incroyable rapidité.

À Saint-Denis, le 12 avril 1919, la grippe espagnole avait déjà fait vingt morts et soixante-deux le 16 avril. Le 16 avril un communiqué officiel donna avis de la marche de « l'épidémie d'influenza » dans l'île et un autre communiqué officiel publié le même jour précisa : « Aucun cas de grippe dite espagnole n'existe à ce jour dans la colonie... »
La semaine de Pâques 1919 vit près de mille morts à Saint-Denis. Les responsables, souvent malades eux-mêmes, abandonnèrent leurs postes, laissant les citoyens sans assistance et sans vivres et le riz vint à manquer. La famine entraina de nombreux décès. Le 5 mai, on dénombrait encore quatre-vingt quatorze morts à Saint-Denis, chiffre qui diminua au cours des jours suivants. À Saint-Paul, le docteur Gabriel Martin, maire et seul médecin de la ville, enregistrait 150 à 200 décès par jour. « Il y avait deux qualités de grippe. L'une d'elle donnait des saignements de nez ; en général on n'en mourrait pas. Les saignements « dégageaient. » L'autre était foudroyante. On voyait des personnes bien portantes tournoyer, puis se flanquer contre un mur, et tomber mortes[256]. »

D'après le *Nouveau Journal*, la situation était également critique au Port. Le 18 avril on pouvait lire : « L'état sanitaire est plus que jamais mauvais ! Il est épouvantable ! Le nombre de décès qui était d'une douzaine par mois dans la cité maritime, est de huit à dix par jour, et Le Port avec ses rues vides a des allures de nécropole. » Cet article fut le dernier du *Nouveau Journal* qui ferma faute de journaliste, d'imprimeur et de lecteurs. La Réunion manquait de médicaments car elle n'avait pas été approvisionnée pendant toute la durée de la guerre. Les autorités demandèrent de l'aide à l'île Maurice, d'où le 19 avril, le voilier *Queen Mary* apporta quarante-deux kilos de quinine, douze kilos d'aspirine qui furent distribuées dans les communes, quantités dérisoires de médicament parfaitement illusoires contre la grippe.

Face au fléau, plusieurs traitements furent proposés : eucalyptus par le docteur Archambeaud, quinine par le docteur Déramond, grogs chauds au rhum par le docteur Henri Azéma, fumigations par le docteur Victor Mac-Auliffe, cataplasmes et ventouses pour le docteur Auber. Les gens se mettaient « de l'huile goménolée dans les narines, se frictionnaient la poitrine et le dos de l'iode. » Ils recouraient volontiers à une mixture faite de rhum et de pétrole lampant. Cette boisson prise à temps et en quantité modérée, aurait eu le don de guérir ! On utilisa aussi l'essence de voiture, le rhum blanc à haute dose et quelques gouttes d'essence de géranium dans un verre d'eau. Il fut également recommandé à la population de ne jamais cracher ou expectorer en dehors de récipients contenant une solution de crésyl à 30 grammes par litre. Afin de secourir les indigents, le maire de

[256] Témoignage de M. Merlo, cité dans le *Mémorial de La Réunion*, tome 5, p. 108, Australe Éditions, Saint-Denis, 1978.

Sainte-Marie sollicita du gouverneur les médicaments suivants : 2 litres d'huile goménolée, 500 grammes de pyramidon[257], 500 grammes d'antipyrine[258] et 3 litres de crésyl. En raison de la pénurie de quinine et d'autres médicaments, les municipalités se virent accorder du rhum exonéré de droits. Selon la taille des municipalités, la quantité allait de 75 à 200 litres. Afin de pallier le manque de quinine, le gouverneur recommanda aux maires que les habitants aient recours à la « tisanes de change écorce[259], au bois de merle à petites feuilles dentelées mélangées à un peu de rhum, dont le pouvoir fébrifuge est égal à celui de la quinine. »
Ces traitements purement symptomatiques, voire inutiles, ne purent évidemment contenir la maladie qui s'étendit en causant une centaine de morts au cours des huit premiers jours de l'épidémie. Par la suite, il ne fut plus possible de dénombrer les victimes en raison de la désorganisation complète de l'administration et de l'absence de journaux. En conséquence, beaucoup de décès furent ignorés de l'Etat-civil.
En fuyant la capitale, les Dionysiens exportèrent le mal dans toute la colonie. Selon le vieux réflexe de protection contre le paludisme, seules les personnes ayant fui dans les hauts avant de présenter le moindre symptôme semblent avoir été épargnées.
Monsieur Piat, le consul britannique vint au secours des habitant de La Montagne dans les hauts de Saint-Denis. Le comité de la fête de la Paix de Saint-Denis sous l'égide de M. Mas, directeur de la Banque de La Réunion et dont le but était d'animer la ville de festivités pour le premier anniversaire de la fin de la guerre, se transforma en Comité de secours aux victimes de la grippe. La varangue de la Banque remplaça les boutiques fermées : « On y vendait riz, sucre, pétrole, sel, bois à brûler, etc. M. Mas lui-même entouré d'aides confectionnait des petits paquets de quinine et d'aspirine que des jeunes filles charitables allaient distribuer dans les cases des quartiers pauvres de la ville. »
Un dénommé Chardon et sa famille distribuèrent dans la rue, du pyramidon, de la quinine, de la tisane et du rhum. François Incana, restaurateur de la rue du Conseil, distribua gratuitement du bouillon gras aux indigents. Les religieuses Filles de Marie et de la Conférence de Saint-Vincent-de-Paul se dévouèrent et témoignèrent : « 180 à 200 cadavres gisent au sol, des chiens affamés ou des porcs voraces viennent à la dérobée détacher un bras, un

---

[257] L'amidopyrine (Pyramidon®) aux propriétés antipyrétiques supérieures à celle de la phénazone, fut commercialisée de 1896 à 1934, puis retirée du marché à cause des granulocytopénie dont il était cause.
[258] Phénazone (Antipyrine®) de Ludwig Knorr (1883), utilisée contre la grippe de 1889, médicament universel jusqu'à l'avènement de l'aspirine au début du XXe siècle.
[259] Change écorce ou goyave marron (*Aphloia theiformis*), endémique de La Réunion, de Madagascar et de l'Afrique de l'Est. Tisane "rafraîchissante" et dépurative indiquée au début du XXe siècle contre l'inflammation de l'estomac ou des intestins, la fièvre, le paludisme, les rhumatismes et les douleurs.

lambeau de chair et s'enfuient de par la ville avec leur affreux larcin [...]. Si on pousse la porte de ces maisons silencieuses, un essaim de mouches immondes s'échappe en bourdonnant et les yeux épouvantés découvrent sur les lits de l'humble chaumière, deux, trois, quatre corps rigides que la décomposition rend méconnaissables ! »

L'épidémie désorganisa le service mortuaire par manque de cercueils, de fossoyeurs, de prêtres et d'accompagnants au cimetière. Les cadavres s'accumulaient. On recourut alors aux fosses communes, dont cinq sont encore visibles, en 2016, au cimetière de l'Est à Saint-Denis.

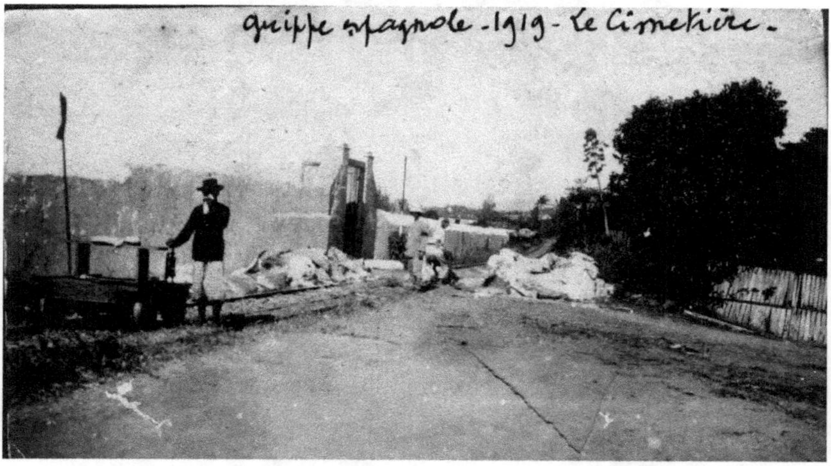

Figure 10 : Cadavres des victimes de la grippe espagnole, cimetière de l'Est, Saint-Denis (Source : collection Koenig, La Réunion)

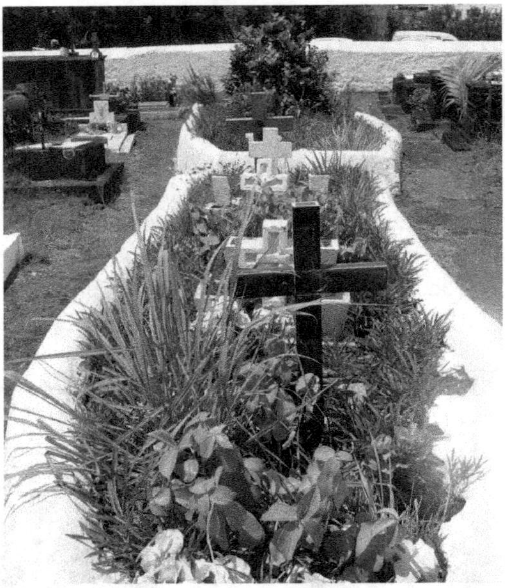

Figure 11 : Fosses communes des victimes de la grippe espagnole, cimetière de l'Est (Source : B.-A. Gaüzère, 2014)

Le Père Thoué, curé de la cathédrale de Saint-Denis, décéda après avoir béni le corps d'un Chinois nommé Chaming. Un des murs de la Cathédrale de Saint-Denis porte une plaque commémorative de son dévouement.

Se posa rapidement la question de l'évacuation des cadavres qui envahissaient les maisons, les rues, les places et empuantissaient l'air. Une automobile fut transformée en corbillard. Selon Gilbert Gérard, dans sa thèse de doctorat en médecine[260] soutenue en 1969, « Deux poilus de la Grande Guerre portant le bleu horizon et les bandes molletières jouèrent, par habitude du front, le rôle de croque-morts. Des places et des chemins publics, ils enlevèrent à longueur de journée les dépouilles à moitié corrompues. On les hèle au passage, on leur en apporte des maisons particulières. Les corps tantôt hâtivement recouverts de linceuls, tantôt nus, s'entassent pêle-mêle. Quand un tournant est brusque ou lorsque les cahots sont trop violents, la masse chancèle et les hauts de la pyramide s'effondrent. Les abords du cimetière ressemblent à un vaste charnier où les macabres cargaisons s'entassent. Sous la surveillance du lieutenant de police Eauclère, les prisonniers de droit commun creusent les fosses communes. Des animaux errants déchiquètent la nuit les cadavres sans sépulture et parsèment de leurs débris le voisinage… Rares sont les piétons qui se hasardent dans les rues. Le mouchoir imbibé d'huile goménolée, sur le nez, ils s'évitent. »

[260] Gérard G., *Les grandes épidémies à La Réunion pendant la colonisation,* thèse de médecine, Rennes, 1969, 104 p.

Le chef de brigade de la gendarmerie de Saint-Denis rapporta le 23 avril 1919 que les cadavres s'amoncelaient à l'entrée du cimetière de l'Est parfois nus. La douzaine de fossoyeurs ne suffisait plus à la tâche.
« Au cimetière de l'Est, les porcs avaient commencé à manger les cadavres : pendant plus de deux ans après la grippe, personne n'a mangé de porc[261]. » Un nouveau cimetière ouvrit le 29 avril à La Cayenne de Saint-Denis pour les morts de Sainte-Clotilde, du Chaudron, de Bois-de-Nèfles et de la Bretagne. Au cimetière de l'Est furent creusées de grandes fosses communes, dans lesquelles on empilait alternativement une couche de cadavres et une couche de chaux.

Les formes fulminantes de la grippe pouvaient tuer en trois jours dans un tableau de pneumonie. Les patients manquaient d'air devenaient bleus et décédaient dans un tableau d'insuffisance respiratoire aiguë. À Saint-Denis, beaucoup de médecins furent portés malades.
Lors de son travail de thèse de doctorat, Gilbert Gérard a interrogé des survivants de l'épidémie qui lui ont fait la description suivante : « Les malades toussaient, crachaient et accusaient un point de côté. Ils avaient de la fièvre qu'accompagnaient soit une agitation extrême, soit un coma précoce. La maladie durait très peu de temps. C'était soit la mort en quelques jours, soit, lorsque les malades pouvaient se soigner et surtout ne pas sortir, car il soufflait alors un vent violent propice aux refroidissements, la guérison survenait en zéro à dix jours. »

Les dégâts causés par la grippe espagnole sur la population de Saint-Denis furent d'autant plus importants que la ville était alors en plein déclin démographique, sous l'action conjuguée du paludisme et de la crise économique. Selon Gabriel Gérard[262] : « Alors que la population avait régulièrement augmenté des origines pour atteindre 37 825 habitants en 1861, elle tomba à 27 392 1902 et 21 538 en 1921. »

Au début du mois de mai 1919, l'épidémie entama sa décroissance. *Post hoc, ergo propter hoc*[263], par un bel exemple de sophisme populaire particulièrement attirant parce que la séquence temporelle apparaît inhérente à la causalité, la population attribua la fin de l'épidémie à un mini cyclone qui le 11 mai 1919 d'un coup de vent violent, balaya les « miasmes » et « lava » l'île de toutes ses impuretés. Ce coup de vent n'en fut pas moins suivi de quelques autres dizaines de morts. Peut-on vraiment dire que le « *Coup d'vent la i représent un mirac qu'la chasse le mauvais zair*[264] ? »

---

[261] Témoignage de M. Merlo, *op. cit.*
[262] Gérard G., *Si Saint-Denis m'était conté*, Éditions Azalées, Sainte-Marie, 2003.
[263] A la suite de cela, donc à cause de cela.
[264] Cité dans le *Mémorial de La Réunion,* tome 5.

L'épidémie semble surtout avoir ravagé les quartiers défavorisés où le recensement était approximatif et touché les personnes de moins de 40 ans, comme l'écrivit le docteur Auber dans son rapport au Gouverneur, le 13 mai 1919 : « L'épidémie a frappé de préférence les sujets au-dessous de 40 ans et a sévi surtout dans la clase ouvrière. En effet, tous ces gens qui ignorent l'épargne et qui en raison de la vie chère ont eu à subir pendant les quatre années de guerre les plus grandes privations, sont fortement débilités et offrent un terrain tout préparé au mal. » Les estimations font état de deux-mille décès à Saint-Denis pour une population d'environ 25 000 habitants. Il y eut cinq cent quarante quatre décès à Saint-André sur onze mille habitants, six cents à Saint-Benoît sur dix mille cinq cents habitants, huit cent soixante-huit à Saint-Paul sur dix-huit mille habitants et trois cent douze au Port sur quatre mille habitants. Par contre, les communes des Hauts furent relativement épargnées avec vingt-huit morts à Salazie et Hell-Bourg, trente-cinq à la Plaine-des-Palmistes et vingt-sept à l'Entre-deux. Il ne s'agit que de chiffres approximatifs, en raison de la profonde désorganisation des services de l'Etat-Civil. Les estimations vont de 7 à 20 000 décès dans l'île pour une population de 175 000 personnes, soit 4 à 11 % de la population, bien plus que le nombre de Poilus réunionnais tombés au Champ d'Honneur.

Puis, la panique passée et les lecteurs revenus, les journaux de l'île s'adonnèrent à traditionnelle recherche en responsabilité et en culpabilité. Pour Henri Nativel, directeur du journal *Le Progrès* : « La faute est dans l'imprévoyance, qui fait que l'épidémie nous frappe dans une complète pénurie de médicaments, et dans une absence totale d'organisation préalable contre le mal que nous savions devoir nous frapper… Parce que la clique gouvernementale ne songeait qu'à foutre le camp. Le mal ayant débuté à la prison centrale pouvait être facilement circonscrit en prenant les mesures nécessaires. Mais le gouverneur Pierre Duprat[265] voulait coûte que coûte quitter l'île à bord de l'*Orénoque*. Or, en déclarant officiellement que la grippe espagnole n'existait pas ici, que l'île n'était pas contaminée, l'*Orénoque* quittait l'île avec patente nette et la clique gouvernementale se tirait allègrement en face de cadavres amoncelés devant le cimetière. Dieu n'a pas accepté cette lâcheté. Duprat reste rivé à sa chaîne de cadavres. »
Toujours selon le même journal, le docteur Auber ne voulait pas admettre la grippe espagnole de peur que son ministère ne lui reproche son imprévoyance, car l'île n'avait reçu aucun approvisionnement en médicaments pendant la guerre.
Tout comme Victor Mac-Auliffe, Léonce Louis Ozoux était revenu de la guerre à La Réunion en 1919 pour diriger l'institut de bactériologie, rappelé par le gouverneur Brochard[266] qui avait succédé à Duprat.

[265] Pierre Duprat, gouverneur de La Réunion du 21 novembre 1913 au 1er juin 1919.
[266] Jean Victor Brochard gouverneur de La Réunion du 2 juin 1919 au 26 juillet 1920.

Dans le monde, on estime qu'un milliard de personnes ont été touchées par la grippe espagnole, soit la moitié de la population mondiale estimée à un milliard et 860 millions en 1920, et que cinquante millions de personnes y auraient succombé[267] dont 408 000 en France. La pandémie a marqué le pas à partir de l'hiver 1919 et s'est éteinte en 1920. Force est de constater que la grippe espagnole a tué beaucoup plus la Première Guerre mondiale qui emporta environ 8 à 10 millions d'êtres humains, y compris à La Réunion, alors en plein marasme économique.

La grippe espagnole a stimulé de nombreuses recherches pour découvrir avec certitude l'agent responsable de la grippe et pour promouvoir un vaccin efficace[268]. Les Etats-Unis d'Amérique où la grippe espagnole aurait fait les premières victimes ont été à la pointe des recherches. Au sortir de la pandémie en 1919, le bacille de Pfeiffer était toujours considéré comme l'agent causal, même si le rôle d'un virus filtrable avait été avancé en 1918 par Dujarric de la Rivière. C'est à la suite des travaux d'un médecin américain, Richard Shope (1902-1966), qui démontra que la grippe porcine était due à un virus en 1931, que trois virologues anglais, Christopher Andrewes (1896-1988), Wilson Smith (1891-1965) et Patrick Laidlaw (1881-1940) découvrirent en 1933 le virus de la grippe humaine *Myxovirus influenzae*, grâce à une espèce animale inattendue : le furet.
Puis Frank Mac Burnet (1899-1985), virologue australien, réussit en 1935 à cultiver le virus. Trois types de virus furent progressivement identifiés : les virus grippaux ou *virus influenza* A, B et C. L'Américain Georges Hirst (1910-1994) mit par la suite en évidence la diversité du virus de la grippe.
Dès la découverte du virus et à la suite des travaux de Frank Mac Burnet, Thomas Francis (1900-1969), un virologue américain, inocula en 1936 à des volontaires par voie sous-cutanée des virus vivants cultivés sur embryons de poulet. Les premiers succès du vaccin contre la grippe vinrent en 1942 avec Jonas Salk (1914-1995) que l'armée américaine avait engagé pour développer le vaccin afin de protéger les troupes de la Deuxième Guerre mondiale.

Depuis les trois grandes pandémies, La Réunion est concernée chaque année par une épidémie de grippe dont l'ampleur est variable. La mise en place en 1996 d'un réseau de médecins sentinelles a permis de mieux connaître la grippe et d'identifier les virus en cause. Cette surveillance a montré que l'épidémiologie de la grippe y est marquée par une recrudescence en hiver austral, entre les mois de juin et octobre, causée par des virus de l'hémisphère sud. Au vu des données de surveillance, la campagne vaccinale

---

[267] Taubenberger J.K, Morens D.M., "1918 Influenza: the mother of all pandemics", *Emerg Infect Dis,* 2006 Jan;12(1):15-22.

[268] Berche P., « La découverte du virus de la grippe », *Feuillets de biologie*, Vol. LIV, n°311, mars 2013, pp. 61-69.

antigrippale jusque là basée sur la campagne métropolitaine a été adaptée à la situation dans l'hémisphère sud, mais c'est seulement en 2011 que les vaccins ont été disponibles à partir du mois d'avril en utilisant les souches recommandées par l'OMS dans l'hémisphère sud

La saga de la grippe se poursuit. L'alerte concernant l'épidémie de grippe à virus A(H5N1), dit virus de la grippe aviaire car infectant principalement les oiseaux, a eu lieu en 2003 en Asie. Cette souche avait déjà provoqué une épisode grippal de faible intensité chez l'homme à Hong-Kong en 1997. L'épidémie de 2004 n'a pas entrainé, comme redouté, de pandémie. En 2011, l'OMS faisait état de 534 cas et 316 décès. Cependant, l'épidémie est toujours active, comme en témoignent de nouveaux cas en Chine depuis le début de l'année 2015.

En 2009, est apparue une souche A(H1N1)pdm09 issue d'un réassortiment génétique. Parti du Mexique en mars-avril 2009, ce virus s'est propagé rapidement dans le monde et l'OMS déclarait le 24 avril 2009, l'urgence de santé publique concernant un risque pandémique. Au cours de la même année, La Réunion a connu ses premiers cas de grippe quelques semaines avant la métropole, jouant ainsi le rôle de l'île sentinelle. En 2009 et 2010, l'épidémie de grippe due au virus A(H1N1)pdm09 y a occasionné le décès de onze patients adultes[269].

Durant l'année 2012, l'activité clinique de la grippe est restée modérée avec deux vagues épidémiques, en juillet et en septembre. Il y a en 2013 une co-circulation de trois virus de type A(H1N1)pdm09, A non H1N1 et B, le virus A(H1N1)pdm09 étant majoritaire[270] [271]. Des formes graves et des décès[272] sont toujours observés chez des personnes ayant des facteurs de risque principalement le diabète, les déficits immunitaires, l'obésité, les broncho-pneumopathies chroniques obstructives, la plupart n'ayant pas été vaccinées. À cet égard, l'épidémie de grippe en 2014 à La Réunion a été la plus meurtrière[273] depuis la pandémie de 2009 et 2010 à virus A(H1N1)pdm09, avec 34 cas de formes graves hospitalisées en service de réanimation, dont 31 adultes et 9 décès, soit un fort taux de létalité chez les adultes. Le virus B a été le virus circulant prédominant en 2014.

---

[269] Gaüzère BA, Bussienne F, Bouchet B et al., « Severe cases of A(H1N1)v2009 infection in Réunion Island in 2009 and 2010 ", *Bull Soc Pathol Exot,* 2011, 104(2):97-104.

[270] *Bulletin de veille sanitaire,* Cire océan Indien, « Surveillance épidémiologique et virologique de la grippe à La Réunion en 2009-2012 : deux vagues épidémiologiques modérées », avril 2013, n°20, pp. 4-7.

[271] Cire océan Indien, *Le point épidémiologique,* « Surveillance de la grippe à La Réunion », n° 36, 2 août 2013.

[272] Vandroux D., Brottet E., Ursulet L., Angue M., Jabot J., Filleul L., Gauzere B.-A., « New patterns of A(H1N1)pdm09 influenza in the Southern Hemisphere », *Intensive Care Med,* 2014 Jan;40(1):131-2.

[273] Xavier Hoarau, *Les cas de grippe grave admis en service de réanimation en 2014,* thèse de doctorat en médecine, université de Bordeaux, 2015.

L'étude du profil des patients met en évidence que 77,4 % d'entre eux étaient fragiles et présentaient au moins un facteur de risque de complication de la grippe alors qu'ils n'étaient pas vaccinés. Ce constat souligne un défaut majeur de couverture vaccinale. Ces données sont comparables avec celles de la France métropolitaine pour la saison 2013-2014 qui montrent que 76 % des patients admis en réanimation pour grippe grave avaient au moins un facteur de risque. En revanche, en métropole, le taux de vaccination était de 21 % dans cette population de patients à risque *versus* zéro à La Réunion !

. Hépatites virales

Vers 1880, A. Corre, médecine de la Marine, mentionnait des hépatites suppuratives à La Réunion, dans son *Traité clinique des maladies des pays chauds*. G. Merveilleux est un des seuls auteurs à évoquer les hépatites infectieuses. Il est vrai que la jaunisse (ictère) qui servait à l'époque à diagnostiquer les hépatites, est rencontrée dans beaucoup d'autres maladies : paludisme, leptospiroses, septicémies graves... « Maladies du foie. Les décès signalés à ce titre dérivent presque tous de l'hépatite suppurative. Leur fréquence est à peu près la même aux diverses saisons de l'année, et l'on ne peut pas dire, à La Réunion, que les hépatites et les abcès du foie soient en rapport de chiffre avec la dysenterie grave. »

L'infection par le virus de l'hépatite B est une maladie sexuellement transmissible[274]. C'est en 1967 que Baruch Blumberg (1925-2011) a mis en évidence la relation entre l'antigène Australia AgAu et l'hépatite. L'antigène Australia a été ensuite appelé antigène de surface de l'hépatite B (ou AgHBs). Dane et ses collaborateurs ont découvert, en 1970, les particules du virus au microscope électronique appelées particules de Dane.

La première épidémie due au VHB aurait été observée en 1885 à la suite de la vaccination antivariolique de travailleurs d'un chantier naval à Brême. Par la suite, d'autres épidémies ont été signalées suite à l'introduction en 1909 d'aiguilles hypodermiques utilisées et réutilisées pour le traitement par l'arsenic (Salvarsan®) de la syphilis. Il s'agit ici de la contamination par matériel contaminé alors qu'un des principaux modes de transmission de l'hépatite à virus B est, dans les pays tempérés, la contamination par voie sexuelle, soit environ 35 % des cas notifiés d'hépatites aiguës B symptomatiques en France. Les pays en voie de développement sont des régions de forte endémie (Afrique, Asie et Amérique latine) avec une prévalence élevée (entre 2 et 15 % de la population) avec des modes de

---

[274] Antona D., Letort M-J, Larsen C., Lévy-Bruhl D., « L'infection par le virus de l'hépatite B : une maladie sexuellement transmissible », *Bulletin épidémiologique hebdomadaire*, 2011, 26-27-28, 307-310.

contamination tels que la transmission verticale mère-enfant à la naissance et la contamination horizontale dans la petite enfance par la salive, la sueur, les larmes et l'urine). A la différence, la contamination dans les pays développés (prévalence inférieure à 1 %), est d'origine sexuelle ou liée à l'usage de drogues, et a lieu le plus souvent entre 15 et 25 ans.
Dans l'océan Indien, en 1996, la prévalence de l'AgHBs était de 20 % aux Comores ; de 16 % à Madagascar ; de 6 % à Maurice ; de 1,2 % aux Seychelles et de 0,7 % à La Réunion[275]. La Réunion fait partie des régions à faible endémicité, avec une prévalence proche de celle de la métropole estimée à 0,65 %. En 2000, une enquête chez les femmes enceintes dans le sud de La Réunion[276] donnait une prévalence du même ordre à 0,63 %. Cette faible prévalence s'expliquerait par la quasi absence de facteurs de risque de transmission par voie parentérale, mais aussi très certainement par un réseau relativement faible du virus qui limite la contamination sexuelle et materno-infantile. Le fait que l'Homme soit l'unique réservoir du virus permet d'envisager une prévention très efficace de cette infection par la vaccination, mais les couvertures vaccinales des nourrissons et des adolescents pour la France sont encore très insuffisantes, n'atteignant pas 50 %, en raison des réticences non fondées de la part de la population.

Quant à la prévalence de l'hépatite à virus C, elle était en 1999 chez des femmes enceintes de 0,14 %, très inférieure à celle de la métropole (0,84 chez les femmes en 2006).
Au 31 décembre 2011, 622 Réunionnais étaient inscrits en affections de longue durée pour hépatite virale chronique[277], dont 70 % étaient âgés de 40 à 60 ans. Moins de dix décès annuels sont dus aux hépatites, six en moyenne de 2008 à 2010.

. Leptospiroses

Entre 1882 et 1888, en France, en Allemagne et en Russie, a été décrite une variété d'ictère infectieux à rechutes. En France, M. Landouzy décrivait en 1883 la « Fièvre bilieuse ou typhus hépatique » et A. Mathieu en 1886 décrivait « le typhus hépatique. » Adolf Weil (1848-1916) rapportait la même année en Allemagne « une forme bruyante d'ictère flamboyant. » Nicolas Vassilief (1852-1891), médecin à Saint-Pétersbourg, décrivait la maladie en Russie en 1888.

---

[275] Roblin X., Gaüzère B.-A., Paganin F., « Prévalence de l'antigène HBs dans les îles de l'océan Indien », *Bulletin de la Société de Pathologie Exotique*, 1998, 91, 44.
[276] Michault A., Faulques B., Sevadjan B., Troalen D., Marais A., Barau G., « Prévalence des marqueurs des hépatites A, B, C à La Réunion (Hôpital Sud et prison de Saint-Pierre) », *Bulletin de la Société de Pathologie Exotique*, 2000, 93, 34-40.
[277] ORS, *La lettre* n°15, 24 mai 2013.

C'est ce qui explique que la leptospirose fut donc très logiquement dénommée selon les pays : Maladie de Mathieu et Weil, maladie de Weil, maladie de Vassilief.
R. Inada et Y. Ido isolèrent en 1915, au Japon, l'agent causal, le spirochète[278] *Spirocheta icterohaemorrhagiae*, affirmant ainsi que les leptospiroses étaient bien une nouvelle maladie et mirent en évidence le rôle du rat comme réservoir-hôte. La leptospirose fut donc dénommée la maladie du rat, appellation très commune à La Réunion en 2016.
Noggushi en précisa la morphologie et la nomenclature[279] en 1918. L. Martin et A. Pettit en 1917 proposèrent un sérodiagnostic : le test de micro-agglutination qui porte leur nom. L'importance du chaînon hydrique dans la transmission de la maladie fut reconnue plus tard.
Plusieurs variétés de leptospires pathogènes pour l'homme ont été isolées et lors du congrès de Moscou en 1966, dix-huit sérogroupes étaient répertoriés. Depuis, d'autres mammifères que le rat ont été reconnus comme porteurs sains et réservoirs de germes : animaux sauvages (rongeurs et insectivores) et domestiques (bovins, ovins, caprins, porcs, chiens…).
Complétant les études épidémiologiques et bactériologiques, les cliniciens, dont Henri Mollaret (1923-2008), ont démontré le polymorphisme clinique des leptospiroses et leur triple tropisme : hépatique, rénal et méningé.

Les leptospiroses sont présentes dans certaines îles du sud-ouest de l'océan Indien : La Réunion, Maurice, Mayotte et les Seychelles. Les leptospiroses sont la principale zoonose sévissant à La Réunion. Les premiers cas humains ont été rapportés en 1953, mais il est fort probable que la maladie sévissait depuis longtemps dans l'île, car en l'absence de moyens diagnostiques, comment la différencier du paludisme ou de n'importe quel autre ictère fébrile ?
Les leptospiroses sont étudiées à La Réunion depuis 25 ans. Alain Michault[280] écrivait en 1998 : « L'étude des cas cliniques à La Réunion a montré une incidence annuelle des formes sévères de 15/100 000 habitants, soit 40 fois l'incidence de la métropole. Cette maladie est quasi exclusivement masculine et survient surtout chez les agriculteurs. Elle est due surtout au sérovar *icterohemorrhagiae.* Une enquête réalisée en 1997 sur un échantillon représentatif de 3 338 habitants a montré une séroprévalence

---

[278] Inada R., Ido Y., Kaneko R., Ito H., " The etiology, mode of infection, and specific therapy of Weil's disease (Spirochaetosis icterohaemorrhagia) ", *J Exp Med.* 1916 Mar 1 ;23(3) :377-402.
[279] Noguchi H., " Morphological characteristics and nomenclature of leptospira (spirocheta) icterohaemorragiae (Inada and ido)", *J Exp Med.* 1918 May 1;27(5):575-92.
[280] Michault A., « Insularité et risques épidémiques à La Réunion », *Bulletin de la Société de Pathologie Exotique*, 1998, 91, 52-55.

de 1 108 ± 354/100 000 habitants dont 19 % de formes récentes[281]. Le sérovar *icterohemorrhagiae* fut retrouvé dans 27 % des cas, plus fréquent chez les hommes (54 %) que chez les femmes (13 %). L'incidence et la séroprévalence ont une répartition très inégale sur l'île et la survenue de la maladie est liée de façon significative à la pluviométrie. Malgré la faible superficie, les écosystèmes sont très variés à La Réunion du fait de son relief. Les leptospires rencontrent donc un milieu plus ou moins favorable (pH, température, rivières ombragées) suivant les zones de l'île. La côte Est, région sous le vent, est la plus atteinte[282]. » Les enfants peuvent également être touchés[283], mais plus rarement que les adultes.

En 2003, 55 cas hospitaliers ont été recensés, soit un taux d'incidence proche de 8 cas pour 100 000 habitants[284]. Il existait une forte corrélation entre la pluviométrie avec 67% des cas en mars, avril et mai, en saison des pluies. Le sérovar le plus fréquent était *L. icterohemorrhagiae* (83 % des cas). L'exposition professionnelle était retrouvée dans 79 % des cas, en particulier chez les agriculteurs et les éleveurs.
Depuis 2004, une surveillance pérenne a été mise en place par la CIRE - océan Indien, permettant de connaître le nombre de cas de leptospiroses dans l'île. En 2006, une surmortalité liée à la leptospirose à La Réunion a alerté les pouvoirs publics[285]. Une étude conduite du 1er janvier 2004 au 31 décembre 2008 a montré que le nombre annuel des cas signalés (40 à 50 par an) était stable au cours de la période, que les circonstances d'exposition restaient celles habituellement associées à la maladie dans l'île - près de 80 % des malades s'étaient infectés pendant la saison humide - et que le principal facteur d'exposition retrouvé était l'exercice d'une profession agricole. *L. icterohemorrhagiae* restait le principal sérovar isolé (60 % des cas). La mortalité en 2006 était de 38 %. Cette surmortalité résulterait d'une augmentation de la létalité et non de l'incidence et pouvait être liée à l'épidémie de chikungunya en raison de la confusion entre les deux maladies et au retard de la mise en route de l'antibiothérapie qui aurait pu en résulter.

---

281 Duval G., Lemahieu J.M., Michault A., et al., « La leptospirose humaine à l'île de La Réunion », *Médecine et Maladies Infectieuses*, 1988, 2, 80-84.

282 Duval G., Michault A., Baranton G., Law-Koune J.-D., Folio G. et al., « Etude séro-épidémiologique de la leptospirose humaine à l'île de La Réunion », *Revue d'Epidémiologie et de Santé Publique*, 1991, 39, 135-141.

283 Agésilas F., Gey F., Monbrunt A., Combes J.-C., Llanas B., Schlossmacher P., Gaüzère B.-A., « Acute leptospirosis in children in Reunion Island: a retrospective review of 16 cases », *Arch Pediatr,* 2005 Sep;12(9):1344-8.

284 Observatoire régional de la santé de La Réunion (2004), « La leptospirose humaine à La Réunion en 2003 : résultats d'une étude cas-témoins », http://www;ors-réunion.org/IMG:file/etudes/rapport_lepto_2004.pdf;

285 Renault P., Boidin E., D'Ortenzio E., Balleydier E., Daniel R., Filleul L., « Surveillance épidémiologique de la leptospirose à La Réunion , 2004-2008 : possible impact de l'épidémie de chikungunya sur la létalité de la leptospirose », *Bulletin de la Société de Pathologie Exotique*, 2011, 104, 148-152.

À La Réunion, la séroprévalence de la leptospirose en population générale était inférieure à 1 % en 2006[286], soit 16 fois plus faible qu'à Mayotte, témoignant d'une nette amélioration des conditions d'hygiène environnementale. Pour mémoire, la séroprévalence estimée à partir d'études menées en population générale tropicale varie de 15 % dans les îles Samoa et Andaman, à plus de 80 % au Mexique.

Au cours de l'année 2011, 45 cas d'infection par les leptospiroses ont été recensés, soit une incidence de 4,7 malades pour 100 000 habitants[287]. L'âge moyen des malades était de 44 ans et les hommes représentent 96 % des malades hospitalisés. Ce déséquilibre du sex-ratio a été constamment observé depuis 2002, année au cours de laquelle l'observatoire régional de la santé a commencé à enquêter en milieu hospitalier. Les femmes ne représentent que 6 % du total des cas recensés depuis 2002. Toutefois, un fait épidémiologique nouveau est à signaler : les facteurs d'exposition se modifient, puisque sur 37 patients, cinq seulement concernaient des personnes exerçant une profession agricole alors que 15 concernaient des personnes en activité de loisirs, soit en eau douce (9 cas), soit en plein air (6 cas). Une blessure, le plus souvent aux membres inférieurs, a été retrouvée chez plus de deux malades sur trois dans les semaines précédant le début des signes cliniques. Les renseignements cliniques recueillis soulignent le polymorphisme des leptospiroses à la phase initiale, le signe le plus fréquent étant la fièvre (62 %), suivi par les myalgies (46 %).

En 2012, 75 cas hospitalisés dont 74 confirmés par PCR, ont été rapportés, soit une incidence de 9,1/100 000 habitants. Au cours des 11 premiers mois de 2013, il y a eu 59 cas dont 56 confirmés, (91,5 % d'hommes), d'âge moyen 44 ans (9-77 ans).

Les loisirs constituent un facteur de risque actuellement le plus souvent retrouvé[288], comme en témoigne la contamination de neuf triathlètes sur 153 participants lors d'une compétition en mars 2013, sur les berges de la Rivière-des-Roches[289]. Plusieurs publications récentes dressent l'état des lieux à La Réunion[290] [291].

---

[286] Desvars A., Gigan J., Hoarau G., Gérardin P., Favier F., Michault A., « Seroprevalence of human leptospirosis in Reunion Island (Indian Ocean) assessed by microscopic agglutination test on paper disc-absorbed whole blood », *Am J Trop Med Hyg,* 2011 Dec;85(6):1097-9.

[287] Cire océan Indien, « Surveillance de la leptospirose à La Réunion : bilan 2011 », *Le point épidémio*, n°5, 18 janvier 2012, 1-3.

[288] Pagès F., Magnin P., Renault P. et al., « Surveillance épidémiologique de la leptospirose à La Réunion », *Bull. Soc. Pathol. Exot.*, 2013, 106, 148-149.

[289] Cire océan Indien, « Surveillance de la leptospirose à La Réunion, point au 23 avril 2012 : bilan 2011 », *Le point épidémio*, n°24, 02 mai 2012; 1-4.

[290] Desvars A., Michault A., Bourhy P., "Leptospirosis in the western Indian Ocean islands: what is known so far?" *Vet Res.* 2013 Sep 9;44:80.

. Lèpre

Le mot lèpre vient de *lepra* (écaille en latin), par analogie avec les déformations de la peau de certaines formes de la maladie. La lèpre est une maladie infectieuse transmissible due au *Mycobacterium leprae* ou bacille de Hansen découvert en 1873. Le bacille atteint préférentiellement la peau, les muqueuses, le système nerveux périphérique et réalise en fonction de l'immunité cellulaire du sujet infecté différentes formes cliniques. Le réservoir de bacilles est l'homme malade, le bacille étant éliminé par la muqueuse nasale et la peau en cas de plaie ou d'ulcération. La transmission est directe par portage nasal (mouchage, crachats, aérosol), ou indirecte par l'intermédiaire d'objets souillés. L'incubation varie de trois à trente ans.
La lèpre semble avoir sévi à Bourbon[292] peu après l'arrivée des premiers esclaves déportés de Madagascar. La Compagnie des Indes Orientales installée à Fort Dauphin à Madagascar et dans les îles Mascareignes, avait autorisé la traite des esclaves en 1718 pour développer la culture du café. Dès 1726, les autorités se préoccupèrent « d'un mal contagieux que l'on avait jusqu'à présent nommé lèpre », dont « plusieurs familles de l'isle étaient atteintes » et qui faisait « de grands progrès. » Tous les traitements de l'époque ayant échoué, dont le « grand remède[293], les habitants parlèrent d'« expulser de la société des autres, les personnes attaquées de ce mal. »
La lèpre était alors considérée comme incurable, car elle échappait à l'onguent mercuriel du chirurgien-major Macé.
Le Conseil supérieur assembla les chirurgiens de l'île et ceux des vaisseaux l'*Argonaute*, le *Jason* et l'*Alcyon* qui étaient en rade de Saint-Paul, et tous les chirurgiens, passagers de ces navires, qui s'en allaient rejoindre leurs postes dans les divers comptoirs de la Compagnie des Indes. Les hommes de l'art donnèrent leur diagnostic le 28 juin 1726 : « Ce genre de maladie, disaient-ils dans un procès-verbal, était causé par une humeur scrofuleuse appelée virus, qui cause des ulcères chancreux et fistuleux dans toutes les parties du corps[294]. »

Couzier, médecin-botaniste qui séjourna à Bourbon de 1727 à 1728, cita la lèpre comme héréditaire et non contagieuse. Il essaya divers remèdes « les délayants, les humectans, les absorbans et les apéritifs, ainsi que les purgatifs », sans succès. Il avoua ne pas avoir guéri ses malades, mais dit les avoir soulagés. Bien qu'elle ne soit pas épidémique, ainsi qu'on le pensait au

---

[291] Pagès F., Polycarpe D., Dehecq J.S. et al., " Human leptospirosis on Reunion Island: past and current burden", *Int J Environ Res Public Health.* 2014 Jan 10;11(1):968-82.
[292] Aubry P., Gaüzère B.-A., « Histoire de la lèpre à La Réunion du début du XVIIIe siècle à nos jours », *Médecine et Santé Tropicales,* 2013 ; 23 : 281-286.
[293] Vraisemblablement un onguent mercuriel.
[294] Barrassin J., « La lèpre à Bourbon. Le lazaret de la Ravine à Jacques et la léproserie de Saint-Bernard », *Bull. Acad. Ile Réunion* 1958 ; 18 : 71-74.

Moyen-Âge, mais contagieuse, la lèpre revêtit à La Réunion un caractère endémique, surtout en certaines régions. Elle s'y installa durablement et insidieusement sans bouffée épidémique.
Pierre-Benoît Dumas rapporta, en 1730, sept cas de lèpre et décrivit les mesures d'isolement des lépreux sur les îlots de le Rivière des Galets et de la Rivière Sainte-Etienne. Parmi ces sept lépreux, figurent les deux petites-filles d'Athanase Touchard, dont l'une Marie Hoareau, jugée incurable fut séquestrée et se vit donner le 20 août 1730, « un tuteur jusqu'à l'âge de la majorité, lequel fera ensuite et pour toujours les fonctions de curateur. »

Ce qui prouve bien que, si la lèpre était connue en tant que maladie depuis l'antiquité, nos connaissances sur cette maladie, dont la contagiosité était suspectée par certains et niée par d'autres, étaient très limitées au début du XVIIIe siècle.
D'après Languillon[295], les foyers les plus anciens de la lèpre sont l'Egypte, l'Inde et la Chine. Malet[296], qui cite le poète et naturaliste romain Lucrèce, ajoute « en écrivant qu'elle est originaire d'Egypte [...], il ne fait qu'énoncer une vérité », comme en témoignent deux documents : le papyrus d'Ebers rédigé au XVIe siècle av. J.-C. et le papyrus de Séthi Ier, pharaon qui a régné de 1294 à 1279 av. J.-C. dont les tableaux cliniques peuvent être rapportés à la lèpre. Le papyrus d'Ebers mentionne déjà les deux formes de lèpre - lépromateuse et neurale - sous le nom de « tumeurs de Chon et mutilations de Chon. »
A la même époque, Moïse écrivit un chapitre médical dans le *Lévitique*[297], dans lequel il groupa l'ensemble des manifestations cutanées connues à l'époque, dont la lèpre, sous le nom de *Zaraat* ou *Zara-Ath*. Le symptôme de la lèpre était « la tache blanc rosé», d'où le nom de « lèpre blanche » et l'ulcère « et s'il apparaît un ulcère, alors c'est la lèpre. » Les signes propres de la lèpre ne sont sans doute pas parfaitement décrits, mais peut-être que le but de Moïse était de faire un diagnostic rapide afin d'isoler le lépreux du reste de la communauté.
Zaraat ne désignait pas seulement la lèpre, mais aussi le péché. Ainsi est né le « concept lépreux » de faute morale qui existait avant le *Lévitique* dans les traditions orales indiennes et dans les manuscrits égyptiens et chinois. La lèpre fut considérée par les religions monothéistes comme un « fléau de Dieu » pendant des siècles.

---

[295] Languillon J., « Précis de léprologie. » *Acta leprologica,* Numéro spécial, 1988, Volume VI, 391 pages. Rappel historique, pp. 1 à 6.
[296] Malet C., « Petite histoire d'un grand fléau : la lèpre », *Bulletin de l'Association des Léprologues de Langue Française (ALLF)*, 2009 ; 24 : 41-54.
[297] *Lévitique* : troisième des cinq livres de la Torah qui doit son nom à Lévite, prêtre hébreu issu de la tribu de Lévi.

L'hypothèse de l'origine égyptienne a été renforcée par la découverte en 1832 des plus anciens squelettes lépreux connus (200 av. J.-C.) dans une nécropole ptolémaïque de l'oasis de Dakhlhel et par le séquençage du génome de *Mycobacterium leprae* en 2001 par Steward Cole[298] de l'Institut Pasteur de Paris.
La pandémie lépreuse résulte d'un seul clone de bacille de la lèpre dont le berceau serait l'Afrique de l'Est, alors que l'Egypte et le Proche-Orient étaient les passages obligés de la diffusion de la lèpre vers l'Asie et l'Europe[299].

Pour d'autres, l'Inde serait le foyer le plus ancien de la lèpre. C'est au VIIe siècle av. J.-C. que la lèpre y a été décrite sous le nom de *Kushta* dans les *Chiraka* et *Susruta-Samhita* qui sont les plus anciens livres de la médecine indienne. Dans le *Susruta-Samhita*, du nom du médecin qui l'aurait rédigé au Ve siècle av. J.-C., sont décrites la lèpre névritique (*Vat-Rakta*) et la lèpre cutanée maligne (*Arun-kushta*). Comme traitement de la *Kushtha,* l'huile extraite de *Tuwarka* était administrée par la bouche ou en application externe. Le *Tuwarka* poussait dans le sud-ouest de l'Inde où pousse actuellement une plante de la même famille, *Taraktogenos curzii,* dont on tire l'huile de *chaulmoogra.*
Dans les religions orientales telles l'hindouisme et le bouddhisme, pour l'*Âyurveda*, le mauvais *karma* est à l'origine des maladies, dont la lèpre.

La lèpre aurait été décrite plus tardivement en Chine. Le premier traité médical chinois la mentionnant a été rédigé vers le IVe siècle av. J.-C., sous la dynastie des Chou (1182-250 av. J.-C.). Il y est décrit la maladie *Lai-Fon* ou lèpre lépromateuse et la maladie *Lai-Ping* ou lèpre tuberculoïde, maladies réputées héréditaires et très contagieuses, comme en Inde.

Quoi qu'il en soit, la lèpre, à partir de ses foyers égyptien, indien et chinois s'est étendue en Perse où elle sévissait dès le Ve siècle av. J.-C., considérée comme impure et comme un péché contre le soleil.
Puis avec les Phéniciens, grands navigateurs, elle a gagné la Méditerranée, raison pour laquelle Hippocrate (400 av. J.-C.) la nomme « mal phénicien. » Aristote (345 av. J.-C.) la dénomme *satyriasis* en raison de la morphologie du visage de ceux qui en sont atteints, alors que Galien lui donne en 300 av. J.-C. le nom d'*éléphantiasis*, traduction littérale de *Zata-Ath*. Dans *Naturalis historia,* Pline l'Ancien (23-79 ap. J.-C.) parle de « l'éléphantiasis, mal funeste des Grecs. » Avec les légionnaires romains, la lèpre gagne tout

---

298 Eiglmeier K., Simon S., Garnier T., Cole ST., "The integrated genome map of Mycobacterium leprae", *Lepr Rev.* 2001 Dec;72(4):462-9.
299 Monot M., Honoré N., Garnier Th. et al., "On the origin of leprosy", *Science* 2005 ; 308 : 1040-1042.

l'empire romain, dont la Gaule qui fut la première infestée, puis le reste de l'Europe. La lèpre fut à son acmé au XIIe siècle, amplifiée par les croisades. C'est au Moyen-Âge que sont ouvertes les maladreries ou léproseries : « Il faut séparer les lépreux des hommes, comme s'ils étaient morts. » Au XIIIe siècle, il n'y a « *ny ville, ny bourgade qui ne fust obligée de bâtir un hôpital pour y retirer les ladres.* » Il y avait deux mille léproseries en France sous le règne du roi Louis VIII (1187-1226) et quinze mille lépreux y étaient isolés[300]. L'Europe comptait vingt mille léproseries pour une population de lépreux estimée à six cent mille, soit une proportion considérable de la population.

La lèpre accompagne la naissance et le rayonnement de l'Islam. Le Coran la mentionne à deux reprises – III, 48 et V, 110 – de la guérison de lépreux par Jésus : «…et je guéris l'aveugle né et le lépreux et je ressuscite les morts par la permission de Dieu. » Les citations optimistes visaient à diminuer l'impact de la lèpre et à réconforter les malades. Le prophète aurait pris la main d'un lépreux et l'aurait mise dans le plat en l'invitant à partager son repas et aurait dit : « Mange, au nom de Dieu. Toute la confiance est en Dieu. » « Pour tout mal, existe un traitement en mesure de le guérir. » Les citations pessimistes reflétaient les données épidémiologiques admises à l'époque, à savoir que la maladie était contagieuse par voie aérienne et qu'elle était redoutable car non curable et invalidante : « Fuyez le lépreux, comme vous fuyez un lion. » « Ne regardez pas trop le lépreux et, si vous lui parlez, observez une distance égale à celle de la portée d'une lance. »

Au XIIe siècle, le suspect de lèpre comparaissait devant un jury composé d'un médecin, d'un chirurgien, d'un prêtre et d'un prévôt. Il pouvait être assisté par un avocat et se pourvoir en appel. Outre les signes habituels de la maladie, d'autres signes plus discutables étaient recherchés en véritables ancêtres des examens complémentaires modernes qui tendent à confirmer ou infirmer une maladie : la cendre de plomb brûlé surnageait dans l'urine du lépreux et coulait dans celle du non lépreux ; de même, au clair de lune, le visage du lépreux se marquait de plusieurs couleurs. D'une façon plus rationnelle, l'insensibilité à la piqûre était recherchée dans les plages de peau dépigmentées, signe également considéré comme permettant de démasquer les sorcières.
La lèpre traduisant un état d'« impureté intérieure », les lépreux ou les personnes suspectes de lèpre, à tort ou à raison, devaient être mis à l'écart de la société, autant pour des raisons médicales que « religieuses ou morales. » Une cérémonie religieuse, véritable office des morts, auquel le lépreux ou supposé tel assistait, précédait son enfermement dans l'hospice (lazaret ou

[300] Gonzalès Jacques, *Initiation à l'histoire de la médecine et des idées médicales,* Éditions Heures de France, 2005.

ladrerie) ou dans une petite maison : la maison close. Symboliquement le lépreux était « enterré », par le jet de quelques mottes de terre sur son corps revêtu d'un linceul noir. Puis le prêtre le bénissait à l'aube de cette nouvelle vie et lui édictait les règles suivantes : « Je te défends d'entrer dans les églises, aux marchés, aux moulins. Je te défends de te laver les mains et autres choses nécessaires pour ton usage dans les fontaines et les ruisseaux. Je te commande, si d'aucun ont propos avec toi, ou toi avec eux, de te mettre au-dessous du vent… »
Paradoxalement, les principes de charité chrétienne ordonnaient de se soucier des lépreux et l'Ordre de Saint-Lazare fut créé au XIIe siècle pour se consacrer entièrement à eux.

À partir du XIVe siècle, la lèpre déclina en Occident[301] pour plusieurs raisons dont la ségrégation et les progrès de l'hygiène, alors qu'elle gagnait l'Amérique au XVIe siècle avec les conquistadors, puis au XVIIIe siècle avec la traite des Noirs.

La doctrine de « contagiosité » s'imposa peu à peu alors qu'aucun traitement n'était actif. L'huile de chaulmoogra a représenté pendant des siècles le seul produit ayant une certaine efficacité dans la lèpre. Le chaulmoogra est un arbre d'Asie (Inde, Birmanie, Annam) dont le fruit semblable à une orange contient des pépins dont on extrait l'huile.

À La Réunion, la Compagnie des Indes orientales, responsable de la traite des esclaves, proposa, devant le risque de contagion, la « séquestration » des lépreux à l'île Rodrigue ou dans le désertique pays du Brûlé de Bourbon, au sud-est de l'île, avec un garde de soldats pour en empêcher le franchissement. De fait, en 1730, les lépreux furent isolés entre les deux bras de la Rivière des Galets et près de la Rivière Saint-Étienne. Certains esclaves furent renvoyés à Madagascar ou furent abandonnés par leurs maîtres qui renoncèrent à leur titre de propriété et demandèrent, en dédommagement, un autre esclave à la Compagnie des Indes. Les lépreux créoles blancs furent parqués dans un lazaret[302] crée à La Ravine-à-Jacques en 1789 et où se mêlaient indifféremment les nouveaux immigrants en quarantaine et les malades.

Le 21 juillet 1792, l'Assemblée coloniale[303] décida d'établir un lieu de quarantaine et un lazaret à Saint-Denis, au pied du Cap Bernard (près de l'actuelle Redoute à Saint-Denis). Ce lazaret de vérification était destiné à « la visite et la détention des esclaves soupçonnés de mal contagieux. » Il

---

[301] Moreno Toral E., Lopez Diaz T., « La lèpre : histoire d'une maladie stigmatisante. » *Histoire des sciences médicales*, 2001 ; 35 : 13-20.

[302] Lazaret prend ici son sens originel de léproserie, du latin *lazarus* (ladre, lépreux).

[303] Archives de La Réunion, L 295, arrêté du 21 juillet 1792.

fonctionna de 1823 à 1852, comme une dépendance de l'hôpital[304] et fut par la suite, transféré du Cap Bernard à la Ravine-à-Jacques en 1827, puis à la Ravine de la Grande-Chaloupe en 1847.

Alors que l'ordonnance du 15 septembre 1823 portant sur « la visite et la détention des esclaves soupçonnés de mal contagieux », montre que la lèpre était considérée comme une maladie contagieuse par les autorités, de façon surprenante en 1839, la commission de santé la déclara non contagieuse. Le 30 mai 1839, le Conseil privé se refusant à accroître les dépenses de la colonie renvoyait les lépreux chez leurs propriétaires. La commission décida que les gens libres lépreux se soignent chez eux, tandis qu'il fut proposé que les esclaves lépreux soient séquestrés dans le district de Salazie et traités aux frais de leurs propriétaires[305]. Les propriétaires ne s'acquittant pas de leurs dettes, les esclaves leur furent rendus, déambulant dans les rues et propageant la lèpre dans l'île.
La situation des esclaves lépreux n'était guère enviable[306] : « L'individu est rejeté par son entourage pour qui il devient un sujet d'épouvante. » Les esclaves lépreux de l'Atelier colonial sont enfermés dans une léproserie installée près de l'ancien cimetière du Cap Bernard. Ils y demeurent dans un état pitoyable où les maîtres craignant la contamination, les abandonnent. L'administration locale finit par s'inquiéter et une ordonnance enjoignit la police à visiter et enfermer les Noirs atteints de ce mal. Mais les maîtres dont les esclaves étaient séquestrés, refusèrent de payer les frais des traitements.

Par la dépêche du 19 mars 1841, l'Amiral Guy-Victor Duperré, ministre de la Marine et des Colonies de 1834 à 1843, n'admit pas le « laisser-aller fondé sur des considérations d'économie » dont faisait preuve l'administration de Bourbon, alors que la situation nécessitait « des mesures de précaution destinées à la fois à assurer aux lépreux les soulagements applicables et à préserver la population d'un contact qui, en admettant la doctrine contestable de la non contagion, est du moins partout une cause d'effroi et de dégoût. » Selon la presse de l'époque, l'île en 1844 ne disposait d'aucun lazaret en fonctionnement, celui de La Ravine-à-Jacques étant désaffecté. « Des malades mutilés par la lèpre et inspirant la répulsion se répandaient dans les rues du chef-lieu pour implorer des secours. »
En 1848, date d'abolition de l'esclavage, les lépreux étaient si nombreux qu'une autre léproserie fut ouverte à Saint-Paul. La commission de santé décida de nouveau la réclusion des lépreux au Lazaret de la Ravine-à-Jacques et y transféra les quelques malades parqués au lazaret de Saint-

---

[304] Prosper Eve, Sudel Fuma., *Les lazarets à La Réunion, entre histoire et histoires,* Océan Éditions-Historun, 2008. 255 pages.
[305] P. Eve, *Ile à peurs,* p. 243-244.
[306] Colombe Couëlle, *Le cabinet de curiosités : Mélanges offerts à Claude Wanquet,* Éditions de l'Harmattan, 2000.

Denis. D'autres lépreux furent racolés dans l'île, notamment à Saint-Gilles, où « sur les bords de la mer » s'élèvent des cases presque toutes remplies d'une population dévorée par l'horrible maladie.

Louis-Isaac-Pierre Doret, gouverneur de La Réunion de 1850 à 1852, désigna, par arrêté du 25 février 1852, le lazaret de la Ravine-à-Jacques comme léproserie. Deux autres arrêtés (23 juin et 7 juillet 1852) fixaient la ration et le nombre de vêtements à fournir aux lépreux. Les personnes suspectes de lèpre devaient comparaître devant la commission sanitaire centrale, forte de cinq membres, présidée par le médecin-chef de la colonie et dont le vice-président était le plus ancien chirurgien de première classe. À la suite de cette comparution, si le diagnostic était confirmé, le lépreux avait le choix entre quitter la colonie, justifier de moyens suffisants pour recevoir les soins dans sa famille ou être hospitalisé au lazaret.
Compte tenu des nombreux diagnostics différentiels possibles avec d'autres dermatoses qui nécessitent, en 2016, des examens de laboratoire (identification du bacille de Hansen, examen anatomo-pathologique) avant de confirmer le diagnostic de lèpre, on peut imaginer bien des erreurs de diagnostic et donc d'orientation à cette époque, sauf pour ce qui concerne, les formes lépromateuses très évoluées et mutilantes.

Monseigneur Florian Desprez, évêque de Saint-Denis, intervint pour que le lazaret de la Ravine-à-Jacques soit accessible aux prêtres, car pendant les mois d'été le site était inabordable par la mer et les malades étaient délaissés. Ce lieu servit de léproserie entre le 25 février 1852 et le 13 janvier 1856. Un médecin y effectuait une visite hebdomadaire par bateau lorsque les conditions météorologiques le permettaient. Des condamnés faisaient fonction d'infirmiers. En août 1852, on y dénombrait 126 lépreux dont 25 femmes. Patients et familles se montrèrent non satisfaits par les soins donnés au lazaret, ainsi que par le manque d'hygiène et de nourriture, comme en témoignent plusieurs courriers adressés aux autorités.

Aux évasions, succèdent de nouvelles séquestrations. Les conditions sanitaires restaient déplorables : « La ravine est à sec et le linge ne peut être lavé… Tous les lépreux se plaignaient amèrement. » Le lazaret était inaccessible par voie de terre. Dès avril 1852, un accord fut trouvé pour fournir un bateau particulier au lieu du bateau-poste, mais l'accès demeurait aléatoire. Le premier médecin fut le docteur Ormières. Des erreurs de diagnostic envoyèrent au lazaret des patients non lépreux, ce à quoi le médecin du lazaret répondit : « Il n'y a pas eu erreur, mais guérison. » En date du 19 octobre 1853, l'effectif des malades n'était plus que de 71 dont 8 femmes.

Le 21 septembre 1853, après une visite au lazaret de la Ravine-à-Jacques, qui le laissa horrifié par ce qu'il vit, Louis Henri Hubert-Delisle, gouverneur de La Réunion de 1852 à 1858, fit procéder à des travaux dans l'attente du transfert vers un endroit plus salubre et moins humide : « J'ai eu le cœur brisé en visitant cet hôpital de la Ravine-à-Jacques. » Il fit exécuter pour deux mille francs de travaux et prit un arrêté qui doubla le nombre de vêtements alloués aux lépreux. La quantité de savon allouée n'était alors que de deux cent cinquante grammes par tête et par mois.

Après un rapport du docteur Richard chargé de visiter les différents terrains proposés par des propriétaires et approuvé par le docteur Le Petit, vice-président de la commission sanitaire, l'établissement fut transféré sur un des plateaux de la montagne Saint-Bernard le 14 août 1854, où il se trouve encore actuellement, désaffecté depuis 1980. Le propriétaire nommé Delpit, s'engagea à laisser à l'administration la jouissance de l'eau qui prend sa source sur sa propriété et à lui abandonner le terrain nécessaire à la construction d'un chemin. Un rapport du docteur Lagaudin, daté du 30 août 1854, déplore le caractère hâtif de cette installation « L'établissement actuel n'est encore qu'ébauché », le froid, les courants d'air violents et l'absence d'infirmerie. Il préconise d'utiliser comme traitement, l'*hydrocotyle asiatica* ou *cochlearia* du pays. En 1855, le nombre de lépreux variait de 66 à 71, avec 12 décès.

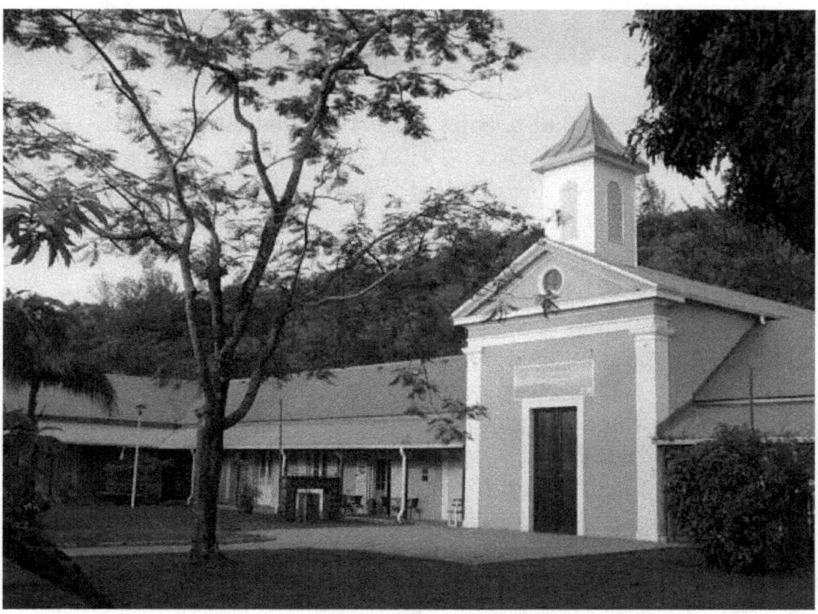

Figure 12 : Ancienne léproserie, Saint-Bernard (Source : B.-A. Gaüzère, 2013)

Le gouverneur Hubert-Delisle pressa alors les Filles de Marie[307] de s'y installer comme infirmières. Au rejet de la lèpre s'était substitué au long des siècles la compassion, la maladie étant considérée sous l'angle médical et non plus sous l'angle théologique. Les religieux avaient pour fonction de s'occuper et de soigner les lépreux. Le 14 janvier 1856, Mère Marie-Magdeleine-de-la-Croix, Réunionnaise et fondatrice des Filles de Marie, ainsi que deux religieuses prirent possession de leur logement. Les lépreux furent alors soignés et leurs conditions de vie s'améliorèrent. Peu à peu, les plaies et les corps mutilés furent soignés après avoir vaincu les réticences des lépreux qu'il s'agissait d'apprivoiser. « Ah non ! Nous ne nous laisserons pas panser ; jamais un Blanc ne nous a touchés. » L'arrêté du 18 avril 1856 réglementa le fonctionnement de la léproserie de Saint-Bernard. Les Filles de Marie prirent en charge les lépreux jusqu'en 1906, remplacées ensuite par des laïcs avant d'être de nouveau chargées des lépreux par le Conseil Général en 1936.

A la fin de 1857, le Père Horner, un spiritain, fut le premier curé de la paroisse Saint-Bernard fondée le 6 novembre 1857. Il avait remplacé en 1856 l'abbé Marcotte en qualité de directeur de la léproserie, lequel fut surnommé le père des lépreux. On recensait alors 5 000 malades[308] dans l'île pour une population de 152 000 habitants. Dénommé « l'aumônier des lépreux », le Père Horner quitta la léproserie en 1863, après sept ans de dévouement, appelé par ses supérieurs à la mission de Zanzibar.

L'endémie lépreuse se développait en Norvège, car les lépreux n'y étaient ni exclus, ni isolés. Ils y circulaient et commerçaient librement, ce qui explique leur nombre élevé : 2 858 pour 1 500 000 habitants en 1856. Ce sont donc deux médecins norvégiens, Daniel Cornelius Danielssen (1815-1894), puis Gerhard Armauer Hansen (1841-1912), son assistant et gendre, qui firent entrer au milieu du XIXe siècle la lèpre dans la connaissance scientifique.

En 1841, Danielssen, avec son collaborateur Carl Boeck, étudiait systématiquement les tissus de tout lépreux mort en Norvège. En 1847, il publia ses résultats dans une monographie intitulée *Om Spedalskhes* (Sur la lèpre) rapidement traduite en plusieurs langues. Pour Danielssen, la lèpre était une maladie héréditaire, alors qu'Hansen avait la conviction que la lèpre était une maladie contagieuse. En 1869, Hansen découvrit dans les ganglions des lépreux des « masses granulaires jaunâtres » qu'il retrouva en 1873 dans les nodules cutanés. Cependant, prudent, Hansen écrivit : « Bien qu'incapable de voir aucune différence entre ces corps et de vraies bactéries, je ne m'aventurerai pas à les déclarer identiques. »

---

307 Prosper Eve., *Du torchis à la pierre. La congrégation des Filles de Marie 1849 - 1999.* Océan Éditions, 1999.

308 Cette prévalence est très surprenante. Mac-Auliffe, en 25 ans d'exercice dit n'avoir rencontré que quatre cas de ladrerie, à moins que ce terme ne désigne la cysticercose, qui était par contre très répandue à La Réunion jusque dans les années 1980.

En 1879, un médecin allemand, Albert Neisser en voyage d'études en Norvège, fut reçu par Hansen qui lui remit des préparations de nodules lépreux dans lesquelles il avait observé des bâtonnets non colorés. Neisser parvint à colorer les bactéries et publia en 1880 un article intitulé « Sur la cause de la lèpre. » Il écrivit « Depuis mon retour avec ce matériel précieux, j'ai commencé immédiatement à l'étudier et à ma surprise énorme j'ai trouvé des bacilles en grand nombre [...]. Ces bacilles apparaissent être quelque chose d'inconnu auparavant. » À cette tentative délibérée de vol d'une découverte scientifique, Hansen répondit en publiant les résultats de ses travaux entrepris depuis le début des années 1870.
Au cours du premier congrès international de la lèpre en 1897 à Berlin[309], Hansen[310] fut officiellement reconnu comme le découvreur de l'agent de la lèpre, qui depuis porte le nom de bacille de Hansen. Lors de ce congrès, la lèpre fut enfin reconnue comme une maladie contagieuse dont la prophylaxie reposait sur l'isolement.

De leur côté, les médecins réunionnais poursuivaient leurs études sur la lèpre et en particulier sur son traitement. Ainsi, Achille Berg[311] qui traitait les lépreux à l'hôpital colonial de Saint-Denis décrivit plusieurs cas d'amélioration et de guérison, sans toutefois donner la composition des préparations qu'il utilisait : « Régime lacté, bains généraux, 30 grammes d'oignons crus. Pilules végétales selon la formule n°2. Application du topique végétal », ou bien à la place sur topique végétal « 1ère application du caustique », ou encore « frictions avec le liniment aromatique. » Il a également administré le caustique par voie orale : « J'ai donc ordonné l'usage du topique caustique à l'intérieur, à la dose de 2 gouttes dans une émulsion gommeuse de 60 grammes, et j'ai abandonné l'usage des pilules. Le caustique a été porté à 5 gouttes par jour ».

En 1878, Auguste Vinson s'enthousiasmait à la lecture d'une publication que lui avait adressée le docteur Jules Le Clerc[312], médecin-visiteur de la léproserie, laissant (faussement) entrevoir la guérison de la lèpre. Vinson écrivit « M. le docteur J. Le Clerc fait un exposé clinique des malades qu'il a eu à soigner à la Léproserie, au nombre de quatre-vingt-cinq et qu'il divise en deux grandes catégories : les lépreux à tubercules, en plus grand

---

[309] Aubry P., « Le premier congrès international de léprologie : la conférence de Berlin de 1987 », *Bulletin de l'ALLF*, 2002 ; 16 : 45-47.
[310] Berche P., Lefrère J-J., « Gerhard Hansen, une vie de lutte contre la lèpre », *Presse Med.* 2010 ; 39 : 974-980.
[311] Berg A., *Essai sur un nouveau traitement de la lèpre. Observations cliniques recueillies à l'Hôpital colonial de St Denis,* Saint Denis, G. Lahuppe, 1870, 29 p.
[312] Le Clerc J., *Ile de La Réunion. Hospice de la ravine à Jacques. Traitement de la lèpre.* Saint-Denis. Drouhet, 1878.

nombre, et les anesthésiques sans tubercules, moins nombreux. C'est dans cette dernière catégorie qu'il faut ranger cette étrange variété nommée lèpre amputante, qui enlève une phalange, un doigt, une main, un pied, comme si un chirurgien mal avisé avait passé par là. Si triste que soit cet inventaire, il y aujourd'hui une parole bien consolante qui retentit dans la science : la lèpre est curable. »

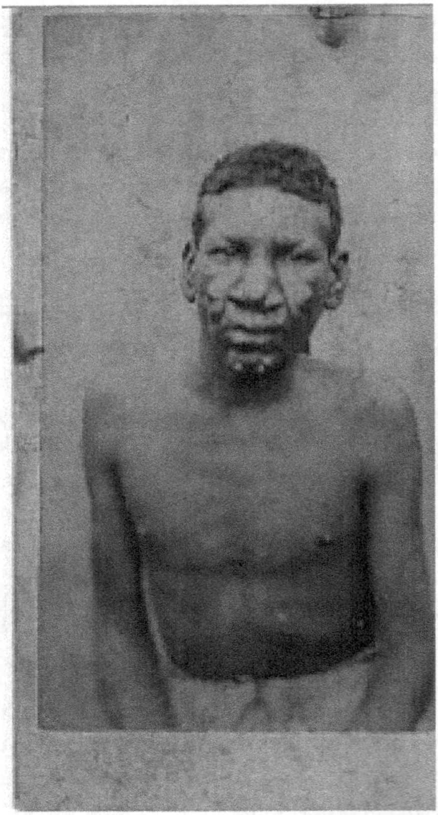

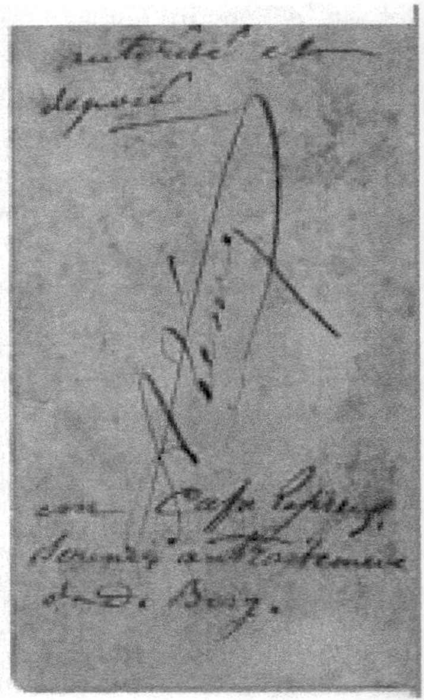

Figure 13 : Un cafre lépreux en traitement (Source : Achille Berg, vers 1870).

Et Vinson de poursuivre : « M. Le Clerc s'exprime en ces termes avec une conviction froide et sentie, qui fait la valeur de son assertion : l'huile de Chaulmoogrâ, par ses effets favorables et constants, nous a paru pouvoir être considérée comme un médicament spécifique de la lèpre, surtout dans ses premières périodes. Avant d'être arrivé à formuler d'une façon aussi précise son opinion, M. le docteur Le Clerc a laissé un exposé de toutes ses tentatives à l'aide de plusieurs agents anciens et modernes et il institue une médication mixte [...]. La médication mixte employée à la léproserie se compose de frictions, de bains, de cautérisation et de badigeonnage phéniqués, de pansements glyco-phéniqués et de l'usage interne de l'huile de Chaulmoogrâ. Les frictions se font matin et soir avec la pommade d'Helmérich ou avec le liniment oléo-calcaire de Gurjon, après un bain tiède savonneux, ou mieux alcalin. Les bains peuvent être pris chaque jour ou plusieurs fois par semaine. Ils sont savonneux ou additionnés de 250 grammes de sous-carbonate de soude. Tous les huit jours, les tubercules et taches saillantes de la peau sont badigeonnés avec de l'eau phéniquée, saturée à dix pour cent d'acide ; une fois par mois, les gros tubercules sont cautérisés avec l'acide phénique alcoolisé (parties égales). L'exfoliation de l'épiderme et les autres effets de la cautérisation sont traités par l'application de la glycérine. Les plaies sont lotionnées, plusieurs fois par jour, avec l'eau phéniquée au millième ; elles sont pansées, matin et soir, avec le glyco-phénique [...]. Les malades sont enfin soumis à l'usage interne de l'huile de Chaulmoogrâ. J'en prescris 6 à 8 gouttes deux fois par jour, en augmentant progressivement la dose, suivant la tolérance de l'estomac, jusqu'à celle d'une cuillerée à café. Cette huile ayant pour effet d'échauffer certains malades, je me borne dans ce cas, à prescrire des décoctions d'orge, de graine de lin, l'eau magnésienne, l'huile de ricin, pour remédier aux légères inflammations buccales ou gastriques. Le régime alimentaire ne doit pas être exclusivement végétal. Il faut donner aux malades des viandes fraîches, du lait, de l'eau vineuse, du quinquina. Les aliments doivent être préparés avec de l'huile d'olive. Les éléphantiaques[313] doivent être soumis à un régime de vie doux et régulier. Je suis d'avis de leur prescrire une nourriture tonique et facilement digestive, des fruits, des végétaux frais et antiscorbutiques, et de leur recommander de prendre des bains fréquents, d'entretenir leurs vêtements dans une grande propreté et de se livrer à des exercices corporels ».

Vinson poursuit en exposant le traitement qu'il a lui-même mis au point[314] : « Notre médication, que nous allons exposer dans sa simplicité, diffère un peu de celle de notre confrère J. Le Clerc. Nous ne disons pas qu'elle soit meilleure ! Mais, comme chez le médecin de la léproserie, l'huile de Chaulmoogrâ en fait le fond principal comme traitement interne. Avant d'y procéder, nous soumettons le malade pendant six semaines à un traitement sulfureux complet : bains sulfureux, pommade soufrée et soufre à l'intérieur. Ce traitement produit toujours une amélioration générale et locale très manifeste. Le terrain ainsi bien préparé, nous commençons l'emploi de l'huile de Chaulmoogrâ à l'intérieur et à l'extérieur ; au-dedans par de petites doses progressives afin d'habituer le patient à ce médicament héroïque[315], mais

[313] Eléphantiaque ou éléphantiasique : monstrueux. Qui ressemble à l'éléphantiasique. Maladie qui rend la peau rugueuse comme celle de l'éléphant et qui parfois produit le gonflement des tissus cellulaires.
[314] Vinson A., « Du traitement de la lèpre d'après les récentes découvertes », *Archives de Médecine Navale,* 1878 ; 30 : 39-44.
[315] Héroïque : très puissant, très efficace, auquel on recourt en désespoir de cause.

repoussant. Nous l'administrons dans le pain azyme ou dans du lait et l'employons largement à l'extérieur. Nous en suspendons quelquefois l'usage interne pendant vingt jours, et, chose remarquable, les effets favorables continuent à se développer comme si le malade y restait toujours soumis. Le traitement extérieur n'est jamais interrompu, Nous faisons un emploi persistant des bains savonneux. Le régime est tonique, reconstituant et nous défendons, d'une façon absolue l'usage du porc, de la graisse, des poissons de toutes sortes et tous les excitants cutanés [...]. Sous l'influence de celte médication si facile et si simple, nous avons vu se produire de véritables merveilles. »

Ces traitements symptomatiques et à visée locale sur les plaies et les lésions ne pouvaient que rester sans effet sur le bacille de la lèpre. Ils pouvaient avoir un certain effet sur des pathologies dermatologiques autres, considérées à tort comme des lèpres.
Maladie largement facilitée par la promiscuité et la pauvreté, la maladie continua donc sa progression inexorable, comme l'évoque en 1903, G. Merveilleux[316] : « A plusieurs reprises, une voix autorisée, celle de M. le conseiller général A. Blay, s'est fait entendre au sein de la première assemblée délibérante de la colonie pour jeter un cri d'alarme et dénoncer les progrès alarmants de la lèpre. Il semblerait, en effet, qu'à La Réunion comme à la Guyane et dans nos colonies du Pacifique, la lèpre gagne chaque jour un nouveau terrain. Quant au nombre des décès qu'elle occasionne, il y a cependant un peu de diminution : 20 en 1899, 18 en 1900 et 12 en 1901.
La colonie possède, à La Montagne, une léproserie où sont traités actuellement 61 pensionnaires, dont 54 hommes et 7 femmes. Selon le Dr. Gustave Reynaud[317], « cette inégalité entre les deux sexes des internés n'est explicable que par la répugnance qu'ont les femmes à accepter l'internement et la possibilité de l'éviter. »
« En résumé, pour 126 malades lépreux traités pendant la période quinquennale de 1897 à 1901, on compte 56 décès, soit un décès pour 2,25 malades. En 1899, il est mort 9 lépreux en dehors de la léproserie ; en 1900, il en est mort 4 et en 1901 seulement 3. Pas plus au dehors qu'au dedans de la léproserie, je n'ai entendu signaler de guérisons et je crois, en effet que la lèpre n'est pas actuellement guérissable. Le seul moyen prophylactique sérieux à opposer à cette maladie est l'isolement du lépreux. Plus l'isolement sera complet et meilleure sera la prophylaxie, tout au moins dans les pays chauds.

---

[316] Merveilleux G., *op. cit.*
[317] « Géographie médicale. Les îles de Maurice et de La Réunion. Salubrité comparée », par le Dr Gustave Reynaud. III. Pathologie. *Annales d'hygiène publique et de médecine légale*, 1904. - série 4, n° 02
http://web2.bium.univ-paris5.fr/livanc/?cote=131132x1930x28&do=chapitre

Cette maladie, qui ne serait pas ou presque pas contagieuse dans les pays du Nord, l'est au contraire à un degré très élevé dans les pays tropicaux. La Réunion possède d'ailleurs ce moyen par l'arrêté local du 25 février 1852 qui prescrit : 1° l'établissement d'une léproserie : 2° que tout individu considéré comme lépreux sera tenu à se présenter à la commission sanitaire aux jours et heures indiqués par le directeur de l'établissement : 3° que tout individu reconnu lépreux par la commission sanitaire sera immédiatement séquestré à la léproserie. Mais si l'arrêté existe, je m'empresse de dire qu'il n'est pas appliqué. »

Le Père Clément Raimbault[318], spiritain comme le Père Horner, fut nommé en 1935, curé de Saint-Bernard et prit en charge les lépreux de La Réunion. Né en 1875 à Henricemont près de Bourges, Clément Raimbault fit partie à l'âge de 19 ans d'une expédition en Afrique centrale, y rencontra un père spiritain et décide de devenir prêtre. Ordonné en 1901, il intègre le noviciat de la Congrégation du Saint-Esprit pour les missions en terre lointaine. En 1903, à l'âge de 28 ans, il arrive à Nosy Be (Madagascar). Promu supérieur ecclésiastique en 1904, il y construit écoles, dispensaires, orphelinats, maisons de retraite et sanatorium. Il développe l'agriculture et acquiert une parfaite connaissance des plantes médicinales. À la suite de querelles intestines entre ordres religieux, il doit quitter contre sa volonté Nosy Be en 1932. Il passe deux années en France, puis Monseigneur François Emile Marie Cleret de Langavant, évêque de La Réunion de 1934 à 1960, lui propose un poste à La Réunion. À sa demande, il est nommé curé de la paroisse de Saint-Bernard, l'une des plus déshéritées de l'île. Il prend en charge la léproserie de Saint-Bernard. Il connait bien la lèpre pour s'être déjà occupé des lépreux à Nosy Be, à l'île de Sakatta. Son action en faveur des lépreux va être triple : consultations, traitements, recherches. Il assure les consultations au presbytère recevant plus de 100 malades par jour, lépreux ou non. Il traite les lépreux avec l'huile de chaulmoogra dont il juge l'activité inconstante. Il recourt également à des plantes locales[319], en particulier à l'huile extraite des graines d'une plante exotique, le takamaka (*Colophylium inophylium)*. Il fabrique un ester éthylique, le Dolno, qu'il utilise dans les douleurs névritiques des lépreux, mais aussi dans les sciatiques et les polynévrites.
Ses recherches sur les plantes médicinales sont consignées dans un livre, *Les plantes médicinales de l'île de La Réunion*, paru en 1948 et plusieurs fois réédité. Clément Raimbault instaure un traitement à base d'huile de chaulmoogra et d'huile de wightiana qu'il administre à la dose de 5 mL par voie intramusculaire

[318] Aubry P., Gaüzère B.-A., « Le Père Clément Raimbault, médecin des lépreux à l'île de La Réunion », *Bulletin de l'ALLF,* 2011 ; 26 : 38-39.
[319] Raimbault R. P., *Les plantes médicinales de l'Ile Bourbon.* 1948, 58 p.

Poursuivant ses recherches sur la lèpre, il installe un laboratoire dans l'ancien presbytère de la paroisse Saint-Bernard. Il écrit : « J'avais assez bien réussi trois bouillons de culture sur gélose et sérum humain obtenu par vésicatoire. J'ai obtenu par cette méthode des bacilles très polymorphes qui ressemblent étrangement aux bacilles tuberculeux. Chose étrange : à l'état de culture, les bacilles n'ont pas la forme classique du bacille de Hansen. Ce sont apparemment du moins des champignons. » On voit par ces écrits que le Père Raimbault est très au courant des travaux de Hansen et du fait que celui-ci n'ait ni réussi à cultiver le bacille, ni à l'inoculer à l'animal. Le Père Raimbault entretient une correspondance avec des médecins, en particulier avec le Professeur Jeanson, chef du laboratoire du Pavillon de Malte à l'Hôpital Saint-Louis à Paris. Mais la guerre de 1939-1945 coupe le Père de ses relations avec l'extérieur. Les cyclones de 1944, de 1945 et surtout celui de 1948, le plus dévastateur, détruisent les bâtiments de la léproserie et de la mission. Le Père Raimbault est blessé. Il a 73 ans et ne se remettra jamais de ses souffrances et meurt en 1949. Quelques mois avant sa mort, il avait été élu membre correspondant de l'Académie des Sciences Coloniales.
Sur sa tombe de l'église de Saint-Bernard, il est inscrit « Médecin des lépreux. » Bien que non médecin, Clément Raimbault a bien mérité ce titre, tant il s'est dévoué pour les lépreux de La Réunion pendant 15 ans. Il fait encore l'objet d'une grande vénération, en 2016.

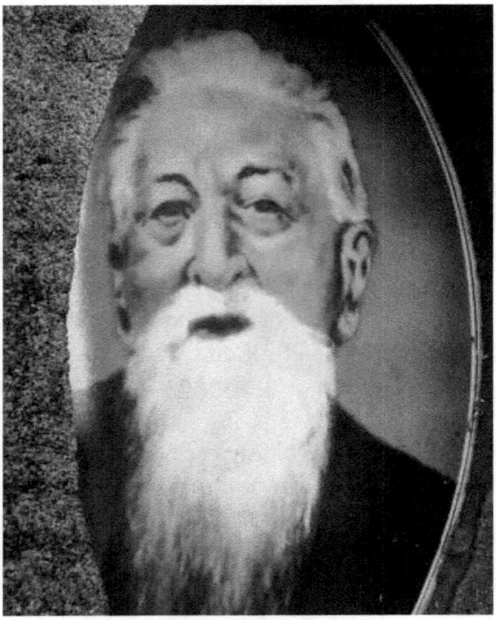

Figure 14 : Le Père Raimbault, aumônier, médecin des lépreux, 1935 à 1949 (Source : B.-A. Gaüzère, 2013)

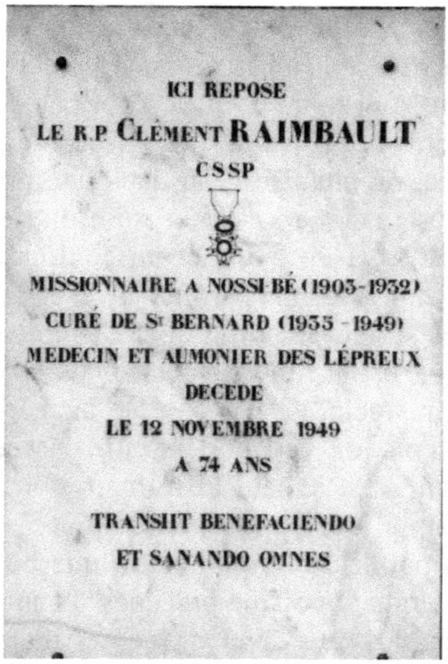

Figure 15 : Epitaphe du Père Raimbault (Source : B.-A. Gaüzère, 2013)

À partir de 1936 un médecin léprologue nommé par la colonie occupa les fonctions de directeur du service d'hygiène et de microbiologie. Par la suite, ce médecin organisa le service de prophylaxie de la lèpre, rattaché au service de dermatologie, ce qui facilita les hospitalisations à l'hôpital colonial[320], puis au centre hospitalier départemental, ainsi que les consultations sur le site de la léproserie distant de 18 km.

Toutefois cette organisation se révéla encore imparfaite comme le soulignait, dans un rapport, le médecin-capitaine des troupes coloniales Palinacci : « Il existe bien un médecin du service des lépreux nommé par le ministère des colonies, mais tout s'arrête là. L'indifférence totale des malades et aussi, il faut avoir le courage de le dire, indifférence presque totale de nombreux médecins civils de l'île qui n'aiment pas soigner les malades lépreux, de peur, pour certains, d'être gênés plus tard dans les opérations électorales à venir. »

Une note sanitaire datée du 24 août 1936 dresse un état des lieux édifiant qui dépeint dans le détail l'état d'abandon dans lequel les autorités de la colonie ont laissé la léproserie, nous la reproduisons donc in extenso[321]. « La léproserie est un bâtiment sans étage en forme de galerie, entourant une cour rectangulaire de 30 m sur 15 m environ. L'entrée est constituée par une porte cochère d'honnête apparence. En face se trouve la chapelle, à droite et à gauche, les deux extrémités des habitations en forme de deux fers à cheval dont les ouvertures se font face et les branches reliées entre elles par la

[320] Nodenot L., *Rapport annuel du service de Dermatologie,* Saint-Denis, 1940.
[321] ADR : Description de la léproserie. Note du 24 août 1936.

chapelle, d'un côté et par la porte de l'autre. En commençant la visite par la droite, on trouve : un office et une cuisine. Ces deux pièces sont lavées et balayées mais les murs sont noirs et elles n'ont pas de plafonds. Il n'y a pas de fourneau dans la cuisine. Ensuite, une pièce noire, d'aspect repoussant, toujours non plafonnée, où chauffe l'eau dans une grande marmite en fonte posée sur un foyer très rustique : c'est la salle dite de désinfection. Après, une pièce vide appelée salle de bains et un couloir dans lequel donne une vaste pièce nue, sans lumière, au parquet lavé et simplement meublée de trois bancs boiteux et sordides, noircis par l'usure et la crasse accumulée dans les fibres du bois, c'est la salle des pansements. Il n'y a pas une cuvette, pas un instrument. Après cela, juste à côté, le bûcher dans lequel, au milieu de gros morceaux de bois, on voit une bascule cassée, à peu près de même âge que la construction, c'est le seul instrument dont on dispose pour peser les malades. Faisant suite à cela, une grande pièce servant de magasin aux ouvriers des Travaux publics. A ce moment, une odeur épouvantable nous parvient, ce sont les cabinets voisins précédés d'une salle mal aérée où l'on dépose, tous les matins, les pots de chambre des malades. Les cabinets eux-mêmes n'ont pas de latrines et les déjections des malades sont recueillies dans des touques de fer blanc coupées par la moitié. Il y a des trous dans les bas des murs par lesquels les matières liquides s'échappent et vont dans un ruisseau qui coule dans la Ravine à Jacques où se trouve un petit cours d'eau où l'on pêche des écrevisses et où les habitants s'abreuvent ainsi que les animaux y compris les vaches laitières.
À la suite des cabinets, une grande salle en ruines et obscure car toutes les fenêtres de ce côté donnent sur le pan coupé de la montagne et l'horizon est très rapproché, à peu près à un mètre. Sous les fenêtres, il y a un fossé d'une quinzaine de centimètres pour recueillir les eaux de la pluie, dont la pente va en sens inverse de celle du drain destiné à le vider dans la ravine à Jacques. Il en résulte une accumulation d'eau qui monte jusqu'au niveau des fenêtres lors des fortes pluies et se déverse à l'intérieur de la pièce pendant que l'humidité suinte le long des murs et coule en ruisseau sur le parquet cimenté. Entre temps, elle stagne en petites mares croupissantes génératrices de moustiques.
La pièce suivante est occupée par les cinq malades hommes et a toujours le même horizon que les précédentes. Il y a des lits avec des draps et des couvertures sans moustiquaires et des chaises pliantes genre transatlantique. Pas d'autre mobilier dans la pièce dont les murs sont peints à la détrempe. Les malades sont propres et bien tenus. Ils sont dans un état physique lamentable et ne sont soignés régulièrement que depuis que le docteur Vabois a pris le service.
On arrive à la chapelle et ensuite au quartier des femmes. La première pièce est en réfection. La seconde et la troisième, à l'angle droit sur la première, sont occupées par les dix femmes malades qui sont dans le même état que les hommes mais mieux logées car les pièces donnent sur le plateau, de plain-

pied avec une espèce de jardinet non entretenu. Les jours de vent, les portes peu solides et mal jointées claquent ; comme elles sont vitrées cela offre de graves inconvénients. Une autre pièce en ruines vient ensuite, précédant les cabinets qui sont dans le même état que ceux des hommes. Enfin, nous arrivons à la pharmacie qui précède la lingerie, les seules pièces plafonnées de l'établissement. Les plafonds menacent ruine. Dans la pharmacie, nous n'avons trouvé que de l'hyrganol et quelques ampoules de bleu de méthylène, pas d'huile de chaulmoogra en ampoules, à peine quelques capsules dans un bocal. Les médicaments sont peu nombreux et logés dans des bouteilles de limonade et des boîtes en bois. Il n'y a qu'une seule seringue et trois aiguilles avec une lampe à alcool et un petit pot en tôle émaillée pour les faire bouillir. La lingerie possède une machine à coudre et un phonographe mais peu de linge. Il n'y a qu'une blouse de médecin, pas de gants en caoutchouc, pas de thermomètre. Le matériel à pansements tels que plateaux, instruments, bassins, est entièrement absent. Il n'y a pas un seul instrument de chirurgie.
Dans le bureau du médecin, qui est la dernière pièce restant à visiter, il y a trois chaises, une grande table, quelques vieux registres d'alimentation et un bahut contenant deux brocs à lavement et du tuyau en caoutchouc. Dans un coin, des caisses contenant des lavabos à eau courante en faïence et quelques bidets neufs. Les lavabos sont inutilisables parce que l'eau est fournie par une petite citerne de dimensions insuffisantes pour un pareil établissement.
La cour centrale a été transformée en jardin entretenu par des prisonniers non lépreux qui habitent là, dans une pièce contiguë à la pharmacie. L'un deux a été placé en observation car il nous a paru suspect de lèpre. Il y a un gardien de prison avec eux. Il est logé, avec sa femme et ses enfants dans une ancienne léproserie de femmes, située à côté, dans les pièces où des lépreuses ont suinté autrefois, contaminant le sol et les murs.
Il n'y a ni buanderie, ni four à incinérer les détritus, ce qui fait que, jusqu'à présent, les matières usées de la léproserie (pansements souillés entre autres) ont été jetées dans la ravine à Jacques.
L'établissement enfin, ne possède ni électricité, ni téléphone. Il y a un garçon de course pour le ravitaillement et la perception des bons de matériel et de médicaments à l'hôpital colonial, mais il n'a rien à sa disposition, pas même une brouette, pour faire son métier. Le personnel hospitalier est composé de quatre sœurs de la Rédemption qui habitent dans une petite communauté en dehors et au-dessus de la léproserie. »

De plus, le dépistage des nouveaux cas de lèpre n'était pas optimal et en 1936, seulement douze cas de lèpre furent dépistés (cinq cas de lèpre cutanée, cinq cas de lèpre nerveuse et un cas de lèpre latente). En 1937, le docteur Achille Berg, petit-fils de son homonyme et le docteur L. Nodenot notaient quelques améliorations thérapeutiques « par un traitement continu de 10 mois au bleu de méthylène associé à l'huile de chaulmoogra à haute dose et une cure de recalcification[322]. »

Par la suite à partir de 1945, grâce aux remarquables succès obtenus avec la sulfone-mère (Disulone®), le nombre de cas de lèpre diminua fortement et la maladie put être contrôlée avant le stade des mutilations, permettant aux patients d'être traités en ambulatoire. Il existait enfin un traitement efficace contre la lèpre.
La léproserie[323] ferma ses portes dans les années 1980. En 2016, la communauté des Filles de Marie existe toujours à Saint-Bernard. Les derniers patients blanchis vivent actuellement à proximité de la léproserie, dans des maisonnettes acquises pour eux par des associations et la commune. La léproserie a été transformée en un centre commercial et en un lieu de vie. Seule la présence de deux cabinets médicaux libéraux maintient un lien avec le passé.

La lèpre est toujours présente à La Réunion. Un système de surveillance mis en place par la cellule de l'institut national de veille sanitaire en région océan Indien a permis de dépister entre 2005 et 2013, 25 nouveaux lépreux, soit en moyenne trois nouveaux cas par an[324], soit un taux de prévalence estimé à 0,05/10 000 habitants. Il s'agissait majoritairement d'hommes (77 %) dont la moyenne d'âge lors du diagnostic était de 47 ans. Douze patients sur 25 n'avaient jamais quitté La Réunion, témoignant de la persistance d'une transmission autochtone, avec un foyer de 6 patients habitant dans la même commune du sud de l'île. Seize malades présentaient une lèpre multibacillaire contagieuse. En 2012, quatre nouveaux cas ont été dépistés[325]. Les dépistages ont été tardifs comme en témoigne une incapacité physique du membre supérieur ou inférieur, retrouvée chez 14 patients sur 25.

Le lépreux le plus célèbre de La Réunion est le poète Eugène Dayot (1810-1852) qui se découvrit lépreux à l'âge de vingt ans. Son médecin parle d'un mal plus ancien « car à sa naissance, sa mère ne pouvant l'allaiter, l'avait confié à une nourrice de santé douteuse. » Eugène Dayot se releva de cette maladie la face meurtrie, le visage sillonné de rides, la vue considérablement affaiblie et les membres mutilés. Pendant le restant de ses jours, il cacha son

---

[322] Berg A., Nodenot L., « Observation d'un cas de lèpre cutanéo-muqueuse traitée et améliorée par le bleu de méthylène », *Bulletin de la Société de pathologie exotique et de ses filiales,* 1938. tome 31.
[323] Terrasse N., « Histoire de la lèpre à l'île de La Réunion », *Bulletin de l'ALLF,* 2002 ; 11 : 57-58.
[324] Vilain P., Larrieu S., Gerber A. et coll., « La lèpre : une pathologie encore présente à La Réunion », *Bulletin de l'ALLF,* 2012 ; 27 : 5-6.
[325] *Le point épidémiologique* - Cire-Océan Indien. n°5, 25 janvier 2013.

visage défiguré sous un vaste chapeau et ses yeux derrière des bésicles. Il nous a laissé un poème célèbre « Le mutilé » écrit le 15 mai 1840 : Moi[326] (Le lépreux).

. Les maladies de l'enfance

L'histoire des maladies de l'enfance se confond avec celle de la médecine de l'adulte, mais certaines affections sont plus fréquentes chez l'enfant et les frappent avec beaucoup plus d'intensité, en particulier les maladies infectieuses[327] quel que soit le germe en cause.

Comme chez les Anciens, habitués à une forte mortalité infantile, la santé des enfants comptait peu, il y a peu d'éléments sur les maladies infectieuses des enfants dans les ouvrages d'Hippocrate, Galien et Avicenne. Rhazès (865-928) différenciait la rougeole et la variole, mais des confusions persistèrent longtemps entre les deux maladies. Le médecin chinois Ts'ien Yi (1035-1117) décrivit la varicelle, la rougeole, la scarlatine et la variole. Le signe de Koplick, annonciateur de la rougeole, avait déjà été décrit par le médecin chinois Houa-Chaou en 1341.

La rougeole, d'abord décrite par Rhazès sous le nom de *hhasbab*, fut individualisée par Thomas Sydenham (1624-1689) comme une fièvre éruptive et contagieuse à l'occasion des épidémies londoniennes de 1660 et 1664. Mais ce fut Armand Trousseau (1801-1867) qui reconnut la rougeole comme une entité morbide par rapport à d'autres érythèmes morbilliformes comme celui de la rubéole. En 1954 John Franklin Enders (1897-1985) identifia le paramyxovirus responsable de la rougeole, ouvrant ainsi la voie au vaccin anti-rougeoleux en 1958.

Il a été difficile de séparer la varicelle et la variole, ce qui fut fait par William Heberden (1710-1801) en 1767. Mais pour beaucoup de médecins, la varicelle n'était qu'une forme clinique de la variole, même après qu'Armand Trousseau (1801-1867) l'eût, à son tour, formellement séparée de la variole. En 1952, l'identité du virus de la varicelle et du virus du zona fut établie, faisant ainsi de la varicelle la primo-infection du zona. C'est le médecin persan Rhazès (865-932) qui fit la première description de la variole.

---

[326] Eugène Dayot, *Bourbon pittoresque, Poèmes, variétés.* Seconde édition corrigée et complétée, présentée et annotée par Jacques Lougnon. Saint-Denis, 1977.
[327] Micoud M., « Les maladies infectieuses », In *Histoire de la médecine, de la pharmacie, de l'art dentaire et de l'art vétérinaire.* Tome VI, pp. 251-302. Albin Michel/Laffont/Tchou, 1977.

En 1556, Ingrassia, médecin à Palerme donna la première description de la scarlatine, sous le nom de *rossania*. Sydenham isola en 1675 la *fibris scarlatina* qui est une forme bénigne de la scarlatine. Trousseau consacra quarante pages à la scarlatine dans ses cliniques de l'Hôtel-Dieu de Paris. Loeffler soupçonna son étiologie streptococcique qui fut confirmée par George et Gladys Dick, lesquels établirent sa nature toxi-infectieuse streptococcique en 1924.

Thomas Sydenham décrivit la coqueluche, alors confondue alors avec la grippe, sous le nom de *pertussis*. C'est au XVIIIe siècle, à l'occasion de grandes épidémies (1724-1732), que la coqueluche fut considérée comme une maladie autonome. De nombreux auteurs, dont Trousseau, y consacrèrent leurs travaux au XIXe siècle. Jules Bordet (1870-1961) et Octave Gengou (1875-1957) isolèrent puis cultivèrent le bacille de la coqueluche *(Bordetella pertussis)* en 1906, ouvrant la voie à la sérothérapie, puis à la vaccination.

Les oreillons sont la seule maladie de l'enfance décrite par Hippocrate (vers 460-370 av. J.-C.) à l'occasion d'une épidémie qu'il observa dans l'île de Thasos. « Il survint aussi des tumeurs aux oreilles, d'un seul côté chez beaucoup d'individus, des deux côtés chez le plus grand nombre. Elles se formèrent chez les adolescents, chez les gens à la fleur de l'âge et, parmi ces derniers, chez presque tous ceux qui fréquentaient la palestre et les gymnases. Chez les uns immédiatement, chez les autres après quelque temps, il survenait des phlegmasies douloureuses aux testicules, d'un côté seulement ou des deux à la fois. » Les oreillons furent distingués des tuméfactions cervicales par Aulus Cornelus Celsus (25 av. J.-C. - 50 ap. J.-C.) et ne furent érigés en maladie autonome par Trousseau qu'au XIXe siècle. La forte contagiosité de l'infection fut prouvée lors des épidémies de caserne. Le virus isolé et cultivé permit le développement d'un vaccin en 1951 (vaccin inactivé) et en 1968 (vaccin vivant) dont l'opportunité fut alors discutée, compte tenu de la bénignité habituelle des oreillons.

Les premières descriptions de la diphtérie sont dues à Arétée, médecin grec (81-138 ap. J.-C.), né à Cappadoce (actuelle Turquie), à l'occasion d'épidémies en Egypte et en Syrie. Pierre Fidèle Bretonneau (1778-1862) fit de la diphtérie une entité morbide caractérisée, à l'occasion d'une épidémie de garnison à Tours en 1818. Il décrivit l'affection, affirma l'identité étiologique de l'angine et de la laryngite, les rapporta à la fréquence des fausses membranes, d'où le nom de *diphtérite* qu'il donna à la maladie. Son élève Trousseau remplaça ce nom par *diphtérie* pour montrer que la maladie est générale et non seulement locale. Des bâtonnets furent isolés des fausses membranes par Edwin Klebs (1834-1913) en 1883 et cultivés par Loeffler en 1884, d'où leur appellation de bacille de Loeffler-Klebs. Deux pastoriens,

Emile Roux (1853-1933) et Alexandre Yersin (1863-1943) montrèrent en 1888 le rôle capital joué par la toxine diphtérique dans le développement de la maladie. Emil Behring (1854-1917) et Shibasaburo Kitasato (1853-1931), démontrèrent chez l'animal les effets positifs du sérum antitoxique que Roux, Martin et Caillou appliquèrent à l'homme en 1890. En 1924, le vétérinaire Gaston Ramon (1886-1963) rendit possible la prévention de la maladie par les injections d'anatoxines.

La première description de la rubéole est due à un médecin allemand, Friedrich Hoffmann (1660-1742), en 1740[328]. En 1814, George Maton proposa de considérer la rubéole comme une maladie autonome, distincte de la rougeole et de la scarlatine. Un chirurgien militaire anglais, Henry Veale donna en 1866 le nom de rubéole à la maladie, du latin « peau rouge. » Le virus fut isolé en 1914 par Alfred Fabian Hess (1875-1933). Norman Gregg, un ophtalmologiste australien (1862-1966), décrivit en 1941 le syndrome de rubéole congénitale. Le vaccin anti-rubéoleux atténué fut mis au point en 1966.

La méningite cérébro-spinale ne fut décrite avec précision qu'en 1856, à l'occasion d'une importante épidémie dans un régiment en France. Le méningocoque fut mis en évidence en 1887 par Anton Weichselbaum (1845-1920). Simon Flexner (1863-1946) prépara en 1908 un sérum anti-méningococcique qui devint polyvalent à la suite de la découverte par Charles Dopter de quatre variétés antigéniques de méningocoques.

C'est au début du XVIIe siècle que les symptômes articulaires du rhumatisme articulaire aigu (RAA) ont été décrits. Jean-Baptiste Bouillaud (1796-1881) a identifié le RAA en lien avec les troubles cardiaques en 1840 dans son *Traité clinique du rhumatisme articulaire aigu et de la loi de coïncidence des inflammations du cœur avec cette maladie*. En 1931, l'agent pathogène du RAA fut identifié comme étant le streptocoque bêta hémolytique du groupe A par Schlesinger, Coburn et Collis. Dans les années 1930-1940, le RAA et les cardiopathies rhumatismales représentaient une des premières causes de décès par maladie chez les personnes de 5 à 20 ans. Dans les pays en développement, le RAA est endémique et reste une des grandes causes de maladies cardio-vasculaires et de mortalité. Bien qu'imparfaits, les critères de Jones (1992) restent les piliers du diagnostic du RAA.

L'histoire de l'hépatite à virus A (anciennement connue sous le nom d'hépatite infectieuse) est récente, puisque le virus A n'a été identifié qu'en 1973 dans les selles de malades atteints d'hépatites aiguës. Sa prévalence

---

[328] Cooper L.Z., "The history and medical consequences of rubella", *Rev Infect Dis*. 1985 Mar-Apr;7 Suppl 1:S2-10. PubMed PMID: 3890105.

dépend du niveau d'hygiène des populations et dans les pays du Sud, la contamination se fait dans la petite enfance, la transmission étant féco-orale, à la fois indirecte par l'eau et les aliments et directe de personne à personne. Elle est généralement asymptomatique chez le nourrisson et le jeune enfant.

De ce bref historique des maladies infectieuses de l'enfance, il faut retenir que la pédiatrie a connu son essor au XIXe siècle et que les maladies infectieuses de l'enfance ont régressé, voire disparu, au XXe siècle grâce aux vaccinations, mais que le programme élargi de vaccinations n'a été effectif dans les pays en développement qu'à partir de 1977, pays qui connaissaient une mortalité infantile importante.

Les maladies infectieuses de l'enfant ont été rapportées par De Lescouble à La Réunion dès le début du XIXe siècle, dans son journal. Il relate des cas d'oreillons, de coqueluche, de rougeole, de tétanos, survenus dans son entourage immédiat. En voici quelques extraits.

Oreillons ou mal du mouton

Dans son journal, en date du 22 mai 1829, De Lescouble décrit les oreillons et propose le remède universel et souverain de l'époque. « Céleste a le mal du mouton depuis hier. Elle a la joue et le cou extrêmement enflés et souffre beaucoup. Je lui ai mis des cataplasmes de feuilles de gombo[329]. Si elle voulait se purger, ce serait l'affaire de quelques jours. Le lendemain : « Céleste a aujourd'hui le mal du mouton des deux côtés et souffre beaucoup. Ce matin, elle a eu une faiblesse, plutôt du besoin de manger que de son mal, car elle ne peut avaler que des choses à-peu-près liquides. »

Coqueluche

De Lescouble note le 3 mars 1826 : « Petit Julien qui a attrapé le rhume ; je crains pour lui la coqueluche qui règne déjà à Saint-Denis. » Le 2 avril 1832 : « Les deux enfants de Camille ont attrapé la coqueluche. Le pauvre petit Renoyal en souffre encore beaucoup. Julien n'en est pas encore quitte, il a encore des accès de toux violents. » Le 31 mai 1835 : «... Juliette. Ses pauvres petits enfants ont la coqueluche. »

Rougeole

De Lescouble note le 1er avril 1824 : « Levavasseur est arrivé de Saint-Denis et nous annonce que la rougeole continue toujours. Ses enfants l'ont attrapée. »

---

[329] Gombo (*Abelmoschus esculentus* ou *Hibiscus esculentus*) : plante tropicale à fleurs appartenant à la famille des *Malvaceae*. Le nom de « gombo » est issu du bantou de région angolaise *ki-ngombo*. Les feuilles servent de cataplasmes et sont utilisées pour leurs propriétés émollientes et sudorifiques.

13 mai 1824 : « Cette maladie se déclare ici à présent. J. Marie le forgeron, en est attaqué depuis samedi dernier, et l'on dit que beaucoup de personnes l'ont dans le quartier. »
7 août 1824 : « Fortuné avait de la fièvre ce matin ; ce soir, il est mieux, mais il a des frissons : il aura la rougeole probablement. Cette maladie règne dans le quartier, malgré la saison froide. »
9 août 1824 : « En arrivant, j'ai trouvé Fortuné avec la rougeole ; l'éruption s'est faite dans la journée. J'ai arrangé son lit convenablement et envoyé Ferdinand dormir à la grande case. »

En 1887, le docteur Reynaud[330] rapporte qu'il subit une quarantaine qu'il juge inefficace et qui n'empêche pas la propagation de la rougeole dans l'île : « Je ne sais pas comment la rougeole est entrée à Saint-Denis, ou si elle existait déjà à l'état sporadique dans quelques parties du l'île, mais une épidémie éclata à quelque temps après notre arrivée, fit le tour complet de l'île avec un caractère de gravité inusité et passa ensuite à Maurice. Le lazaret était dépourvu de tout moyen sérieux de désinfection. »
En décembre 1890, plusieurs cas de rougeole sont signalés parmi les hommes de l'infanterie de Marine, sans propagation à la colonie[331]. En 1896 survient une épidémie et le médecin principal des colonies notifie au directeur de l'intérieur dans un rapport sanitaire[332] daté du 2 février 1896, l'existence de nombreux cas de rougeole dont 14 décès à Saint-Denis, Saint-Louis, Saint-Paul, aux Avirons et à Saint-Leu. En 1897, le bulletin sanitaire du 1er au 15 janvier fait état de nombreux cas de rougeole avec 14 décès pendant cette quinzaine.

Le 8 janvier 1908, *l'Oxus*, paquebot en provenance de Diego Suarez, arrive à la Pointe-des-Galets. À son bord, un enfant est atteint de rougeole, fait imposer une quarantaine de 15 jours aux 77 passagers du paquebot et au 21 membres de l'équipage au lazaret de la Grande-Chaloupe. Un deuxième cas est signalé au lazaret par télégramme par le médecin du lazaret le 9 janvier 1908 et un rapport du 13 janvier signale un troisième enfant touché. Cette affaire prit une ampleur considérable[333] car les passagers qui trouvaient cette mesure excessive et injustifiée refusèrent de payer les frais engendrés par l'internement au lazaret. Certains furent internés en 4ème classe - celle des indigents - et s'en remirent à la presse pour dévoiler les mauvais traitements qu'ils y recevaient.

---

330 Reynaud, *Archives de médecine navale*, 1890, 53, 123-147.
331 ADR, série 5M34 : lettre du médecin principal chef du service de santé au gouverneur du 2 janvier 1891.
332 ADR série 5M34 : Maladies contagieuses : correspondances, rapports, bulletins épidémiologiques.
333 ANOM, carton 525, document 6132- L'Oxus.

C'est le journal local *La Patrie Créole* qui s'en fit écho jusqu'à Madagascar où la presse locale s'enflamma, déclarant qu'il était « temps d'en finir avec les mesures arbitraires, vexatoires et injustifiées de l'administration de l'île de La Réunion. » L'affaire fut même saisie par Frenaud, avocat à Majunga et président du comité de la Ligue des Droits de l'Homme.
Les commandes effectuées par le médecin en charge du lazaret, le docteur De Renaudière les 16 et 18 janvier 1908, nous renseignent sur les traitements utilisés il y a plus d'un siècle : capsules de quinine, bromure de potassium, teinture de Belladone[334].

À la suite de l'introduction d'une dose de vaccin anti-rougeoleux dans le calendrier vaccinal en 1983, puis d'une deuxième dose en 1997, l'incidence de la rougeole a progressivement diminué à La Réunion, tout comme en France métropolitaine. Mais, depuis le 1er janvier 2008, la métropole a été frappée par trois vagues successives d'ampleurs croissantes avec plus de 22 000 cas de rougeole déclarés, dont prés de 15 000 cas au cours des 10 premiers mois de 2011. Jusqu'en août 2011, La Réunion avait été épargnée, mais, au début du mois d'août 2011, un épisode épidémique a été noté avec 30 cas déclarés en 11 semaines. Plus de la moitié des patients étaient âgés de moins de 25 ans, dont la majorité était des enfants âges de moins de cinq ans[335].

Diphtérie
G. Merveilleux écrit : « C'est à l'état sporadique que cette maladie existe dans la colonie, où sa gravité est heureusement bien inférieure à celle qu'elle présente dans les pays tempérés et surtout dans les pays froids. La mortalité de cette origine varie de 21 décès pour 100 000 habitants à Bruxelles, tandis qu'à La Réunion sa mortalité moyenne ne serait que 2,3. La prophylaxie de la diphtérie n'a rien de particulier aux pays chauds et l'emploi tant préventif que curatif du sérum de Behring-Roux est partout indiqué. »
En 1907, Lafont relate l'emploi du sérum antidiphtérique[336] : « Les résultats qu'il a donné dans toute l'île, principalement sur le littoral, sont tout-à-fait remarquables. On ne meurt pour ainsi dire plus de diphtérie à La Réunion, quand le sérum est injecté dans les délais voulus. De 1903 à 1906, je ne connais que deux décès survenus chez des enfants, à une période avancée de la maladie et lorsque toute l'arrière-gorge, les amygdales et le naso-pharynx étaient tapissés d'épaisses fausses membranes. L'intoxication eut lieu avant l'action du sérum. »

---

334 ADR. Côte X190 : Rapports, quarantaine de l'Oxus 1907-1908.

335 *Bulletin de veille sanitaire.* Cire Océan Indien, *Ré-émergence de la rougeole à La Réunion, août-octobre 2011*, décembre 2011, n° 14, 8-14.

336 Lafont., « Fonctionnement du laboratoire de Saint-Denis (Réunion) de 1903 à 1906 », *Annales d'hygiène et de médecine coloniales*, 1907, 10, 515- 555.

Tétanos ou mal mâchoires

Le tétanos du nouveau-né était fréquent en raison du manque d'asepsie lors de la section du cordon. Nous y reviendrons dans un chapitre particulier.

En ce qui concerne les maladies infectieuses à la fin du XXe et au début du XXIe siècles à La Réunion, une étude sur les marqueurs de l'hépatite à virus À La Réunion en 1998, a montré que 11,9 % des sérum étaient positifs en anticorps anti-VHA[337]. Le pourcentage des sérums positifs pour les tranches d'âge de 0-4 ans et 5-9 ans était respectivement de 10 et 10,3 %, alors qu'il était de 25 % de 15 à 19 ans. Ces taux de positivité témoignent des progrès de l'hygiène, en particulier en ce qui concerne l'eau consommée qui joue un rôle important dans la transmission du virus, la transmission de personne à personne à l'adolescence jouant le rôle le plus important.

Le streptocoque beta hémolytique du groupe A était en 2004 la cause de 25 à 40 % des angines de l'enfant de plus de 3 ans et était exceptionnel avant cet âge[338].

. Parasitoses intestinales

Les vers sont les vieux compagnons d'une humanité survivant tant bien que mal dans de mauvaises conditions d'hygiène. C'est dans des textes chinois fort anciens que l'on trouve les premières allusions relatives aux parasites. *L'ascaride* est mentionné dans le Nei-Ching écrit vers 300-200 av. J.-C. Certains parasites visibles à l'œil nu étaient connus depuis l'Antiquité. Hippocrate (v. 460 - v. 380 av. J.-C.) distinguait trois sortes de vers parasites humains : les vers plats (qui correspondent aux cestodes ou ténias), les vers ronds (les ascarides actuels) et les ascarides hippocratiques (les oxyures ou *Enterobius vermiculairis*). Mais, c'est Aristote (384-322 av. J.-C.) qui est considéré comme le fondateur de la parasitologie, car il s'est intéressé aux parasites de l'homme et des animaux.

Oribase (v. 325-395), médecin grec, décrit la ladrerie du porc et préconise divers helminthiques d'origine végétale (décoctions de lupin, absinthe, armoise, calamenthe). Les connaissances parasitologiques des Romains ne sont que le reflet de celles des Grecs. Pline l'Ancien (23-79) mentionne dans son *Historia naturalis* divers helminthes (ascarides, ténias...).

Au Moyen-Âge, les médecins byzantins, continuateurs de ceux de la Grèce antique, adoptent toujours la classification hippocratique et croient à la génération spontanée. La médecine islamique, avec Razès (v. 865-925), Avicenne (980-1037) et Azenvoar (1091-1162) distingue quatre sortes

---

[337] Michault A., Faulques B., Sevadjan B., Troalen D., Marais A., Barau G., « Prévalence des marqueurs des hépatites A, B, C à La Réunion (Hôpital Sud et prison de Saint-Pierre) », *Bull Soc Pathol Exot,* 2000, 93, 34-40.

[338] Smedts-Walters H., Jaffar-Bandjee M.C., Combes J.-C., « Angines à streptocoques du groupe A à La Réunion en 2004 », *Bull Soc Pathol Exot,* 2005, 98, 137.

d'helminthes, ajoutant les filaires à la classification d'Hippocrate. En Occident, Ambroise Paré (1510-1590) croit fermement à la génération spontanée des endoparasites « vers qui s'engendrent es boyaux » et adopte les trois catégories d'Hippocrate pour les helminthes.
Un auteur italien, Gabucinus (ou Gabicini), publie en 1574 le premier livre consacré entièrement aux vers parasites et y décrit la douve du foie (*Fasciola hepatica*). Le XVIe siècle fut celui des premières descriptions parasitologiques effectuées en Afrique et en Amérique.

C'est grâce au microscope que la parasitologie se développa en tant que discipline scientifique au XVIIe siècle. Des protozoaires, comme *Giardia intestinalis*, sont mis en évidence en 1681-1682. Francesco Redi (1626-1697), un Italien, individualise plusieurs espèces de cestodes, nématodes, trématodes et observe les œufs d'ascaris. Dubinii décrit en 1843 l'ankylostome (*Ankylostoma duodenale*), lors du percement du tunnel du Saint-Gothard. L'amibe dysentérique (*Entamoeba histolytica*) est décrite en 1875 par le médecin russe Loesch. D'importantes découvertes furent celles des cycles évolutifs des trématodes (douves, bilharzies) et des cestodes (ténia). Theodor Bilharz (1825-1862) découvre en Egypte, dans la veine porte d'un malade, un trématode à sexes séparés appelé *Schistosoma*, mais les cycles des différents schistosomes, dont *Schistosoma mansoni*, ne seront précisés qu'en 1915. Rodolphe Lockart (1822-1898) étudie l'helminthologie et notamment le développement des hydatides (1856), de la trichine (1860) et de *Tenia saginata* (1881).
L'agent de l'anguillulose ou strongyloïdose est découvert par un médecin français, Louis Normand, en 1876 dans les matières fécales de soldats français atteints de diarrhée au retour de Cochinchine. Krebs en décrit le cycle complet en 1932. Ainsi, la plupart des vers intestinaux, y compris quelques parasites exotiques, étaient connus à la fin du XIXe siècle.

Cependant une parasitose à localisation neurologique, l'angiostrongylose[339] nerveuse, n'est pas mentionnée avant le XXe siècle. Elle est pourtant la première cause de méningite à éosinophiles dans le monde avec plus de 3 000 cas recensés depuis 70 ans. Le parasite a été découvert par Chen à Canton (Chine) dans les bronches du rat en 1935. L'origine parasitaire de cette affection chez l'homme a été établie par Alicata[340] en 1961 qui l'a reliée aux formes larvaires d'*Angiostrongylus cantonensis*.

---

339 Grove D.I., *Strongyloidiasis: a major roundworm infection of man.* Taylor et Francis éditeurs, 1989, (London, Nex York, Philadelphie), 336 p.
340 Alicata J.-F., "Angiostrongylus cantonensis-(nematoda : Metastrongylidae) as causative agent of eosinophilic meningitis of man in Hawaï and Tahiti", *Canadian Journal of Zoology*, 1962, 40, 5-8.

Déjà évoquée ci-dessus, l'histoire de la cysticercose mérite un plus long développement compte tenu de l'importance qu'elle a eu à La Réunion au XIXe et au XXe siècles.
Aristote (384-322 av. J.-C.) donne une description magistrale de la ladrerie du porc mentionnant les « grêlons » des cuisses, du cou, des épaules et surtout de la langue, mais il ignore le danger des porcs ladres chez l'homme. L'interdiction religieuse faite aux Juifs et aux Musulmans de consommer de la viande de porc au IXe siècle était peut-être une mesure d'hygiène destinée à éviter l'infection de l'homme par *Taenia solium.*
Albert Le Grand (1193-1280), frère dominicain, médecin et naturaliste, mentionne dans *De animalibus,* la ladrerie du porc. Johannes Udalric Rumler signale les cysticerques de *Taenia solium* chez l'homme en 1556. Marcello Malpighi (1628-1694), le fondateur de l'anatomie microscopique encore dénommée histologie, décrit en 1681 les scolex des ténias et de *Cysticercus cellulosae* - larve du *Taenia solium* - et établit clairement en 1687 la relation entre les deux stades. Friedrich Küchenmeister[341], médecin allemand (1821-1890) décrit en 1850 le cycle évolutif des cestodes et montre que *Cysticercus cellulosaie* du porc se transforme chez l'homme en *Taenia solium.*
Les manifestations cliniques de la cysticercose ont été décrites au XXe siècle, en particulier les tableaux neurologiques, largement dominés par l'épilepsie[342].
De tous temps à La Réunion, les vers ont été rendus responsables des troubles du sommeil, de l'état d'agitation et des grincements de dents des enfants, ce que résume bien l'expression : « *Marmay i ravaz bon peu, nena les vers.* » À chaque changement de saison, les enfants étaient purgés. Les enfants des familles aisées étaient purgés systématiquement au mois de décembre dans les stations d'altitude lors du changement d'air[343] : « Car bien entendu, c'était pendant les vacances, que nous était administré sur ordre de la faculté, ce remède souverain : l'huile de ricin dans de la bière. Pour améliorer. C'était pire, le volume à avaler étant considérablement augmenté. J'en étais malade trois jours avant... à l'idée... et trois jours après... à l'effet. »
Il en a résulté un véritable culte de la purge par les plantes puis par les médicaments, à tel point que dans les années 1990-2000, les vermifuges comptaient encore parmi les dix médicaments les plus prescrits à La Réunion, selon les relevés de l'Assurance maladie.

---

341 Küchenmeister F., "The Cycticercus cellulosus transformed with the organism of man into Taenia solium", *Lancet*, 1861 i 39.
342 Sotelo J. Guerrero V., Rubio F., « Neurocysticercosis: a new classification based on active and inactive forms. A study of 753 cases ». *Archives of Internal Medicine*, 1985, 145, 442-445.
343 Gilbert Manès, *Il était de Bourbon,* Éditions Azalées, Sainte-Marie, 1995.

Selon Joseph-François Charpentier de Cossigny[344] qui expérimenta le lait de papaye en 1780 à l'île de France, celui-ci fut découvert par hasard par une esclave elle-même atteinte des vers qui remarqua que les porcs qu'elle nourrissait de papayes vertes rendaient de nombreux vers. Elle en fit autant et en fut guérie. Cossigny qui naquit à l'île de France en 1736 et mourut en France en 1809, fut un ardent promoteur de la pharmacopée de l'océan Indien. A la suite de ses voyages en Chine, à Java, au Bengale, à Madagascar, il transforma sa propriété des Plaines Wilhems à l'île de France en un véritable jardin d'essai et d'acclimatation. Il décrivit et préconisa des remèdes qui sont encore utilisés à La Réunion et fut l'auteur d'un volumineux ouvrage *Moyens d'amélioration et de restauration proposés au gouvernement et aux habitants des colonies*, publié à Paris en 1803. On peut également inciser la papaye encore verte ou le papayer pour en recueillir le lait qu'il faut prendre frais et à jeun, et qui est un puissant vermifuge.

Les cahiers[345] de Lescouble fourmillent de personnages très parasités qui expulsent « trois gros vers ; deux hier et un aujourd'hui. Il demanda son pot et débonda d'une manière effrayante et rendit un ver énorme. Lydia a rendu 14 vers ; elle en a déjà rendu hier et avant-hier une trentaine. Theodor a pris hier une médecine ; je m'étais aperçu qu'il avait des vers : il en a rendu soixante des plus gros. Ce matin, il en encore été purgé et en rendu quatre. Clarice en a rendu vingt-trois, Jean-Baptiste trois et Jean-Marie quatre. »
Les traitements sont divers : « J'ai donné ce matin le lait de papaille à Fortuné, il a rendu par morceau quatre vers. Je crois que ce sont les derniers. Il a eu de la fièvre toute la journée. J'écrivais à Barquissaud pour lui demander le vomitif. Il m'envoya cinq grains de K/més avec ordre de lui faire prendre de suite. D'œil m'avait écrit de donner l'ipéca. Le remède lui a fait rendre sept vers cucurbitains[346]. Aussitôt, je lui ai administré l'émétique à la dose de deux grains en loc à prendre par cuillerée dans une demi-tasse à café d'eau sucrée : un quart d'heure après, il a vomi une grande quantité de glaires épaisses et après un ver de huit pouces et gros ; ce ver l'étouffait. »

G. Merveilleux écrit en 1903 : « Les parasites de l'intestin sont excessivement fréquents dans la colonie et leur présence chez les jeunes enfants détermine parfois des accidents mortels. Ascarides, oxyures, trichocéphales, ankylostomes, douves, ténias, etc. peuvent être souvent accusés de méfaits qu'ils n'ont pas commis, mais il n'en est pas moins vrai que des perforations, des occlusions ou invaginations intestinales, des diarrhées, des dysenteries

[344] Claude Wanquet, « Joseph-François Charpentier de Cossigny et le projet d'une colonisation éclairée de Madagascar à la fin du XVIIIe siècle », in *Regards sur Madagascar et la Révolution française*, p. 71-85.
[345] Renoval de Lescouble J.-B., *Journal d'un colon de l'île de Bourbon (1811-1838)*, L'Harmattan, Editions du Tramail, Saint-Denis.
[346] Du latin *cucurbita*, courge. Le ténia cucurbitain était le ver solitaire.

rebelles et surtout des accidents cérébraux peuvent souvent se rattacher à leur présence. En cas de convulsion, chez un enfant qui ne prend pas exclusivement le sein ou qui est âgé de un an à cinq ans, il faut toujours penser aux ascarides, pour ne citer que les plus fréquents de ces parasites. D'autres fois, un accès de fièvre violent cèdera, comme par enchantement, aussitôt après que l'administration d'un anti-helminthique aura révélé la cause du mal. La prophylaxie des helminthes en général, du ténia inerme (*Tenia saginata*) et de l'ascaride en particulier, est atteint par l'usage exclusif d'eau pure, filtrée ou bouillie, et de légumes soigneusement lavés à cette même eau. Quant au ténia armé (*Tenia solium*), qui vient du cysticerque du porc, il suffit pour s'en préserver de ne pas manger de porc ladre. Ces parasites ont donné lieu à quelques décès. »
Pour Broquet : « La lombricose est très fréquente dans cette population surtout chez les enfants, et provoque souvent, comme nous l'avons dit, des convulsions et des complications des accès palustres chez un adulte, dans un cas, qui rappelait fort la typho-malaria, la lombricose nous a paru avoir été la cause de l'affection. »
Reynaud écrit : « Les vers intestinaux sont très fréquents, et nous attribuons cette fréquence à la souillure des eaux et à la consommation de viandes de porc ladre. L'eau potable non filtrée est assurément un des facteurs principaux dans le développement des dysenteries. »

De nos jours, la lumbricose est devenue la lombricose ou l'ascaridiose ou encore l'ascaridiase. Il s'agit d'une parasitose intestinale humaine, due à *Ascaris lumbricoides*. Elle est la parasitose la plus fréquente dans le monde et concerne un quart de la population mondiale. Elle prédomine dans les pays en voie de développement où différents facteurs concourent à sa transmission : la chaleur, l'humidité et le péril fécal. La prévalence est la plus forte chez l'enfant entre 4 et 14 ans. Le rejet de vers adultes lors de vomissements peut alors apporter le diagnostic. On décrit chez l'enfant un syndrome vermineux fait surtout d'irritabilité. Les complications digestives font la gravité de l'ascaridiose. La prévention contre les vers est collective : latrines, traitement des eaux usées, interdiction d'utilisation des engrais humains, traitement des eaux de boisson, lutte contre les mouches. Ces mesures nécessitent une élévation du niveau de vie. La prévention individuelle consiste dans le lavage régulier des mains, le lavage des fruits et légumes et la lutte contre la géophagie[347].

Soulignons que parmi les parasitoses, la schistosomose n'a jamais existé à La Réunion, aucun bulin, hôte intermédiaire, n'y étant présent.

---

[347] Géophagie : le fait de manger de la terre.

L'anguillulose est rarement rapportée bien qu'elle soit fréquente à La Réunion, y compris dans sa forme maligne[348], dont les symptômes peuvent être confondus avec d'autres pathologies. L'anguillulose maligne est liée à un état d'immunodépression, dont les causes principales sont la prise de corticoïdes, l'infection à l'HTLV-1, plus rarement l'infection à VIH-Sida. L'infection à HTLV-1 qui a une prévalence quasi nulle à La Réunion[349], doit être systématiquement recherchée chez les porteurs d'anguillules, particulièrement cas d'échec répété de traitement.

En matière d'angiostrongylose nerveuse, les deux premiers cas de méningite à éosinophiles ont été observés à l'hôpital de Saint-Paul en 1976, faisant soupçonner la présence d'*Angiostrongylus cantonensis* à La Réunion, ce qui a été confirmé par la mise en évidence de larves dans un escargot géant d'Afrique, *Acathina fulica*. Des tableaux graves d'angiostrongylose nerveuse ont été rapportés depuis dix ans dans l'océan Indien[350] [351], à La Réunion[352] et à Mayotte, à type de radiculo-myélo-encéphalites chez les petits enfants qui sont la cible privilégiée du parasite. Deux cas ont été rapportés en 1997 chez des nourrissons vivant à La Réunion. La contamination humaine est due à l'ingestion de larves infestantes par les mains souillées après contact du mollusque, *Acathina fulica,* très répandu sur l'île, ou à la succion du mollusque par les nourrissons ou encore à la consommation de végétaux crus non traités souillés par ces mollusques. Il n'y a pas de traitement étiologique et la prévention repose sur la lutte contre le vecteur naturel, le rat, et contre l'*Acatina fulica* dans les maraîchages et les jardins familiaux.

La cysticercose est connue dans l'océan Indien depuis sa première description chez l'homme à Madagascar[353] en 1910. Jay et Petithory[354] écrivaient en 1974 : « La cysticercose est connue depuis longtemps à La

---

[348] Fayeulle S., Alves T., « Anguillulose maligne fatale et listériose chez un patient sous corticothérapie », *Bull Soc Pathol Exot*, 2013, 106, 146-147.

[349] Aubry P., Bovet P., Vitrac D., Schooneman F., Hollanda J., Malvy D., Gaüzère B.-A., « HTLV-I infection in the South West Indian Ocean islands, particularly in La Réunion and the Seychelles », *Bull Soc Pathol Exot* 2013 Oct;106(4):248-53.

[350] Michault A., « Insularité et risques épidémiques à La Réunion », *Bull Soc Pathol Exot*, 1998, 91, 52-55.

[351] Souvignet S., « Méningite à éosinophiles et angiostrongylose aux Comores : une réalité à ne pas sous-estimer. A propos de six nouveaux cas », *Bull Soc Pathol Exot*, 2007, 100, 155-156.

[352] Graber D., Jaffar M.C., Attali T., Poisson J., Renouil M., Alessandri J.L., Combes J.-C. « L'angiostrongylose chez le nourrisson à La Réunion et à Mayotte. A propos de trois méningites à éosinophiles dont une radiculomyéloencéphalite avec hydrocéphalie fatale », *Bull Soc Pathol Exot*, 1997, 90, 331 - 332.

[353] Andrianjafy, « Cysticercose humaine. » *Bulletin de la Société des Sciences Médicales de Madagascar*, 1910, 2, 53-60.

[354] Jay M., Petithory J., « La cysticercose cérébrale à l'île de La Réunion », *Médecine Tropicale*, 1974, 34, 327-354.

Réunion par la découverte de quelques cas sporadiques lors d'examens radiologiques ou d'interventions chirurgicales, mais ce n'est que depuis 5 ans que les cas s'en sont multipliés, révélés par les méthodes modernes d'examens complémentaires maintenant disponibles sur l'île. » Ils rapportent 56 cas de cysticercose, dont 19 cas recueillis en phase aiguë et révélées par un syndrome d'hypertension intracrânienne et 27 cas dans lesquels le diagnostic a été posé tardivement par rapport à l'infestation, lors de la découverte de cysticerques calcifiés chez des sujets épileptiques ou présentant des troubles mentaux. La même année, Soulayrol[355] et al. estimaient à 0,5 % des épilepsies celles secondaires à la cysticercose à La Réunion.

La prévalence de la cysticercose était élevée puisque chez 625 patients réunionnais hospitalisés, une étude de 1985 montrait que 5 % des porteurs de calcifications chez les patients non épileptiques et 30 % chez les patients épileptiques, présentaient des calcifications des parties molles. Grâce aux méthodes tomodensitométriques, des calcifications intracrâniennes ou des parties molles des cuisses ont été trouvées chez 18,5 % des 242 patients épileptiques de l'étude, l'année suivante[356 357].

En 1990, une enquête séro-épidémiologique portant sur 3 388 prélèvements révélait une prévalence très élevée[358] de 8 200 pour 100 000 habitants (8,2 %) chez les individus âges de 15 ans et plus, le diagnostic étant porté par le sérodiagnostic réalisé par la méthode ELISA sur antigène de cysticerque de *Taenia solium*. La technique immuno-enzymologique utilisée avait une sensibilité de 85 % et une sensibilité de 91,5 %, les réactions croisées avec d'autres parasites étant réduites à La Réunion. De plus, les auteurs[359] rappellent que les formes non évolutives, calcifiées ne sont pas prises en compte dans cette étude, puisque la sérologie reste négative dans ces formes-là. Une autre enquête utilisant la même technique sérologique conclut à un taux de séroprévalence de 1,3 % chez 500 donneurs de sang réunionnais.

---

[355] Soulayrol R., Boyer-Vidal A., Boyer-Vidal N., « L'épilepsie à La Réunion. Epidémiologie clinique et étiologies de l'épilepsie dans une île à isolats multiples », Doin Éditeur, Paris, 1974, 343 p.

[356] Maldonado P., Dandelot J-B., Wolga J, Ambroise-Thomas P., « Prévalence de la cysticercose calcifiée dans l'île de La Réunion. Etude corrélative à, l'épilepsie chez 625 malades hospitalisés », *Médecine et Maladies Infectieuses*, 1985, 3 bis, 393-395.

[357] Mignard C., Mignard D., Dandelot J-B., Polydor J-P., Laporte J-P., Bousquet C., Choucair Y., Michault A., « Enquête étiologique sur l'endémie cysticerquienne à La Réunion », *Revue Neurologie*, Paris, 1986, 142, 635-637.

[358] Michault A., Duval G., Bertil G., Folio G., « Etude séro-épidémiologique de la cysticercose à l'île de La Réunion », *Bull Soc Pathol Exot*, 1990, 83, 82-92.

[359] Michault A., Leroy D., Coubes P. et al., « Diagnostic immunologique dans le liquide céphalo-rachidien et le sérum de la cysticercose encéphalique évolutive », *Pathologie Biologie*, 1989, 37, 249-253.

Une nouvelle enquête[360] a été réalisée en 1990-1992, révélant une séroprévalence de 1,4 % chez 993 personnes. Une enquête rétrospective sur le téniasis humain montre la rareté du diagnostic de *Taenia solium* avec moins de 0,02 % des examens parasitologiques des selles. Une enquête vétérinaire dans les abattoirs a mis en évidence l'absence de saisie de porc pour ladrerie depuis 1983, mais l'élevage familial non contrôlé restait important. Les auteurs de cette étude concluent que : « L'endémie de cysticercose est potentiellement éradiquée en renforçant les mesures générales d'amélioration de l'habitat et en informant la population sur l'hygiène personnelle et alimentaire et sur la nécessité de traiter le téniasis. »
Depuis 2002, la cysticercose est devenue exceptionnelle : un seul cas de cysticercose probable a été présenté au comité local de la Société de pathologie exotique à La Réunion[361]. Le diagnostic a été suspecté sur l'aspect de la tomodensitométrie et la zone géographique.
L'amélioration des facteurs qui favorisent l'entretien du cycle parasitaire (élevage du porc, type de fosses d'aisance) est cause de cette disparition.

Les parasitoses intestinales, reflets de la transmission féco-orale, ont suivi l'évolution de l'hygiène passant de 95 % en 1969 à 21 % en 1994[362]. La diminution des parasitoses intestinales est liée à l'amélioration des conditions de logement, en particulier à l'eau courante et aux toilettes à l'intérieur des maisons. En 1961, seulement 1 % des logements possédaient l'eau courante et 7 % les toilettes. Le taux de parasitisme restait élevé à 42 % en 1987 (23,5 % de trichocéphale, 11 % de giardia, 8,2 % d'ascaris), selon l'étude de Michel Turquet parue dans l'*Encyclopédie médicale de La Réunion*. En 1990[363], les pourcentages respectifs étaient de 82 % et 70 %.
En 2016, survivance du passé, bien que les parasitoses digestives aient quasiment disparu, les mères et les grands mères continuent de réclamer régulièrement, et avec une belle insistance, une purge pour leurs enfants à leur médecin traitant.

. Maladies de la peau

Les premières maladies de la peau décrites étaient dues à des parasites[364] [365]. Le livre Sou-Wen datant de 2697-2597 av. J.-C. contient un passage relatif à

---

360 Chamouillet H., Bouteille B., Isautier H., Bègue A., Lecadieu M., « Séroprévalence de la cysticercose, taeniasis et ladrerie porcine, à La Réunion en 1992 », *Médecine Tropicale*, 1997, 57, 41-46.
361 Di Costanzo R., « A propos d'une observation de méningite aiguë à éosinophiles : neurocysticercose probable », *Bull Soc Pathol Exot*, 2003, 96, 55.
362 Michault A., « Insularité et risques épidémiques à La Réunion ». *op. cit.*
363 Isautier H., « Les parasitoses intestinales à La Réunion. Enquête d'évaluation - 1994 », *Infostat*, 1995, 34, 1-4.
364 Théodoridès J., *Histoire de la parasitologie*. *op. cit.*

la gale : « Quand on gratte, l'épiderme s'enlève et il en sort du sang et de l'eau, qui, en se cristallisant, produisent les croûtes sèches. Ces croûtes contiennent des insectes que l'on peut retirer avec une épingle. » Diverses affections cutanées prurigineuses ont été décrites par Hippocrate, Galien et Aristote, parmi lesquelles figure la gale.
Aristote (384-322 av. J.-C.) a observé les lentes qui sont les œufs des poux et les nymphes des puces. Galien (129-201) a décrit les lésions de la teigne (le godet favique). Pline l'Ancien (23-79) a relaté une épidémie de sycosis et Cornelius Celsus (25 av. J.-C. - 50 ap. J.-C.) a décrit des lésions cutanées dues à des champignons microscopiques appelées encore aujourd'hui « Kérion de Celse. »
Ambroise Paré (1510-1590) décrivait ainsi le sarcopte : « Les cirons sont de petits animaux toujours cachés sous le cuir sous lequel ils se traînent, rampent et le rongent petit à petit excitant une fâcheuse démangeaison et grattelle ; ils se doivent tirer avec épingles ou aiguilles. »

Le XVIe siècle est l'époque des premières observations parasitologiques en Amérique et en Afrique. Alexio de Abreu, médecin portugais (1568-1630) qui séjourne en Angola et au Brésil, décrit la puce-chique (*Tunga penetrans)* et les lésions qu'elle provoque. En 1687, Francesco Redi (1626-1697) et ses élèves Bonomo et Cestoni firent la description le sarcopte de la gale, mais cette découverte passa inaperçue et le sarcopte fut redécouvert à Paris au XIXe siècle.
Claude Bernard (1813-1878) écrivait en 1865 : « La gale est une maladie dont le déterminisme est aujourd'hui à peu près scientifiquement établi ;on connait l'acare et l'on explique par lui la contagion de la gale, les altérations de la peau et la guérison qui n'est que la mort de l'acare par les agents toxiques convenablement appliqués. » La gale et la puce-chique ou tungose étaient donc connues au XIXe siècle.

À la fin du XIXe siècle et dans la première moitié du XXe siècle, l'ulcère phagédénique (du grec "faim vorace") était fréquemment reconnu sous les tropiques. Guillaume Chapuis (1815-1914), chirurgien de Marine, décrit « l'ulcère de Guyane » chez les forçats. Le nom « d'ulcère phagédénique tropical » est donné en 1862 par Le Roy de Méricourt. En 1884, en Guyane, Alexandre Le Dantec (1857-1832), médecin de Marine, décrit ses aspects cliniques, définit sa pathogénie et découvre le « bacille fusiforme. » Hyacinthe Vincent (1862-1950), médecin militaire, décrira dix ans plus tard, le « bacille dévié en fuseau » et montrera aussi la présence fréquente d'un *Spirillum, le fuso-spirillaire de Vincent* qui s'avérera par la suite être

---

[365] Basset A., Burgun R., « Histoire des maladies de la peau », In *Histoire de la médecine, de la pharmacie, de l'art dentaire et de l'art vétérinaire.* Tome IV, pp. 347-371. Albin Michel/Laffont/Tchou, 1977.

purement saprophyte. Au début du XXe siècle, Gustave Bouffard (1872-1957), médecin des troupes coloniales, écrit : « L'ulcère phagédénique est l'affection la plus répandue sous les tropiques. L'étendue de son domaine géographique et sa fréquence le classent en tête des maladies auxquelles tout praticien sera confronté, dés son arrivée dans les pays chauds. Il le trouvera encombrant hôpitaux et dispensaires, privant d'un tiers de leurs effectifs chantiers administratifs ou privés. » Il sévit avec une intensité remarquable au moment des expéditions de guerre sur les tirailleurs coloniaux et au moment de la construction des voies ferrées et des routes chez les travailleurs indigènes.
Le XXe siècle fut aussi celui de la découverte des agents des mycoses, dont la chromomycose observée en 1911 au Brésil par Pedroso et décrite pour la première fois en 1914 par Rudolph[366].

Il existe peu d'écrits aux XIXe et XXe siècles sur les maladies de la peau à La Réunion. Dans son article sur la géographie de Saint-Philippe, Broquet[367] décrit une affection cutanée en ces termes : « Parmi les autres maladies observées, l'ulcère phagédénique nous donne un certain nombre de cas. Sur 556 malades, 93 étaient atteints de cette affection, soit 16,43 p. 100. Nous n'insisterons pas sur les détails de ces observations. Les ulcères de Saint-Philippe offrent tous les caractères de leurs frères des autres pays tropicaux et en particulier de ceux que nous avons pu observer à Madagascar et en Indo-Chine. Le seul fait intéressant sur lequel nous insisterons c'est qu'un grand nombre d'entre eux, surtout ceux des orteils, avaient pour origine l'introduction sous les ongles des doigts de pieds de la puce chique qui infecte le littoral de Bourbon. Ces ulcères des orteils ont paru retenir notre attention. Qu'ils soient dus à de chiques ou à des érosions des tissus, leur allure est tout à fait caractéristique et ils pourraient former une variété clinique sous le nom d'ulcères sous-unguéaux des orteils ou ulcères des extrémités des orteils. Ces plaies débutent au niveau de la région unguéale, grandissent peu à peu et mangent l'ongle jusqu'à ce qu'elles se soient substituées à lui. Elles apparaissent alors comme un ulcère de la dimension du lit de l'ongle, à fond peu excavé, recouvert de pus ou d'une couenne grisâtre à odeur infecte. Ces ulcères, même au début, sont très douloureux. Dans un cas, chez un homme âgé de 30 ans, pêcheur à Saint-Philippe, l'ulcère occupait non seulement le lit de l'ongle, mais l'extrémité de l'orteil qui paraissait sectionné. L'ongle n'ayant plus de chair au-dessous de lui avait continué à pousser verticalement ; l'ulcère avait les dimensions d'une pièce de un franc, le fond était légèrement excavé, recouvert de pus et d'une

[366] Rudolph M., « Uber die brasilianische « Figueira » (Vorläufige Mitterling) », *Archiev Schiffs ans Treopen-Hyg.*, 1914, 18, 498-499.
[367] Broquet, *op. cit.*

couenne à odeur infecte. La plaie était très douloureuse ; le malade présentait à la région inguinale une tuméfaction lymphatique basse. »

Ce que décrit Broquet est l'ulcère phagédénique secondaire à une puce chique. L'ulcère phagédénique, présent dans les régions chaudes et humides, est une lésion d'origine infectieuse, unique ou en très petit nombre, siégeant habituellement sur les jambes ou sur les pieds. La lésion fait suite à un micro-traumatisme : papule qui s'ulcère, de 0,5 à 5 cm de diamètre, profonde, à bords nets, à fond nécrotique. Il peut guérir ou s'étendre et est malodorant. C'est une ulcération à développement rapide rencontrée surtout en saison des pluies. Les facteurs prédisposant sont la malnutrition, les traumatismes, les maladies débilitantes. Fréquent chez les travailleurs ruraux, il évolue vers une cicatrisation toujours longue à s'installer avec hyperpigmentation séquellaire ou un élargissement de l'ulcère ou encore une transformation carcinomateuse.

La tungose est une ectoparasitose tropicale, en rapport avec l'incrustation dans la peau de la femelle gravide d'une petite puce d'un millimètre appelée *Tunga penetrans*. La pénétration cutanée passe le plus souvent inaperçue et, en 4 à 5 jours, la puce se gorge de sang, son abdomen rempli d'œufs se distend, produisant de ce fait une tension, responsable d'une symptomatologie douloureuse. Les œufs sont ensuite expulsés sur le sol et deviennent des larves, puis des puces en un cycle d'une quinzaine de jours. L'homme, hôte habituel, ainsi que des animaux, en particulier les porcs, sont contaminés par contact direct de la peau avec le parasite. Il s'agit d'une forme profuse avec coexistence de multiples lésions, les unes nodulaires, les autres ulcérées et surinfectées avec souvent hyperkératose, œdèmes et lymphangite. La puce chique n'est évoquée ni par G. Merveilleux, ni par J.-M. Mac-Auliffe. Est-ce en raison de sa grande fréquence et de sa banalité signalées par Broquet ?

La gale est une affection de la peau spécifique à l'homme. L'incubation dure de deux à trois semaines, mais peut être réduite à quelques jours en cas de réinfection. À côté de la gale commune, on distingue des formes clinques particulières : gale du nourrisson, gale du sujet âgé, gale kératosique chez l'immunodéprimé.
La gale est toujours d'actualité à La Réunion. Elle n'est évoquée ni par Broquet, ni par Mac-Auliffe, ni par Merveilleux, vraisemblablement à cause, comme la puce chique, de sa forte prévalence et de sa banalité. Par contre, De Lescouble la mentionne dans ses cahiers à plusieurs reprises. Le 15 mars 1815 : « Marie-Jeanne et Thérèse sont revenues ce soir, guéries de leur gale » ; 8 août 1814 : « Mes pauvres petits enfants ont attrapé la gale » ; 3 avril 1827 : « François est venu me voir ce matin et m'a dit qu'il était résolu à se purger et se traiter définitivement. Il est fort malade. La gale et la vérole

sont ses moindres maux. Cependant on peut encore le tirer d'affaire s'il veut suivre exactement un bon traitement. »

"La patience i guéri la gale ", a-t-on coutume de dire à La Réunion. Mais plus que de cette vertu, cette parasitose très contagieuse nécessite un traitement. Les méthodes de « grand-mère » sont souvent utilisées. À La Réunion, la gale est souvent assimilée à une simple inflammation de la peau, alors que la vraie gale est bien due à un parasite qui creuse ses sillons dans la peau. Autrefois, le savon noir était un remède efficace, aujourd'hui les « *zerbes tortues*», les « *chienden* » ou les « *guéritvite* » que l'on trouve encore avec de la chance en bordure de chemin, sont le plus souvent cités. Des bains réguliers avec des "*zerbaj*" sont préconisés, mais tous ces traitements naturels ne sont efficaces que contre les démangeaisons. On pratique également des bains ou des brossages avec le bois de rempart, également appelé bois de gale.

Des cas sporadiques de chromomycose ont été signalés à La Réunion sous forme d'abcès cérébral. Cette mycose aurait été due à la coupure par une plante *Achrantes espera* ou *Zerbe jeune*. Ces cas on fait l'objet de publications dans des revues médicales en 1960[368], 1978[369] et 1996. Les champignons en cause sont des filaments qui parasitent les végétaux (bois, épineux, sisal, cactus...). Le cas rapporté par Diaz[370] est du à *Cladosporium trichoides*. La contamination se fait par piqûres, essentiellement au niveau des pieds et des jambes, lors de la marche pieds nus. C'est généralement après un traumatisme avec des végétaux ou des débris de bois, qu'apparaissent progressivement des placards hyperkératosiques verruqueux d'aspect tumoral en « chou-fleur », des nodules ou des plaques d'aspect cicatriciel. Des lésions satellites peuvent survenir par auto-inoculation. Si la dissémination lymphatique (adénopathie, éléphantiasis) ou par contiguïté (musculaire, articulaire ou osseuse) ou encore par voie hématogène (atteinte viscérale habituellement mortelle) est possible, elle reste rare. La surinfection bactérienne est fréquente. L'évolution carcinomateuse de type épidermoïde est décrite *a fortiori* sur les zones exposées au soleil ou aux traumatismes. L'examen histologique est par conséquent toujours souhaitable.

---

[368] Bolgert M., Deluzenne R., Tabernat J., Poisson R., Peillon F., *Bulletin de la Société Française de Dermatologie et de Syphiligraphie,* 1960 ; 67 : 1 8-12.

[369] Miguel P., « Trois observations de chromoblastomycose à La Réunion », *Médecine Maladies Infectieuses,* 1978, 8, 398-403.

[370] Diaz A., Pascal J., Monnin L., Bousquet C., Amat C., Michault A., « Chromoblastomycose cérébrale : A propos d'un cas. Revue de la littérature », *Neurochirurgie,* 1996 ; 42 : 95-99.

. Infections sexuellement transmissibles

La gonococcie et la syphilis

Ces deux maladies vénériennes sont connues depuis la nuit des temps. Confondue avec la syphilis jusqu'au milieu du XIXe siècle, la gonococcie, connue sous le nom imagé de *pisse chaude* que lui donna François Rabelais (v. 1494-1553), s'est ensuite effacée dernière la syphilis.
Les livres sacrés des Juifs, la Torah en particulier, décrivent une blennorragie avec son symptôme capital, l'écoulement purulent, une première fois vers 1200 av. J.-C. et une deuxième fois lors de la captivité de Babylone en 722 av. J.-C. L'écoulement urétral est nommé gonorrhée. Une altération biblique fait confondre gonorrhée et *gomorrhée* par allusion aux villes de Sodome et Gomorrhe.

Hippocrate décrit les maladies du rein, de la vessie, de l'urètre sans parler de contagiosité. Aulius Cornelius Celsus (25 av., 50 ap. J.-C.) cite certaines complications, en particulier les funniculites et les orchi-épididymites. On retrouve le terme de gonorrhée chez Galien (129-201), ainsi que chez Avicenne (980-1037).
Guy de Chauliac (1298-1368) traite des complications que peut entraîner la maladie chez la femme et envisage l'étiologie d'une bonne partie des maladies vénériennes : la blennorragie, les chancres, les papillomes vénériens. Alessandro Benedetti (1460-1512), anatomiste italien, médecin des troupes de Venise, insiste en 1497 sur les nombreux cas de blennorragie. Mais, à cette époque, avec l'apparition de la syphilis, les deux maladies sont confondues en une seule. Ambroise Paré (1509-1590) évoque en 1560 un *contagium specifique*, origine de la *chaude-pisse*, mais cette notion n'est pas admise par tous. Philippe Ricord (1800-1889), médecin de l'hôpital du Midi à Paris, établit une nette distinction entre blennorragie et syphilis.
Les publications favorables ou opposées à l'identité de la syphilis et de la gonorrhée se multiplient jusqu'à la découverte du gonocoque en 1879 par Albert Neisser (1855-1916) de l'université de Breslau. Il s'agit d'une bactérie, qui après coloration, se présente sous la forme d'un grain de café. C'est Jacques Tréfouel (1897-1977) de l'Institut Pasteur qui mit au point en 1937 la première thérapeutique efficace de la gonococcie par les sulfamides.

On ne trouve dans l'Antiquité aucune description univoque de la syphilis, de ses multiples symptômes et de son évolution. Les médecins sont muets à ce sujet, Galien ne la mentionne pas. C'est en 1494-1495 que survint l'épidémie du « mal napolitain » et du « mal français. » En cette fin du XVe siècle, Christophe Colomb arrive à Barcelone le 7 mai 1493 de retour des Amériques et les armées du roi Charles VIII de France se dirigent en septembre 1494 vers Naples. C'est alors qu'une maladie mystérieuse se propage à la faveur des migrations et des turpitudes des marins et de soldats. En 1509, Fracastoro, lecteur en logique, médecin, poète et humaniste enseigne la médecine à Padoue en Italie. Se répand alors en Italie une épidémie de « fièvre lenticulaire » ou typhus exanthématique et surtout « le mal français », nom donné à la syphilis par les Italiens, alors que les Français l'appellent « le mal napolitain. » Pour Fracastoro : « C'est une nouvelle maladie, longtemps inconnue de notre monde, elle est apparue de notre temps, parmi d'autres phénomènes étonnants et a envahi presque toute l'Europe et une part non négligeable de l'Asie et de l'Afrique. En Italie, elle fait irruption quand les Français, sous le roi Charles, ont pris possession du Royaume de Naples, à peu près 10 ans avant 1500 ; d'où le nom de mal français. » Fracastoro baptise la maladie nouvelle, *Syphilis*, du nom du berger héros d'un poème à qui il fait contracter le mal français. Durant quatre siècles, il a été couramment admis que la maladie avait été rapportée en Europe par les compagnons de Christophe Colomb.

Mais en 1912, Karl Sudhoff (1853-1938), directeur de l'Institut d'histoire de la médecine à l'Université de Leipzig, réfute cette assertion. Il a trouvé dans deux ordonnances médicales provenant d'Italie du Nord vers 1440, le nom de *mal français* et le terme de *grosse vérole,* dénomination sous laquelle la syphilis sera désignée, dans un écrit français d'avant 1442. Pour lui, la maladie, appelée plus tard syphilis, existait depuis longtemps en Europe, simplement elle a sévi plus fort à la fin du XVe siècle ou bien elle était mieux connue à cette époque. De plus, Ludwig Aschoff (1866-1942), pathologiste allemand, publia en 1939 un article très documenté dans lequel il démontra que les lésions osseuses sur des squelettes mis à jour dans une grotte néolithique de la vallée de la Marne sont des bien lésions syphilitiques. En 2016, la provenance de la syphilis reste encore mystérieuse.

À partir de l'Italie, la syphilis s'étendit comme un raz de marée, de proche en proche, à toute l'Europe. L'agent causal de la syphilis, le tréponème pâle, est découvert en 1905 par Fritz Schaudinn (1871-1906) et Erich Hoffman (1868-1959) à Berlin dans un sérum obtenu à partir d'un chancre génital. August Wassermann (1866-1925) applique au diagnostic de la syphilis la réaction sérologique mise au point par Jules Bordet (1870-1961). Entre 1909 et 1913, Paul Ehrlich (1854-1915) met au point les composés arséniques de l'arsenic trivalent, les arsénobenzènes, qui succèdent aux préparations mercurielles et au bois de Gaïac. Alfred Fournier (1832-1914) démontre la nature syphilitique du tabès et de la paralysie générale.

Jusqu'à la guerre 1939-1945, la syphilis a été traitée par l'arsenic, exceptionnellement par le mercure, avant le recours à la pénicilline découverte par Sir Alexander Fleming (1881-1955) en 1928.

Pour ce qui est de La Réunion, De Lescouble fait plusieurs allusions à la syphilis dans son journal, mais s'agit-il vraiment de la syphilis dont on sait qu'elle peut être très polymorphe dans ses diverses manifestations ? Le 28 novembre 1826, il écrit dans ses cahiers : « François a été fort malade avant-hier. Sa mère m'a envoyé chercher à minuit. Hier, il a pris à vomir et a rendu par le haut neuf gros vers. Ce matin, il a été purgé par le bas et va bien, mais il est pourri de syphilis. » Le 9 août 1827 : « J'ai laissé Rosa avec une bonne syphilis. Elle a pris à vomir dimanche et j'ai donné ordre de lui donner le purgatif, trois jours de suite. » Le 8 avril 1834 : « Mambo est en médecine depuis trois semaines pour des boutons purulents à la jambe droite et qui sont opiniâtres, cela ressemble furieusement à la sainte syphilis. » Le 29 février 1820 : « Marion a attrapé la vérole depuis que nous sommes ici, ce qui m'a empêché de l'envoyer à Madame Deslin, qui désire la voir pour l'acheter. J'en suis bien fâché car je lui aurai probablement vendue ; c'est une contrariété de plus à supporter. »

Après l'abolition de l'esclavage et avec l'arrivée de nouveaux engagés, les conditions de vie se modifient dans le sens d'une dissolution des mœurs, selon le *Moniteur de La Réunion* dans son édition du 19 octobre 1850 : « La libération a eu des effets démoralisateurs en ce que l'affranchi n'est plus contraint de travailler. La prostitution se développe rapidement car elle représente aussi un moyen de survie. Devant l'afflux de patients porteurs de maladies sexuelles, le médecin chef de la maison de santé écrivit au gouverneur pour lui signaler que la prostitution a augmenté d'une manière effroyable et que aucune mesure n'est prise pour combattre les affections que nous avons sous les yeux ! Chancres, ulcères énormes, syphilis rebelle[371]. »

Le gouverneur fit créer un dispensaire central à Saint-Denis en mai 1852 et prit un arrêté afin qu'un état nominatif de femmes prostituées soit dressé et que celles-ci soient soumises deux fois par an à une visite médicale obligatoire, sans beaucoup d'effets : le tiers des femmes qui se soumettaient à la visite médicale étaient atteintes de maladies vénériennes. Sur 5 596 visites médicales effectuées par le service sanitaire, 3 689 femmes sont déclarées saines, 1562 malades et 335 douteuses. De plus, « aucune fille publique, qu'elle soit affranchie ou blanche, ne voulait de faire inscrire au bureau des mœurs créé à cet effet. » Et le médecin-chef de poursuivre : « C'est donc plus de mille prostituées dans une ville – Saint-Denis – qui compte à peine 30 000 habitants, proportion qui dépasse de beaucoup les résultats les plus exagérés de la statistique de la prostitution dans les villes de France. »

[371] *Esclaves et citoyens,* Sudel Fuma (FDROI). 1974, p. 66.

Le chef du service de la police adresse un rapport alarmiste au directeur de l'Intérieur le 16 août 1866 dans lequel, après avoir rappelé la misère de la population et la paresse des femmes de basse condition, signale que : « Les soldats de la garnison, les équipages des navires étaient infectés ; des jeunes gens, des enfants même sur les bancs des écoles, sortaient flétris des lieux de prostitution. » La ville de Saint-Pierre qui ne dispose pas d'un dispensaire dédié à la prise en charge des prostituées est également atteinte comme le souligne avec grandiloquence un article du journal *Le courrier de Saint-Pierre* du 6 mai 1869 : « Constatez aussi dans quel état déplorable se trouve la jeunesse de Saint-Pierre ! La médecine en perd la tête, les drogues spéciales s'épuisent, les trois pharmacies n'y suffisent plus. Grand Dieu ! Qu'il nous en arrive une quatrième ! » En 1872, le gouverneur s'émeut à son tour de la prévalence des maladies vénériennes chez les militaires de la garnison de Saint-Denis[372].

Peu d'articles médicaux citent, au XIXe siècle, les maladies vénériennes à La Réunion. Ce sont les études faites en milieu militaire qui nous renseignent sur leur fréquence. La syphilis a été décrite à La Réunion[373] et à l'île de Sainte-Marie de Madagascar en 1873. Théron[374], médecin major des troupes de La Réunion rapporte, en 1897, comme causes qui ont motivé l'exemption du service un cas de « testicules syphilitiques » et un cas de « perforation de la voûte palatine (syphilis) » dans le cadre des affections exceptionnellement rencontrées.

Merveilleux cite les maladies vénériennes dans son étude sur les Hôpitaux coloniaux à La Réunion[375] : « Sur un effectif moyen de 226 hommes dans les troupes d'infanterie de Marine, 4 maladies vénériennes et 164 journées de traitement, et sur un effectif moyen de 60 hommes d'artillerie de Marine, cinq maladies vénériennes et 112 journées d'hospitalisation. »

Le même auteur dans son étude sur la *Géographie de La Réunion*[376] parue en 1903 écrit : « Malheureusement, il faut aussi noter l'accroissement désastreux des invalidations pour maladies vénériennes, où le nombre de malades triple pendant que le nombre de journées va en quintuplant.

L'examen particulier de la morbidité des corps de troupes dans les hôpitaux nous fera également constater une situation encore fâcheuse. » Reprenant son article de 1900, il précise : « En effet, pour les corps de troupes en 1899, l'actif des maladies vénériennes donne 4,68 p. 100 de malades traités et 4,37

---

372 Archives de La Réunion 2 O 144.

373 Dauvin (Léon), médecine de 1ère classe né à Saint-Pierre (Terre-Neuve). *Quelques mots sur la syphilis à La Réunion et à Sainte-Marie de Madagascar*. Montpellier, 1873, thèse, 41 pages.

374 Théron., « Le recrutement à La Réunion », *Archives de Médecine Navale*, 1897, 68, 5-18.

375 Merveilleux G., « Hôpitaux Coloniaux : Morbidité et mortalité en 1899 », *Annales d'Hygiène et de Médecine Coloniales*, 1900; 3, 520-537.

376 Merveilleux G., *op. cit.*

p. 100 des jours de traitement pour 2,27 p. 100 de l'effectif moyen. En 1900, ces chiffres deviennent respectivement 10,34, 15,20 et 7,92. Enfin, en 1901, ces chiffres deviennent respectivement 17,14, 26,86, 26,73, c'est-à-dire que le pourcentage des maladies des corps de troupes traités au titre des maladies vénériennes a quadruplé de 1899 à 1901, pendant que le pourcentage des jours de traitement de cette origine sextuplait et que la proportion des malades pour 100 d'effectif moyen devenait 11 fois 1/2 plus forte. La majorité de nos contingents militaires étant à présent constitué par l'élément créole, qui retournera chez lui et répandra le fléau dans tous les quartiers de l'île, la prophylaxie de la syphilis devient une question de première importance. » C'est donc bien de la syphilis dont parle Merveilleux quand il traite des maladies vénériennes. Par contre, Broquet[377] dans son article sur la *Géographie médicale* ne cite pas les maladies vénériennes parmi les maladies observées.

Au cours des années 1955-1958, il existait cinq dispensaires anti-vénériens P.M.I à Saint-Denis, Saint-Benoît, Le Port, Saint-Louis, Saint-Pierre[378].
Les maladies vénériennes, gonococcie et syphilis représentaient en 2004 respectivement 7,2 et 7,8 % des maladies infectieuses et parasitaires à La Réunion. Mais ces deux maladies étaient dépassées en pourcentage par deux nouvelles maladies sexuellement transmissibles, les infections à *Chlamydiae* et les infections à VIH/Sida et sida maladie qui représentaient 8,2 et 11,5 %. En 2007, la syphilis et les infections à *Chlamydiae* ne représentaient plus que 2,7 et 4,7 %, l'infection à VIH/Sida et le sida maladie 15,9 % des maladies infectieuses et parasitaires[379]. Depuis quelques années, une recrudescence modérée de la syphilis est notée qui impose de poursuivre la surveillance[380].

L'infection par le VIH

Le 20 mai 1983, la revue *Science* publiait les travaux de l'équipe du Professeur Luc Montagnier présentant l'isolation du LAV (virus associé à la lymphadénopathie) responsable des syndromes d'immunodéficience acquise qui depuis trois ans décimaient la communauté homosexuelle, notamment aux Etats-Unis, et qui venaient d'être rapportés chez des Africains hétérosexuels hospitalisés en Belgique et en France.

---

377 Broquet, *op. cit.*
378 *Annuaire statistique de La Réunion* 1956-1958.
379 Institut de Veille Sanitaire, Surveillance épidémiologique des maladies infectieuses et parasitaires à La Réunion par ordre de score total moyen, 15 mars 2007.
380 Institut de Veille Sanitaire, « Infections sexuellement transmissibles : il faut poursuivre la surveillance et la prévention », *Bulletin épidémiologique hebdomadaire*, 2011, n°26-27-28, 293-320.

La Réunion a connu le premier cas de sida en 1987. En 1988, il y avait 7 cas, 30 en 1989, 65 en 1990 et 150 en 1990, dont un tiers de sida maladie et deux tiers de séropositifs simples. Depuis l'épidémie croît de façon lente. Entre 2003 et 2012, 31 nouveaux cas de séropositivité au VIH ont été notifiés en moyenne chaque année. Le taux de séropositivité a diminué en 2011 à 46/1 000 000 de personnes (*versus* 61/1 000 000 en 2007 et 2008. Ce taux de découverte est inférieur à la moyenne nationale (93/1 000 000) et à celui des autres départements d'outre-mer[381].
Parmi les personnes ayant découvert leur séropositivité entre 2003 et 2012, 36 % en moyenne ont été diagnostiquées à un stade tardif, *versus* 22 % en métropole. Dans 55 % des cas, le mode de décontamination est hétérosexuel et les contaminations homo et bisexuelles représentent 21 % des cas. Au cours de l'année 2012, 789 patients séropositifs ont été suivis à La Réunion. Environ 98 000 tests VIH ont été réalisés en 2012.
Les mouvements de population dans l'océan Indien, l'évolution récente du VIH avec l'augmentation des cas à l'île Maurice et aux Seychelles doivent faire renforcer la surveillance de l'infection à VIH/Sida à La Réunion[382].
Nous disposons de quelques indicateurs récentes sur l'utilisation des préservatifs à La Réunion[383] : entre 2005 et 2012, 82 % des premiers rapports sexuels se sont déroulés avec un préservatif, mais toujours de type masculin.

. Paludisme et fièvres paludéennes

Les médecins de l'antiquité connaissaient bien les symptômes des maladies infectieuses, dominés par les fièvres, mais n'en maîtrisaient ni les causes, ni le traitement. Les médecins de l'Inde védique et brahmanique (1800 à 800 av. J.-C.) décrivaient des fièvres endémo-épidémiques quotidiennes ou survenant tous les 2 ou 3 jours. L'Egypte a connu ces mêmes fièvres (1600-600 av. J.-C.) et les ouvrages chinois classiques mentionnent le paludisme bien avant l'ère chrétienne.

Hippocrate (440-370) a décrit les fièvres, leur rythme, leur intensité, les reliant aux désordres des humeurs du corps, tout en fixant leur pronostic[384]. Ainsi écrit-il dans le *Livre des Epidémies* : « Les maladies les plus aiguës, les plus considérables, les plus pénibles, les plus funestes, sont dans la fièvre continue. La fièvre quarte est de toutes, la plus sûre, la plus supportable et la plus longue. La fièvre tierce exquise se juge très promptement et ne cause pas la mort. Toutes ces fièvres ont leur mode d'être, leurs constitutions et

---

[381] Cazien F., Le Strat Y., Pillonel J., « Dépistage du VIH et découvertes de séropositivité, France, 2003-2010 », *Bulletin épidémiologique hebdomadaire*, 2011, 43-44, 446-454.
[382] ORS. « Infection à VIH-Sida à La Réunion, novembre 2013 ».
[383] Enquête KABP Réunion 2012.
[384] Hippocrate. *De l'Art Medica,*. Paris, Librairie Générale Française, 1994, 603

leurs redoublements. » Les médecins arabes, Avicenne (980-1037), Avenzoar (1073-1162) ont insisté très justement sur l'influence néfaste des marécages et le rôle probable des moustiques : « Une terre malsaine est une terre buissonnière et marécageuse infestée de moustiques qui sont le nid du mal. » Il s'agit de la fièvre des marais, la malaria (*male aria* : mauvais air) ou paludisme (*palus* : marais).

Au XVIIe siècle, le grand progrès fut l'importation en Europe du quinquina. En 1620, au Pérou, les jésuites espagnols avaient observé que les indiens utilisaient l'écorce d'un arbre, le kina-kina, pour traiter les fièvres. La comtesse Cinchon, épouse du vice-roi du Pérou, sujette aux accès de fièvres intermittentes, avait pris du quinquina[385] et avait guéri. On donna à cette médication les noms de Cinchona, de poudre des jésuites, de poudre de la comtesse. En 1623, les jésuites de Lima introduisirent la poudre de quinquina à Séville et à Rome. Le quinquina fut alors considéré comme la panacée contre toutes les fièvres, à tort, car il n'agit que contre le paludisme. Il se révéla impuissant contre la variole, et dangereux, voire mortel, lorsque les doses administrées étaient trop fortes, en raison de sa très forte toxicité sur le cœur. Néanmoins, la prescription du quinquina fit avancer la médecine dans la voie d'une pharmacopée plus rationnelle, adaptée au symptôme, puis à la cause, tout en réhabilitant l'image des médecins, enfin munis d'un médicament souverain.
En 1649, sur les conseils de Mazarin, Louis XIV se débarrassa d'une fièvre persistante grâce au quinquina qui trouva alors en la marquise de Sévigné une ardente propagandiste. En 1762, le quinquina avait déjà acquis ses lettres de noblesse et La Fontaine le célébrait dans le *Poème du Quinquina*[386] : « Le quina s'offre à vous, usez de ses trésors [...]. Le quina règne aujourd'hui : nos habiles s'en servent. »
En 1820, la Société de médecins et chirurgiens écrivait[387] : « Ce médicament le plus précieux de tous ceux que possède l'art de guérir, est une des plus grandes conquêtes faites par l'homme sur le règne végétal [...]. Nous n'en connaissons point encore qui puisse remplacer la propriété la plus remarquable du quinquina, qui puisse comme lui, arracher avec certitude des bras de la mort l'homme dévoré par une fièvre pernicieuse. » Toujours en 1820, les pharmaciens Pelletier et Caventou, de la Faculté de Pharmacie de Paris, isolèrent l'alcaloïde actif du quinquina, la quinine, et en produisirent de grande quantité dans une usine de Nogent-sur-Marne dès 1826. Par souci de faciliter la diffusion de la quinine, les deux pharmaciens ne firent pas

---

385 Seigneurie C., Camara B., Delmont J. et al., « Du quinquina et des hommes », *Med Trop* 2008 ; 68 : 5 (459-462).
386 *Le Poème du Quinquina,* Jean de La Fontaine, La Pléiade. Gallimard Éditions, Lonrai 2004.
387 « Société de médecins et chirurgiens », *Dictionnaire des Sciences médicales*. Vol 45 Paris, Panckouke 1820.

breveter leur découverte, l'offrant ainsi au domaine public et méritant largement le titre de bienfaiteurs de l'humanité.

François Maillot (1804-1894) prescrit à Bône (Algérie) en 1833 de « fortes » doses de quinine (2 à 3 g par jour, alors que la dose classique était de 6 grammes d'écorce de quinquina, soit 0,6 grammes d'alcaloïde actif), s'élevant ainsi contre la doctrine de François Broussais (1772-1838), qui était alors le maître du Val-de-Grâce. La quinine fut prescrite en prophylaxie contre le paludisme pendant la Guerre de Sécession des Etats-Unis (1861-1865) dans les unités appelées à occuper des postes très insalubres. C'est un Ecossais, le docteur William Baikie (1825-1864), qui l'avait employée le premier au cours d'une expédition dans le Niger en 1854.

Un autre grand progrès dans l'histoire du paludisme est la période étiologique avec la découverte d'une part de l'agent du paludisme et d'autre part de son mode de transmission. C'est à Constantine (Algérie) qu'en 1880 Alphonse Laveran (1845-1922), professeur agrégé du Val-de-Grâce, décrivit dans le sang frais non coloré d'un soldat paludéen des corps sphériques pigmentés qu'il rapporta à l'hématozoaire du paludisme. Laveran affirma que le paludisme était provoqué par un parasite vivant développé aux dépens du globule rouge[388]. Cette découverte, accueillie avec défiance et scepticisme, mit près de 10 ans à faire son chemin. Le prix Nobel fut décerné à Laveran[389] en 1907. Dès 1884, Laveran avait émis l'hypothèse que le moustique pourrait être le vecteur du parasite : l'ayant puisé dans le sang d'un malade, le moustique l'inoculerait à l'homme sain. Mais, il fallut attendre 13 ans pour qu'en 1897, Ronald Ross (1857-1932), médecin de l'armée anglaise aux Indes, démontre en 1897 que l'hématozoaire subit une évolution dans le corps de certains moustiques qui seuls sont aptes à propager le mal. En Italie, un an plus tard, Giovanni Grassi (1854-1925) désignait l'anophèle comme seul vecteur du paludisme chez l'homme. Le paludisme était donc à la fin du XIXe siècle une des maladies les mieux connues[390].

Au XVIIe siècle l'ouverture des routes maritimes du monde à la navigation hauturière a permis aux médecins de la Marine de constater la vaste distribution outre-mer des fièvres des marécages et leur constance dans les grands bassins fluviaux. Ils virent dans les fièvres tropicales et les fièvres des marais d'Europe la même maladie.

---

[388] Laveran A. *Traité des fièvres palustres,* Doin éditeur, Paris, 1889.

[389] Nosny P., « Alphonse Laveran et la découverte de l'hématozoaire du paludisme », *Médecine et Armées*, 1980, 8, 373-379.

[390] Blanc F., Blanc F.P., Blanc B., « Histoire des maladies exotiques », In *Histoire de la médecine, de la pharmacie, de l'art dentaire et de l'art vétérinaire.* Tome VII, pp. 217-255. Albin Michel/Laffont/Tchou, 1977.

Souvenons-nous que les premiers habitants de La Réunion, douze mutins de Fort Dauphin, y séjournèrent de 1646 à 1648 « sans le moindre accès de fièvre. » Les premières « fièvres intermittentes » ne furent signalées à La Réunion qu'à partir de 1757. Mais, il existe une controverse sur le caractère importé ou autochtone de ces fièvres et sur leur étiologie[391].
L'insalubrité des côtes de Madagascar était connue depuis la découverte de la Grande Ile en 1500 par les marins portugais et confirmée par les colons français de la Compagnie des Indes orientales installés en 1643 à Fort-Dauphin. De même, l'insalubrité des côtes indiennes était connue depuis la création de la factorerie de Pondichéry en 1673.

Puis, « En 1865-1868, l'île de La Réunion et l'île Maurice, ces deux sœurs jumelles célèbres dans toute la mer des Indes pour leur climat sain, furent frappées par une très grave épidémie de fièvres palustres », écrit le docteur Bonnette[392], médecin major de 2ème classe.
Nicolas[393] écrit : « Les années 1866, 1867, 1868 ont vu sévir à l'île Maurice une épidémie de fièvres d'une violente extrême et d'une léthalité toute particulière. Déjà, il en a été question dans les *Archives* : ce travail a pour but de compléter celui de M. Borius[394]. » La Réunion a subi une épidémie en 1868-1869. Si Bassignot[395] écrit : « Il est avéré qu'avant l'année 1868, la maladie qui sévit parmi nous et qui a pris toute son extension, n'avait pas encore fait irruption », en bas de page une note de Le Roy de Méricourt précise qu' « Il est malheureusement trop certain que depuis quelques années l'île de La Réunion ne jouit plus des conditions de salubrité qu'elle avait antérieurement, mais la malaria y est loin d'être inconnue. » Pour Barat[396], médecin en chef de la Marine, le paludisme serait plus ancien à La Réunion. Alors qu'en févier 1869 une fièvre épidémique sévissait à Saint-André et à Sainte-Suzanne, Barat écrivait : « L'apparition de la fièvre paludéenne à La Réunion n'est point une nouveauté : je tiens de source certaine qu'elle a existé de tout temps à Saint-Paul, Saint-Louis, au Gol, et autour de l'étang de Saint-André ; des médecins dignes de foi l'ont reconnue autour de Saint-Pierre et se souviennent même d'une épidémie pareille à celle de 1869[397] ; des

[391] Aubry P., Gaüzère B.-A., « Jean Marie Mac-Auliffe, l'île de La Réunion et le paludisme », *Med Trop* 2009 ; 69 : 235-236.
[392] Bonette., « Le paludisme à l'île de La Réunion », *Annales d'hygiène et de médecine coloniales*, 1905, 8, 483-485.
[393] Nicolas A., « L'épidémie de Maurice (1866-1868). Revue critique », *Archives de médecine navale,* 1870, 13, 213-313.
[394] Borius A., « Recherches sur la nature et l'origine de l'épidémie qui sévit à l'île Maurice », *Archives de médecine navale*, 1868, 10, 257-267.
[395] Bassignot Th., « Etude sur la fièvre endémo-épidémique qui règne à La Réunion », *Archives de médecine navale,* 1873, 20, 279-298.
[396] Barat., « Etude sur la fièvre épidémique qui a régné en 1869 à l'Ile de La Réunion », *Archives de Médecine Navale,* 1869, 12, 422-440.
[397] De Mahy, *Courrier de Saint-Pierre*.

habitants de Saint-André disent que, depuis deux ans, il y avait, dans la commune, des cas isolés ; enfin, les médecins envoyés en mission ont rencontré des malades qui avaient des accès depuis quinze et dix-huit mois. »

Nous retiendrons avec Jean-Marie Mac-Auliffe, dont les publications[398] lui valurent la Médaille d'or du Concours de médecine Navale en 1868, que l'introduction du paludisme sur le littoral de La Réunion date de 1865.
Jean-Marie Mac-Auliffe, médecin de 2ème classe de la Marine, né en 1837, est en poste à La Réunion depuis 1863 quand éclate une épidémie de fièvres. Il est envoyé le 7 mars 1865 à la Rivière Du Mât par le médecin en Chef de La Réunion, Auguste Collas, dans un « établissement de sucrerie » où une fièvre épidémique entraîne plusieurs décès parmi les émigrants indiens et les colons. Il écrit : « Dans l'ignorance complète des faits que j'étais de la maladie, j'ai dû tout d'abord m'attacher à l'étude des symptômes qui devaient être mes guides pour mes études thérapeutiques. » Il décrit les différentes formes cliniques de cette fièvre épidémique qui est une fièvre à rechutes, la rechute étant le mode habituel de l'infection. Mac-Auliffe évoque plusieurs diagnostics : fièvre typhoïde, *typhus fever*, fièvre jaune, fièvre rémittente bilieuse des pays chauds. Il signale avoir observé de nombreux cas de fièvre rémittente bilieuse sur la côte occidentale d'Afrique et à La Réunion chez des militaires venant de Madagascar. Il rappelle qu'il s'agit d'une fièvre maremmatique[399]. C'est le diagnostic de fièvre à rechutes des auteurs anglais (*relapsing fever*) qui est porté par le docteur Collas. Mais l'étude du cheminement de cette fièvre épidémique à La Réunion va aboutir au diagnostic de paludisme par Mac-Auliffe.

Tout aurait commencé avec l'arrivée de l'*Eastern Empire*, un navire anglais parti de Calcutta le 15 novembre 1864. Il mouille en rade de Saint-Denis le 15 décembre. Il lui est accordé la libre pratique et les 450 émigrants indiens, main d'œuvre pour l'industrie sucrière, embarqués à Calcutta sont envoyés au lazaret de la Grande-Chaloupe, pour y subir un isolement de 10 jours imposé à tout convoi d'immigrants. Mac-Auliffe, qui est alors appelé à diriger le lazaret, observe des cas de fièvres, note que la plupart des émigrants présentent des signes de cachexie palustre et qu'un indien décède d'accès pernicieux le 27 décembre 1864. Pour Mac-Auliffe, ces fièvres sont bien d'origine palustre. À la fin de l'isolement, les indiens sont envoyés dans plusieurs établissements de sucrerie dont 61 d'entre eux à la Rivière du Mât dans l'établissement Adam de Villiers. Ces engagés « avaient créé autour d'eux un foyer épidémique dont ils devaient être d'ailleurs les premières

[398] Mac-Auliffe J.-M., « Mémoire sur la fièvre à rechutes (Relapsing fever, typhus recurrent) », *Archives de médecine navale*, 1868, 9, 97-125, 173-194, 254-277.
[399] Fièvre maremmatique : fièvre des marais.

victimes. » « L'impaludisme envahit de proche en proche le Champ-Borne, Saint-André, Sainte-Suzanne, puis Saint-Gilles sautant par-dessus Saint-Paul, Saint-Paul lui-même, Saint-Leu (1871), Saint-Pierre et en dernier lieu Saint-Joseph. Les localités de la partie au vent : Saint-Benoît, Sainte-Marie, Sainte-Rose et Saint-Philippe avaient été envahies tout d'abord. »
Le 13 janvier 1865, les premiers cas de fièvre éclatent chez des Réunionnais ayant été en contact avec les indiens malades. Mac-Auliffe développe parmi les nombreuses thérapeutiques citées, les saignées selon la doctrine de Broussais et le sulfate de quinine qui donne de bons résultats à la dose de 1,5 g à 3 g par jour selon les prescriptions de Maillot.

Après un séjour à Zanzibar et plusieurs embarquements dans l'océan Indien, Mac-Auliffe revient à La Réunion en 1874 et décrit en 1902, alors qu'il est à Cilaos[400], le paludisme d'altitude. Le paludisme a gagné, à partir de Saint-Denis tout le littoral de La Réunion de 1866 à 1879. Puis, à partir de Saint-Louis, il a atteint progressivement les villages sur la piste de Cilaos : Aloès en 1879, Petit Serré et le Pavillon en 1897 et Cilaos, à 1 200 mètres d'altitude, en 1901. Mac-Auliffe, qui a eu connaissance des découvertes d'Alphonse Laveran et de Ronald Ross, écrit en 1902 : « La première édition de ce travail était en cours de publication lorsqu'il me fut donné de prendre connaissance des dernières études du Dr Ronald Ross sur son mode de propagation. » Il ajoute : « Une seule hypothèse permet d'expliquer le transport du sang intact et du parasite qui y est contenu : cette hypothèse est le transport par les insectes suceurs du sang humain, tels que les moustiques. »
Rappelons qu'en 1865, le lien n'était pas établi entre le moustique vecteur, le parasite responsable, d'une part et d'autre part les nombreuses formes cliniques du paludisme. Les différentes appellations de la maladie témoignent de cette difficulté. En l'absence de la certitude diagnostique qu'apporte aujourd'hui l'isolement du plasmodium dans les hématies du patient impaludé, il est possible que d'autres maladies (typhus, dengue, grippe, leptospirose) aient été confondues avec le paludisme connu sous différents noms : « Fièvre de Bombay, fièvre intermittente, fièvre rémittente, fièvre continue ou pseudo continue, fièvre pernicieuse, fièvre bilieuse ou rémittente bilieuse, fièvre de famine, fièvre jaune bénigne, fièvre à rechute bilieuse. »
Certains médecins récusèrent l'importation du paludisme par les immigrants indiens, mais sans étayer leur affirmation, tel Gustave Reynaud[401] qui déclara : « Nous ne pensons pas devoir nous arrêter un seul instant à cette opinion très répandue dans un public trop chauvin qui veut que la maladie ait été importée par les Indiens immigrants. » Alors que le rôle du moustique

---

400 Mac-Auliffe J.-M. *op. cit.*
401 Reynaud G., « Hygiène coloniale », *Archives de médecine navale*, 1890, 53, 123-147.

anophèle[402], responsable de la transmission du paludisme est encore inconnu, plusieurs médecins énumèrent les facteurs locaux à l'appui de leurs thèses, tels : les terrains marécageux, les travaux de terrassement et les ouvrages d'égouts, les terres en friche, la présence d'algues qu'ils qualifient de fébrigènes[403], la misère de la population... Avant l'épidémie de 1865, la « présence pratiquement permanente à La Réunion de paludéens venant de Madagascar, d'Inde ou de Maurice, n'avait pas entraîné la formation de foyers autochtones. La seule explication ne peut être que l'absence du vecteur ou, tout au plus, une présence occasionnelle de courte longévité, sans potentiel vectoriel réel. »

Jusque là, seul Flacourt avait mentionné les moustiques, pour dire qu'il n'y en avait point : « Il n'y a ni serpent, ni insectes fâcheuses, ni moustiques piquantes. » Mais au milieu du XIXe siècle, les moustiques hématophages pullulaient déjà à La Réunion comme en témoigne dans ses mémoires, en 1843, l'abbé Macquet[404] qui arrive à la maison des missionnaires de Saint-Paul et aménage dans sa chambre : « Voici l'indispensable canapé en rotin pour la sieste ; le moustiquaire, bien plus nécessaire encore contre ce petit insecte si friand du sang des Européens ! Oh ! Les vilains petits cousins[405] des pays chauds ! Aussi je fus bientôt nanti de la mauresque et de la robe de chambre, vêtements indispensables contre la piqûre de ces insectes. »
Bien avant l'abbé, Bory de Saint-Vincent[406] avait été parmi les premiers à signaler l'existence de moustiques en 1801, précisant que les habitants les appelaient « pigailles. »
En 1887 le docteur G. Reynaud signale, que pendant son internement au lazaret de la Grande-Chaloupe, il a été dévoré par les moustiques.
En 1901, Broquet[407], médecin major de 2ème classe des troupes coloniales, envoyé en mission à Saint-Philippe, note : « Parmi les diptères, les mouches de diverses espèces, les moustiques dont les plus connus sont les culex et les anophèles. » Il précise que la classification des variétés de moustiques de La Réunion n'a pas encore été faite. Il trouve des larves de moustiques et des

---

402 Julvez J., Mouchet J., Ragavoodoo C., « Epidémiologie historique du paludisme dans l'archipel des Mascareignes (Océan Indien) », *Annales de la Société belge de médecine tropicale*, 1990, 70, 249-261.
403 Fébrigène : qui cause de la fièvre.
404 *Six années à l'île Bourbon,* Abbé Macquet, Tours, Alfred Cartier, éditeur, 1893. L'abbé y relate son séjour à partir de 1843.
405 La tipule, aussi appelée cousin en France, est un insecte diptère qui ressemble à un moustique géant, mais ne se nourrit pas de sang et donc ne pique pas. Le mot n'avait donc pas le même sens à cette époque.
406 Jean-Baptiste Geneviève Marcellin Bory de Saint-Vincent (1778-1846) : officier, naturaliste et homme politique français. Il séjourna à l'Ile Bourbon entre août et décembre 1801 et publia *Voyage dans les quatre principales îles des mers d'Afrique, Ténériffe, Maurice, Bourbon et Sainte-Hélène,* (Paris 1804).
407 Broquet, *op. cit.*

œufs de mouche dans les cuvettes de laves et des ravines, ainsi que dans la plupart des citernes. Par contre, il n'en récolte pas dans l'eau des puits, trop fraîche.

Il semble donc que malgré les étangs et le climat tropical très favorable au développement des moustiques, l'île n'ait pas été, avant le milieu du XIXe siècle, un terrain propice au paludisme en raison de l'absence ou de la faible densité des anophèles, ou bien de la non contamination des anophèles à partir de patients impaludés.
L'afflux de personnes arrivant de régions impaludées : marins européens transitant par les côtes africaines ou venant d'Asie, engagés indiens, Mauriciens quittant leur île récemment impaludée, ainsi que d'autres facteurs propices à la multiplication des anophèles (étendues d'eau…), a eu pour conséquence de charger les anophèles femelles en gamétocytes de plasmodium lors des repas sanguins.
Delteil écrit à propos des colons malades à La Réunion provenant des autres pays de l'océan Indien : « Leur séjour prolongé dans les villes du littoral aurait du avoir pour conséquence d'y déposer les germes de leur maladie. Cependant, on n'avait point remarqué jusqu'en 1869 que l'état sanitaire de la colonie s'en fut ressenti. » Barat expose le rôle de l'homme dans la modification du milieu propice au paludisme, c'est-à-dire propice à la pullulation des anophèles en milieu aquatique, dont le rôle vecteur du paludisme est inconnu à cette époque : « Pour ne parler que des communes maltraitées par la malaria, nous voyons à Saint-André un étang saumâtre de plusieurs kilomètres de surface, en partie desséché pour les besoins de l'agriculture, soit par des saignées, qui ont fait baisser son niveau de 1,50 m et on mis à nu en plusieurs endroits son fond vaseux, soit par des empierrements. » et de poursuivre par la description de bassins au Quartier français, du delta de la rivière de Sainte-Suzanne, des rivières de Sainte-Marie et du Charpentier dont les embouchures sont barrées par un marécage « dont l'existence suffit pour expliquer les manifestations de la fièvre à quinquina. » Barat relie les marais à la fièvre qui a sévi dans les marais du littoral, mais aussi jusqu'à une altitude de 900 mètres dans le cirque de Salazie. De plus, il note le développement de l'irrigation des champs de canne et les rigoles mal entretenues qui forment ça et là des flaques d'eau croupissante et les travaux de terrassement pour creuser le canal Bélier. Il incrimine également à juste titre les conditions climatiques dont les pluies diluviennes de l'hivernage[408] qui ont duré de décembre 1868 à mai 1869 et les orages avec les torrents dévalant des pentes, le débordement des cours d'eau, les étangs devenus des lacs, tout

---

[408] Hivernage : saison des pluies dans les régions tropicales (et donc de l'été austral). Temps que les navires passent en relâche pendant cette période. Port bien abrité pour les bâtiments durant la mauvaise saison.

particulièrement aux environs de l'étang du Champ-Borne qui comptent le plus grand nombre de malades et où, pense t-il, a pris naissance l'épidémie de 1869.
Pour Barat, la misère, le manque d'hygiène, la promiscuité, la sous-alimentation rendent compte de la gravité du paludisme dans la population, sauf chez les Malgaches et les Cafres qui semblent jouir d'une sorte d'immunité. Il note les bons résultats de la quinine sur ces fièvres et rapporte également l'utilisation de remèdes locaux efficaces comme le vin, les toniques et les amers « pour relever les forces des convalescents », ainsi que la guilleucette ou pervenche du cap *(vinca rosea apocynees)*, la margose (cucurbitacées), une plante de la famille des *méliacées*, la *quivisia heterophylla*, appelée vulgairement *souris-chaude* ou *chori-chaude*. Il précise que les vomitifs, l'ipéca du pays et les purgatifs salins ont donné de bons résultats dans les complications gastriques ou bilieuses, à la différence de l'arsenic essayé sans succès. A l'hôpital militaire, ont été essayées la teinture d'iode et l'iodure de potassium, et l'ipéca suivi de fortes doses de sulfate de quinine dans le traitement des accès bilieux. Il relève que les diarrhées et dysenteries ont souvent pour effet de rendre nulle l'absorption de l'antipériodique[409], ce qui pérennise la maladie.

Quelles que soient les circonstances de l'introduction du paludisme à La Réunion, il est logique de déduire que des marins, des Indiens, des Mauriciens, des Malgaches, des Métropolitains civils ou militaires, ou des Réunionnais de retour d'autres contrées, étaient porteurs du parasite *Plasmodium falciparum* qui tua certains d'entre eux en mer ou après leur arrivée. Ceux qui survécurent aux crises, portaient dans leur sang les formes sexuées de *Plasmodium falciparum* pendant plusieurs jours et furent piqués par les anophèles présents dans l'île, qui à leur tour furent contaminés par le parasite. Après un délai de quelques jours, appelé cycle extrinsèque (ou cycle sporogonique), le parasite subit une maturation en formes sexuées directement infestantes pour l'homme piqué par la femelle anophèle à la recherche de protéines pour assurer la maturation de ses œufs.
C'est ainsi que l'épidémie se propagea de proche en proche sur les zones côtières, dont les conditions de température et d'humidité sont favorables à la reproduction des anophèles, notamment les étendues d'eau, pour la maturation aquatique des œufs.
Pour conclure, les raisons de l'apparition du paludisme en 1865 et de son explosion en 1869 sont dues à l'augmentation du nombre de vecteurs due au déboisement des forêts remplacées par la canne à sucre, à l'accroissement des terres alluvionnaires sur le littoral et aux changements climatiques, ainsi

[409] Antipériodique : qui prévient les accès d'une maladie périodique. Le paludisme étant une maladie à « rechutes » est une maladie périodique.

qu'à l'accroissement du réservoir constitué par les nouveaux arrivants porteurs d'hématozoaires.

En quelques années, le paludisme devint endémique, causant jusqu'à 40 % des décès annuels. Outre les décès, les états de cachexie paludéenne, souvent mentionnés dans la littérature de l'époque, prirent une part importante, dans le déclin de l'économie de La Réunion, en panne de bras, associés aux ravages causés par le *borer* dans les plantations de canne à sucre.
À Saint-Denis, le paludisme entraîna la désertification des beaux quartiers du Piedmont infestés par les moustiques et des quartiers de la Source et de la Providence. En 1870, l'étang de La Source fut asséché, tant pour récupérer de nouvelles terres, que par mesure de salubrité.
En 1900, Mac-Auliffe écrivait « On peut dire aujourd'hui que les trois quarts des maladies de La Réunion sont les conséquences de la malaria : paludisme sous toutes ses formes, cachexie paludéenne, hypertrophie de la rate et du foie, dysenterie, elles sont les maladies que les médecins sont le plus souvent appelés à traiter sur le littoral. »
De fait, en 1900, le paludisme tua 1 735 personnes dont 286 enfants de moins de deux ans, avec deux fois plus de décès dans les communes sous le vent. Le traitement consistait à administrer du sulfate de quinine à la dose d'un demi à un gramme par jour, dose faible, mais qu'il faillait poursuivre pendant 15 jours après disparition de la fièvre.
En 1903, G. Merveilleux plaçait le paludisme en tête des causes de mortalité : « En tête se présente le paludisme, et c'est justice, car c'est en effet la grande endémie locale à tous les âges de la vie et à tous les mois de l'année. Tard venue dans l'île, elle donne de son seul chef plus du tiers du chiffre total de la mortalité et les sept dixième des décès dus au endémo-épidémies. Sa fréquence ne paraît pas avoir notablement varié durant les trois dernières années. Selon les âges, le paludisme a son maximum absolu au-dessous de deux ans et au-dessus de soixante, son minimum absolu se présentant de dix à seize ans. Selon les mois, le maximum absolu se trouve en mars et le minimum absolu en octobre.
Les six mois les plus chargés par la mortalité palustre vont de janvier à juin, tandis que les pluies maxima s'observent de novembre à mai. C'est avec le maximum moyen de chaleur et d'humidité.
C'est d'ailleurs aussi avec ce maximum moyen que se trouvent réunies les conditions les plus favorables à la pullulation des moustiques. Le paludisme de La Réunion n'offre pas généralement de formes bruyantes et terrifiantes, sauf dans quelques quartiers sous le vent où sa sévérité peut le rendre aussi redoutable que dans n'importe quel pays intertropical. Sa mortalité moyenne atteint trente pour cent de la mortalité générale alors que dans l'Inde ce rapport serait de quarante pour cent et dans la Guyane de trente-six pour cent ; la mortalité infantile, de zéro à cinq ans, arrive jusqu'à trente-trois pour cent, mais ce sont les formes chroniques qui frappent le plus l'observateur, car dans

l'île, tout le monde est plus ou moins impaludé. Seuls les habitants des hauts plateaux et des cirques intérieurs éloignés paraissent échapper à ses atteintes, et encore l'anophèle, vecteur de l'hématozoaire, s'élève-t-il peu à peu dans son vol triomphant, infectant chaque jour plus haut des localités où, de temps immémorial, le paludisme endémique était inconnu. C'est ainsi que le paludisme s'est élevé de Saint-Louis jusqu'à Cilaos. M. le docteur Vassal observait l'Anopheles sur le Plateau et retrouvait l'hématozoaire dans le sang d'un enfant de six mois qui, n'ayant jamais quitté Cilaos, n'avait pu être infecté que sur place[410]. Le grand nombre des cachexies et des grosses rates a déjà fortement ému les médecins des troupes attachés aux conseils de révision et tout particulièrement préoccupés du recrutement des contingents militaires annuels. Pour ma part, je crois que le quartier de Saint-Joseph, par exemple, n'a rien à envier à Nossi-Bé pour ses ventres paludéens, ventres véritablement gravidiques, envahis par d'énormes gâteaux spléniques qui s'étalent en bas jusqu'au pubis et transversalement à droite jusqu'au delà de la ligne blanche. Ce n'est pas dire pour autant que les accès pernicieux n'existent pas, ainsi que les fièvres bilieuses rémittentes ou continues, la typho-malaria, la fièvre hémoglobinurique, etc. qui sont malheureusement encore fréquentes. »

En 1902, il s'agissait certainement d'un des tous premiers examens parasitologiques réalisé à La Réunion qui confirme le diagnostic d'une maladie infectieuse.

Tableau IV : Décès par paludisme et causes générales et inconnues comparées au total des décès de 1910 à 1912.

(D'après le Relevé démographique de l'île de La Réunion, par Jules Palant, 1914, Académie de La Réunion)

Année	Total décès	Décès par paludisme (%)	Décès cause générale et inconnues et %
1909	5 178	1 879 (36,3)	1 902 (36, 73)
1910	4 505	1 821 (40,42)	1 204 (26 72)
1911	4 027	1 672 (41,51)	1 072 (26,62)
1912	4378	1 926 (43,99)	1 736 (39,65)

Merveilleux reste toutefois très dubitatif sur la volonté des autorités d'engager la lutte contre le paludisme. « Le paludisme est une des affections contre laquelle il est d'importance majeure de se défendre dans le pays et cette lutte ne paraît pas devoir être hérissée de difficultés. Malheureusement les notions d'hygiène ne pénètrent ni dans le peuple, ni dans les classes aisées. Drainer et cultiver le sol paraissent choses naturelles, mais personne ne voudra suivre une direction générale et n'hésitera à faire le contraire de ce qu'il faudrait.

[410] Vassal J.J., *Le paludisme et sa prophylaxie.* Saint-Denis. Typo G. Lahuppe, 1902, 24 p.

Prendre la quinine, contre ou pour la fièvre est chose banale, mais qui sait ou veut en prendre comme il faudrait ? Les moustiquaires sont encore considérées comme un luxe généralement inutile ; parler de grillages métalliques ou d'épandage de pétrole ne saurait qu'exciter la plus vive hilarité, sinon une douce compassion. Malgré l'usage, excellent en soi, de la quinine, l'on continuera longtemps encore à mourir de cette maladie dans une île merveilleuse. Le plan de campagne est pourtant déjà tout tracer dans *l'Instruction pour la prophylaxie du paludisme* adopté à l'unanimité par l'Académie de médecine en 1900. »

Confirmant les doutes de G. Merveilleux, en 1912, le docteur Jules Auber, directeur du service de santé, dressait un bilan alarmant de la mortalité palustre malgré les distributions gratuites de quinine dans les écoles et dans les communes pour les indigents[411]. En 1914, 40,5 % des décès étaient encore dus au paludisme. De plus les crédits nécessaires à l'achat des équipements portatifs de désinsectisation n'avaient toujours pas été votés par le Conseil général qui estimait que c'était à la Caisse de réserve de les octroyer, contrevenant en cela aux instructions ministérielles du 15 février 1902 relatives à la protection de la santé publique dans les colonies. Ce n'est qu'à la suite du décret ministériel du 5 février 1921 que les dépenses relatives à l'hygiène et la prophylaxie furent rendues obligatoires, mais 20 ans et bien des vies avaient été perdus en querelles administratives ! Une campagne anti-palustre fut officiellement lancée en 1922.

Plusieurs études soulignent le fort taux d'impaludation des côtes. En 1914, l'étude du docteur Vincent retrouvait un index endémique splénique[412] de 43,1 % sur le littoral. En 1923, le médecin-major Pochoy mesurait un index endémique splénique de 8,94 % partie sous le vent et 21,62 % partie du vent, chez les enfants des écoles de 10 à 15 ans. En 1926, une mission antipalustre a mesuré les index spléniques et les index hématologiques des enfants dans plusieurs localités, avec des chiffres très élevés à l'Etang Saint-Paul (93,75 %) avec un index hématologique de 53,35 % à *Plasmodium vivax*, à Saint-Philippe (77,76 %) avec un index hématologique de 35,65 % à *Pl. vivax et Pl. malariae,* à Saint-Louis (57,62 %) avec un index hématologique de 18,36 % à *Pl. vivax,* à Saint-Denis (52,07 %) avec un index hématologique de 18,4 %. Les index étaient nuls au Tampon, à Hell-Bourg, aux Colimaçons et à Petite Ile, confirmant le rôle protecteur de l'altitude même modérée, vis à vis du paludisme.

---

[411] Aubert J., *Bourbon Sanatorium,* Saint-Denis, Lahuppe Paris, Challamel, 1903, 92 p.

[412] Index splénique : mesure du nombre de rates augmentées de volume en raison du paludisme.

Notons de façon étonnante que jamais, la forme mortelle du parasite (*Plasmodium falciparum*) n'a été retrouvée dans l'étude de 1926, qui retrouve par contre essentiellement des *Plasmodium vivax* et *Plasmodium malariae* et plus rarement du *Plasmodium praecox.*

Le gouverneur Jules Repiquet (1928-1932) étendit la production de quinquina pour lutter contre le paludisme. Délaissée, cette culture fut reprise en 1918 dans la grande îlette de la Rivière des Pluies : 14 000 plants étaient alors recensés dont 3 000 pourraient être écorcés dans les trois ans. En 1926, le docteur Arlo, médecin-major de 1ère classe et chef du service de santé, décida de s'attaquer au paludisme[413] après avoir mesuré les index spléniques dans chaque commune de l'île et dressé un véritable plan d'action. Une campagne d'information s'ensuivit par voie d'affiches, expliquant à la population les mœurs des anophèles et la façon de s'en débarrasser. Toutefois la pauvreté de la population ne permettait pas à tous d'acheter une moustiquaire ou de se payer la dose journalière de quinine qui coutait 1,25 franc le gramme, alors que le kilo de riz coûtait 3 francs.
La distribution de quinine devint obligatoire dans les écoles sous l'impulsion du gouverneur Alphonse Choteau (1934-1936), mais les crédits étaient insuffisants pour ce faire, ne permettant en 1935 que l'acquisition de 300 kg alors qu'une quantité de 1 300 kg était jugée nécessaire.
Le docteur Raymond Verges remit alors au goût du jour l'utilisation des pilules d'écorce de quinquina fabriquées sur place[414]. Par arrêté du gouverneur, un laboratoire de traitement des écorces de quinquina fut créé à l'hôpital colonial et une collaboration se fit avec le service des Eaux et Forêts en vue d'étendre la culture du quinquina. Utilisées en prévention, les pilules d'écorce de quinquina étaient utilisées à la dose de 25 cg de poudre chez l'enfant de moins de 15 ans et de 50 cg au-dessus de 15 ans. La prise devait être quotidienne pendant la saison palustre. Au plan curatif, les doses préconisées étaient chez les enfants : 5 pilules de 25 cg par jour pendant une semaine, puis de 1 pilule par jour pendant 2 à 3 semaines afin de prévenir les récidives. Chez l'adulte les doses étaient doublées. À partir de 1939, ces pilules ne furent plus utilisées qu'à titre préventif, les accès de paludisme étant traités par les sels de quinine.

Ainsi La Réunion disposait à la veille de la Seconde Guerre mondiale d'un stock important de pilules de quinquina, qui lui permit de faire face au blocus imposé par les Britanniques, après le ralliement de son gouverneur au régime de Vichy. La quinquinisation eut des effets positifs qui se traduisirent notamment par un moindre absentéisme scolaire. Le docteur Ycard (père)

---

[413] Arlo., « Une mission antipaludique à La Réunion », *Annales de médecine et de pharmacie coloniales,* 1927, 25, 413-447.
http://www2.biusante.parisdescartes.fr/livanc/?p=412&cote=131132x1927x25&do=page
[414] Verges R. *Rapport sur la quinquinisation*, Saint-Denis, 1939.

soulignait que l'absentéisme scolaire lié au paludisme à Saint-Benoît et Sainte-Suzanne n'était plus que de 11,41 % en 1937-1938, alors qu'il était de 20,85 % en 1934-1935. Parallèlement l'indice splénique n'était plus que de 4 à 5 % dans ces communes, *versus* 20 % dans les communes où la prophylaxie n'était pas suivie. Toutefois, les 60 % d'enfants qui ne fréquentaient pas l'école échappaient à la chimioprophylaxie et les visites de foyers larvaires restaient insuffisantes, faute de moyens. La population restait dans son ensemble peu concernée par les mesures de prophylaxie individuelle[415] qui ont fait preuve de leur efficacité, comme l'utilisation de moustiquaires.

En 1940, le paludisme sévissait encore dans toute l'île, en raison notamment de la persistance de gîtes larvaires tels les flaques d'eau dans les cours, les canaux et les systèmes d'irrigation défectueux. « Pour obvier à ces nuisances, il suffirait d'une action combinée qui, pour être difficilement réalisable, est néanmoins possible. »
La Réunion resta un foyer majeur de paludisme jusqu'en 1949, le paludisme constituant toujours la principale cause de morbidité et de mortalité. Le paludisme frappait d'une manière inégale la population de l'île, atteignant surtout les habitants des communes côtières, mais n'épargnant cependant pas les villages situés sur les hauteurs. Le paludisme était de type saisonnier instable ne permettant pas l'acquisition d'une prémunition par les populations exposées.

Suite aux effets combinés des campagnes de lutte contre les moustiques vecteurs (disponibilité du DDT combiné au gasoil en pulvérisations, à partir de vieilles Jeep de l'armée américaine), de la chimioprophylaxie de masse (disponibilité de la chloroquine), de l'amélioration des conditions de vie et d'habitat et surtout du maintien de ces interventions grâce au financement par l'Etat, des résultats spectaculaires furent rapidement obtenus.
L'annuaire statistique de La Réunion[416] 1955-1958 souligne le caractère spectaculaire des résultats obtenus dans la lutte contre le paludisme, rappelant qu'avant la Seconde Guerre mondiale, près du quart des décès constatés dans les formations sanitaires était dû au paludisme, avec 20 % de l'absentéisme scolaire dû au paludisme. Puis, toutes les agglomérations jusqu'à une altitude de 500 mètres ont été traitées par pulvérisation systématique de D.D.T. entraînant une chute de la mortalité de 38 % en 1948 à moins de 1,33 % en 1955. Parallèlement, l'index splénique, établi sur l'observation de 10 000 enfants d'âge scolaire, chutait de 29 % en 1949, à 6 % en 1952 et à 0,35 % en 1955.

---

[415] Ces comportements étaient toujours de mise en 2005-2006, lors de l'épidémie de chikungunya.
[416] *Annuaire statistique de La Réunion* 1955-1958.

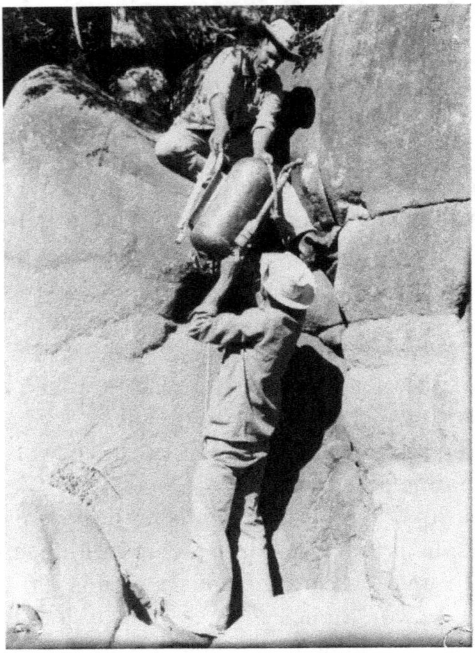

Figure 16 : Lutte anti-vectorielle dans les ravines de La Réunion. (Source : ARS océan-Indien)

Gérard Ethève, ancien président du directoire de la compagnie aérienne Air Austral et ancien pilote évoque sa participation dans les campagnes d'épandage dans les années 50 : « Le service de santé avait un Auster. Avec cet avion, nous allions survoler les étangs de Bois Rouge et du Gol pour y répandre du DDT. Cela tuait les moustiques, mais aussi tout le reste de la faune[417]. »

Depuis lors, un dispositif de surveillance épidémiologique et entomologique est mis en œuvre, régulièrement adapté qui a montré toute son efficacité. En 1967, les derniers cas groupés autochtones étaient signalés dans le cirque de Mafate. En 1979, La Réunion obtenait la certification par l'OMS de l'élimination du paludisme autochtone.
Anopheles arabiensis est actuellement la seule espèce pouvant être responsable de l'émergence de cas autochtones à La Réunion[418], ce qui a été

[417] Cité par *Le Journal de l'Ile de La Réunion*, le 5 février 2006.
[418] Girod R., Salvan M., Simard F. et coll., « Evaluation de la capacité vectorielle d'Anopheles arabiensis (Diptera : Culicidae) à l'île de La Réunion : une approche de risque sanitaire lié au paludisme d'importation en zone d'éradication », *Bull. Soc. Pathol. Exot.*, 1999, 92, 203-309.

tout récemment confirmé[419]. Il existe cent neuf zones dans lesquelles *An. arabiensis* a été repéré à La Réunion ; les foyers principaux étant les lits de rivière (notamment la rivière du Mât et la rivière Saint-Étienne). Près de la moitié des gîtes sont des flaques résiduelles ou des ornières de chemin en milieu naturel ou rural mises en eau par des fuites de conduites d'eau d'irrigation ou des pluies.

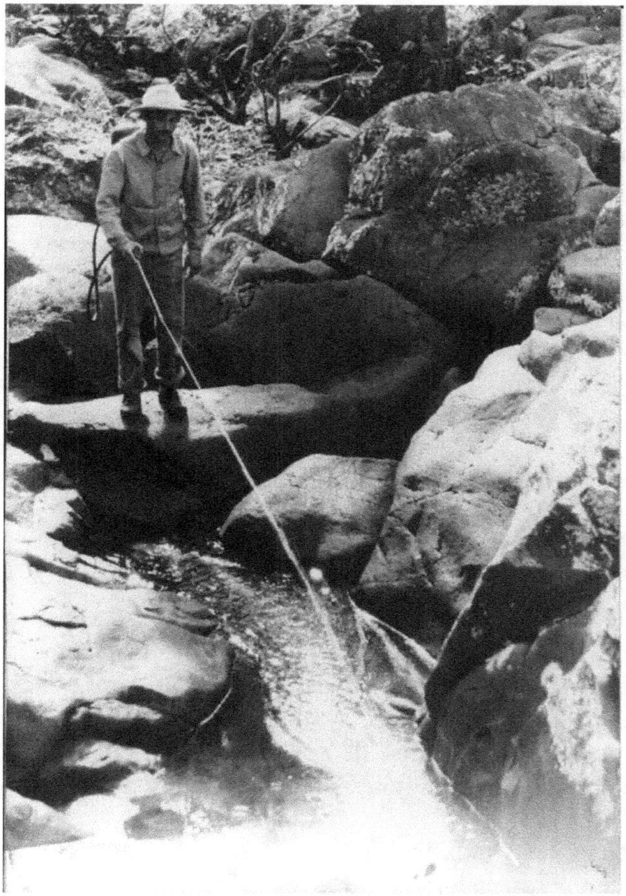

Figure 17 : Lutte anti-vectorielle dans les ravines de La Réunion (Source : ARS océan-Indien).

Cependant, si des densités de vecteur parfois très importantes peuvent être observées, la faible espérance de vie des populations de moustiques femelles agressives est le principal facteur limitant la transmission. Mais sa

[419] Boussès P., Dehecq J.S., Brengues C., Fontenille D., « Inventaire actualisé des moustiques (Diptera : Culicidae) de l'île de La Réunion, océan Indien », *Bull. Soc. Pathol. Exot.*, 2013, 106, 113-125.

persistance, associée à l'importation permanente d'un grand nombre de cas notamment pendant l'été austral, contribue au maintien du risque de la transmission secondaire autochtone. La poursuite des actions de lutte anti vectorielle orientées par les données de la surveillance épidémiologique et entomologique demeure cruciale.

Bien que La Réunion entretienne de nombreux échanges avec des pays où le paludisme est endémique comme Madagascar et les Comores, Mayotte, des pays d'Afrique subsaharienne et d'Asie du Sud-Est, le nombre de cas importés baisse au fil des années.
De 1979 à 2004, 3 350 cas de paludisme ont été notifiés à La Réunion dont seulement huit cas autochtones, les autres étant des cas importés au retour des pays d'endémie. En 2006, un cas autochtone a été constaté chez un jeune enfant âgé de trois ans. La majorité des cas sont donc importés[420].
La déclaration obligatoire du paludisme ayant été mise en place en 2003, 944 cas de paludisme importés ont été notifiés entre 2003 et 2012, le nombre de cas étant en baisse constante depuis 2003 (163 cas en 2003, 67 cas en 2008, 47 cas en 2012).
En 2013, la source plasmodiale majoritaire est *Plasmodium falciparum* à plus de 90 % des cas et les lieux de contamination sont Madagascar (70 %) et les Comores (14 %). Seulement 22 % des malades avaient pris une chimioprophylaxie médicamenteuse afin de se protéger du paludisme.

. Peste

La peste a été un des plus grands fléaux de l'humanité[421]. Le terme de peste qui signifie étymologiquement « fléau » a désigné pendant des millénaires toutes les maladies épidémiques à haute mortalité de l'espèce humaine : peste, typhus, fièvres récurrentes, typhoïde, voire le scorbut ou peste des mers. Ce terme est encore utilisé de nos jours dans le langage courant de la médecine vétérinaire : peste bovine, peste porcine, peste aviaire.

Les plus anciens textes chinois mentionnent des épidémies de peste et les décrivent avec une précision qui permet d'affirmer la peste bubonique et un environnement murin[422]. L'Antiquité connut la peste venue d'Asie : la peste des Philistins en 1320 av. J.-C. ou cinquième plaie d'Egypte, la peste d'Éphèse (100 ans av. J.-C.), la peste d'Antonin (166 apr. J.-C.). Les romains la nommèrent *Pestis* de *Pessimum*, car ils la considéraient comme la plus grave des maladies.

---

[420] « Paludisme d'importation à La Réunion », Cire océan Indien. *Point épidémiologique,* n°18 du 25 avril 2013, pp.1-2.
[421] Blanc F., Blanc F.P., Blanc B., *Histoire des maladies exotiques. op .cit.*
[422] Murin : lié au rats.

Trois grandes pandémies de peste se sont succédées depuis l'ère chrétienne :
- la peste de Justinien, qui, partie de Péluse en Egypte, a gagné l'Afrique, puis l'Europe (Italie, Gaule, Germanie) dans la deuxième moitié du VIe siècle (531-580). C'est la première pandémie qui aurait été réellement due à la peste.
- la peste noire, partie de Chine et qui a été introduite en Sicile en 1347 par les navires génois, a touché toute l'Italie, l'Espagne, l'Angleterre et la France, y faisant plus de 43 millions de morts : c'est « la mort lente » qui apparaît au XIVe et au XVe siècles comme un châtiment.

- la pandémie actuelle.

La pandémie actuelle a débuté en Chine, à la fin du XIXe siècle. Dès le début de 1894, venus des plus lointaines provinces chinoises, de nombreux cas de peste apparaissent au Yunnan où la maladie sévit d'ailleurs presque constamment à l'état endémique. La peste descend des plateaux et des montagnes pour atteindre les ports : Canton, Hong Kong, Bombay en Inde, Tamatave à Madagascar. Elle se répand par voie maritime, atteint Marseille en 1903 et Paris en 1920. Elle a fait des milliers de morts, en particulier en Inde et en Mandchourie.

C'est au début de la troisième pandémie que la peste est entrée dans sa période moderne grâce au génie de Louis Pasteur qui, à la fin du XIXe siècle, a donné aux miasmes une expression figurée sous la forme du microbe. La pathologie infectieuse était désormais dotée d'une méthode de recherche étiologique féconde. Appliquant la médecine pastorienne, Alexandre Yersin[423] découvrit le bacille de la peste à Hong Kong en 1894. Yersin, Suisse par son père, Français par sa mère, avait fait ses études de médecine à la Faculté de Lausanne. Blessé au bras lors d'une autopsie d'un mort atteint de rage, il consulte à Paris, Pasteur qui a mis au pont le vaccin contre la rage en 1885. Yersin devient alors le collaborateur de Pasteur et l'ami d'Emile Roux, sous-directeur de l'Institut Pasteur, qui l'embauche en 1888 au laboratoire de Pasteur à la rue d'Ulm à Paris. En septembre 1890, Yersin quitte le laboratoire « pour explorer de nouvelles terres. » Il écrit dans son journal : « J'avais toujours rêvé de découvrir du pays, d'explorer, quand on est jeune, rien ne semble impossible. ». Sa volonté de partir est tellement forte que Pasteur écrit au Ministère des Affaires étrangères pour faciliter son départ : « Ses connaissances très étendues en médecine lui ont valu le titre de docteur. Son avenir comme savant eut été brillant. Mais, tout à coup, à la suite des lectures nombreuses, il fut pris d'un désir ardent de voyages lointains et rien ne put le retenir auprès de nous. Je puis certifier que le

[423] La vie romancée d'Alexandre Yersin est exposée dans *Peste et Choléra* de Patrick Deville, paru en 2012.

docteur Yersin est un homme des plus sérieux, d'une honnêteté à toute épreuve, d'un courage extraordinaire, possédant des connaissances aussi variées que précises, capable en un mot de faire grand honneur à notre pays. »
Yersin s'embarque donc comme médecin des Messageries Maritimes vers l'Extrême Orient et rencontre Albert Calmette à Saigon. Celui-ci a été envoyé par Pasteur pour fonder un Institut Pasteur à Saigon. Calmette persuade Yersin d'entrer dans le corps de santé des colonies et des Protectorats, crée par décret du 7 janvier 1890 à l'instigation d'Eugène Etienne, sous-secrétaire d'état aux colonies et du directeur du service de santé de la Marine, Jean-Baptiste Béranger Féraud. C'est ce que fait Yersin qui opte pour la nationalité française en 1888.
Yersin arrive à Nha-Trang à la fin mars 1892 et y installe un laboratoire de bactériologie qui deviendra en 1895 l'Institut Pasteur de Nha-Trang. Peu après son arrivée, la peste fait des ravages dans cette région d'Extrême-Orient et Yersin décide d'aller à Hong-Kong pour mener des recherches sur son agent causal. Il y arrive peu après un groupe de chercheurs japonais conduit par le docteur Kitasato. En dépit des difficultés administratives générées par les autorités locales, Yersin peut bâtir une paillote servant de laboratoire. Il découvre et identifie dans les bubons des malades et des morts de la peste, le bacille de Yersin qui sera appelé en 1925 *Yersina pestis*. Il établit l'identité de la peste murine et de la peste humaine en reproduisant la maladie chez le rat par inoculation de cultures de germes d'origine humaine[424]. Ses travaux furent présentés à l'Académie des Sciences le 30 juillet 1894. De nombreux auteurs étrangers rapportèrent la primauté de la découverte du microbe de la peste à Kitasato. Celui-ci, qui recherchait le bacille dans le sang des malades, avait isolé par hémocultures un pneumocoque. La communication de Kitasato avait précédé celle de Yersin de 23 jours. Kitasato reconnut alors son erreur et la primauté de la découverte de Yersin.
Yersin écrivit à sa mère le 24 juin 1894 : « J'ai déjà pu étudier une dizaine de cas et il ne m'a pas été difficile de trouver le microbe qui pullule dans les bubons, dans les ganglions lymphatiques, la rate, etc. C'est un petit bâtonnet un peu plus long que large et qui se colore difficilement. Il tue les souris, les cobayes avec les lésions de la peste. Je le trouve toujours ; pour moi, il n'y a pas de doute. »
Quatre ans après la découverte du bacille par Yersin, Paul-Louis Simond, médecin du corps de santé colonial, en service à l'Institut Pasteur de Saigon, est appelé en mission à Karachi où sévit une grave épidémie de peste bubonique. Il découvre le rôle de la puce et explique la transmission de la peste.

[424] Mafart Y., « Alexandre Yersin, 1863-1943. » *Médecine Tropicale*, 1965, 25, 427-438.

Simond écrit[425] : « Ce jour-là, le 2 juin 1898, j'éprouvais une émotion inexprimable à la pensée que je venais de violer un secret qui angoissait l'humanité depuis l'apparition de la peste dans le monde. » La publication de Simond n'entraîna pas une conviction unanime mais la commission anglaise de l'étude de la peste en Inde la confirma en 1906. La découverte de Simond allait permettre par la désinsectisation couplée à la dératisation de couper la chaîne épidémiologique de la peste[426].
En 1895-1896, Calmette, Yersin et Borrel vaccinèrent des lapins contre la peste par une technique qu'en 1897 un pastorien, Haffkine, appliquera à l'homme, et mettent au pont un sérum thérapeutique.

Le risque que représentait la peste était pris en compte à La Réunion[427], comme le montre l'attitude du directeur de l'Intérieur qui le 15 décembre 1896, après avoir reçu un télégramme du capitaine de port lui annonçant que la peste sévissait avec violence à Bombay en y faisant plus de 800 morts par jour, proposait de réunir le Conseil sanitaire afin de prendre toutes les précautions nécessaires à l'arrivée des navires en provenance ou ayant des échanges avec cette localité[428]. Toutefois, il y avait peste et peste, comme va le démontrer l'histoire suivante…

En 1899, André Thiroux[429], jeune médecin des colonies, en poste à Madagascar, met en évidence à La Réunion le bacille de la peste chez un autochtone. Ce fut une surprise, un « scoop » qui fit le « buzz », comme nous dirions en 2016, pour la simple raison que la peste n'avait jamais été jusqu'alors dépistée à La Réunion, car probablement confondue avec la lymphangite infectieuse, rattachée à la filariose lymphatique, mais aussi parce que ce diagnostic mettait en doute les capacités de diagnostic des médecins locaux.
Elève de la première promotion de l'Ecole de Santé Navale de Bordeaux (1890-1891), André Thiroux fut envoyé en 1894 à la Martinique où sévissait la fièvre jaune qu'il contracta et à laquelle il survécut. À son retour, il fit un stage à l'Institut Pasteur de Lille dans le laboratoire d'Albert Calmette, puis à l'Institut Pasteur de Paris dans le laboratoire d'Alphonse Laveran. En 1895-1897, il servit au Sénégal, puis au Soudan. Le 5 janvier 1899, il débarqua à Tamatave (Madagascar) alors que la peste y faisait pour la première fois son apparition. Devenu le premier directeur de l'Institut vaccinogène et

425 *La lettre de l'Institut Pasteur*, n° 79, décembre 2012, p. 7.
426 Mollaret H.H., « La découverte par Paul-Louis Simond du rôle de la puce dans la transmission de la peste », *Revue du Praticien*, 1991, 41, 1947-1952.
427 Aubry P., Gaüzère B.-A., « D'Eugène Vinson à André Thiroux : de la filariose lymphatique à la peste à l'Ile de La Réunion », *Med Trop* 2010 ; 70 : 443-445.
428 ADR : série 5M43.
429 Girard G., « André Thiroux (1869-1960) », *Bulletin de la Société de Pathologie Exotique*, 1960 ; 53 : 765-771.

antirabique crée par Gallieni à Tananarive en 1898, il fut envoyé en mai 1899 en mission à La Réunion, appelé par le docteur Preux chef du service de santé, pour y étudier une maladie depuis longtemps connue sur place sous le nom de lymphite infectieuse. C'est donc un médecin doté d'une solide connaissance de la peste qui débarqua à La Réunion. Outre son expérience de la peste humaine à Tamatave, Thiroux, en pastorien, avait eu connaissance des découvertes de la fin du XIXe siècle.
À peine débarqué, il autopsia un sujet décédé dans le quartier où s'étaient produits des cas suspects et établit formellement le diagnostic de peste[430], ainsi que le caractère endémique, alors que pour les médecins locaux, il s'agissait de la première épidémie. Thiroux ajoute : « Deux expériences faites avec le sérum anti-pesteux de Yersin me permettent de déterminer exactement la nature pesteuse de l'affection. Ces différentes expériences permettent d'affirmer l'existence de la peste à La Réunion[431] ; néanmoins, il faut expliquer pourquoi la maladie n'a pas pris la forme épidémique. »
Et pour prouver la réalité de cette endémicité, Thiroux suggère que certains cas de lymphite infectieuse et de bubons climatiques précédemment rapportés à La Réunion n'étaient en fait que des manifestations de la peste bubonique passées inaperçues[432] [433]. Et de poursuivre : « La description clinique qu'en donnent en 1877 Vinson et en 1879 Mazaé Azéma semble bien correspondre à une description clinique de la peste. »

Eugène Vinson avait en 1877 fait paraître dans les Annales de Médecine Navale un article intitulé *Contribution à l'étude de la lymphite grave (maladie des glandes) à Maurice et à l'île de La Réunion*[434]. Confronté à cette maladie au cours de ses différents séjours dans les îles, Vinson connaissait donc bien la lymphite, « la maladie des glandes, comme on l'appelle vulgairement. » Vinson précise : « La lymphite, qu'elle soit essentielle ou symptomatique, spontanée ou secondaire, affecte deux formes types : l'une, franchement inflammatoire ; l'autre, infectieuse. »
La description clinique par Vinson de la lymphite spontanée est celle de la lymphangite inflammatoire de la filariose lymphatique, survenant sur des atteintes lymphatiques constituées (lymphoedème ou éléphantiasis), alors que la lymphite profonde est une véritable infection de l'appareil lymphatique.

---

[430] Thiroux A., « Peste endémique, bubons climatiques, lymphangite infectieuse de La Réunion et érysipèle de Rio », *Annales de l'Institut Pasteur*, 1905 ; 19 : 62-65.
[431] Thiroux A., « Discussion au sujet du rapport sur la lymphangite infectieuse à La Réunion », *Le Journal de l'île*, n°184, 187 et 191, juillet 1899.
[432] Thiroux A., « Rapport sur la lymphangite de La Réunion », *Annales d'Hygiène et de médecine coloniales,* 1899 ; 2 : 513-521.
[433] Thiroux A., « Rapport sur la lymphangite infectieuse à La Réunion », *Le Ralliement*, n° 2468 à 2471, 2473, 2476, 2480 et 2481, juillet 1899.
[434] Vinson E., « Contribution à l'étude de la lymphite grave (maladie des glandes) à Maurice et à l'île de La Réunion », *Archives de Médecine Navale* 1877 ; 28 : 22-35.

Dans son *Traité de la lymphangite endémique des pays chauds*[435] paru en 1878, Mazaé Azéma, médecin de l'hôpital colonial de Saint-Denis et correspondant de la Société nationale de Chirurgie de Paris, décrit une lymphangite intra-ganglionnaire généralisée : « Le malade est tout à-coup pris d'une violente douleur dans les aines, plus souvent l'une d'elles. Si le point de départ est au scrotum, les deux aines sont d'abord simultanément attentes, mais la douleur se fixe bientôt dans l'une d'elles... Au même instant éclate un frisson d'une violence extrême. La douleur augmente rapidement, devient bientôt intolérable et arrache des cris au patient. Aussitôt et avec une surprenante rapidité, se révèle un ensemble de symptômes généraux dont la gravité ne peut être méconnue. »

Par la suite, la peste fit son apparition à l'état épidémique à Saint-Denis où les bulletins sanitaires émis par le service de santé[436] mentionnaient 20 cas dont 15 décès pour la période du 16 au 31 décembre 1899, puis 7 cas dont 5 décès du 1er au 15 janvier 1900. Saint-Pierre fut touché en août – septembre 1900, puis Le Port, de novembre 1900 à mars 1901.
Le docteur Vassal[437], directeur du laboratoire de bactériologie de Saint-Denis qui avait travaillé avec Calmette à l'Institut Pasteur de Lille, lutta contre la première épidémie officielle de peste qui éclata au Port de la Pointe-des-Galets en novembre 1899. Des rats crevés furent trouvés dans la ville au voisinage de l'*Hôtel Moderne*, de la pharmacie *Godefroy* contiguë, dans le magasin indien et dans le bâtiment de la Douane et des Postes. Le 19 novembre 1899, un Indien de soixante ans présenta une forte fièvre, une adénite suppurée de l'aine droite, une hypertrophie de la rate et du foie et mourut le 21 novembre. Georges Merveilleux refusa le permis d'inhumer et préleva les ganglions du défunt. Ce décès fut suivi de celui d'un jeune Indien âgé de quinze ans, employé à l'Hôtel Moderne. Quelques jours après son décès, on apprit que ce jeune homme avait ôté à plusieurs reprises des rats crevés de la gueule des chats, afin de les enterrer. Le premier décembre, le diagnostic était confirmé bactériologiquement sur le bubon[438] pesteux. Les cas se multiplièrent dans le pâté de maison et parmi les employés de l'Hôtel Moderne et du magasin Mamode. Le quartier du marché devint un second foyer épidémique, la peste y avait été introduite par deux domestiques du pharmacien Godefroy.
La transmission revêtit les deux formes habituelles : interhumaine directe par voie pulmonaire et indirecte par les puces des rats. Le traitement consista en l'injection du sérum de Yersin à des doses de 80 à 100 millilitres, dont 40

---

[435] Azéma Mazaé, *Traité de la lymphangite endémique des pays chauds,* Saint-Denis (Réunion), Typographie de Gabriel et Gaston Lahuppe, 1878, 145 p.
[436] ADR, Série 5M34.
[437] Vassal J.J., *La sérothérapie et la peste bubonique. Epidémie du Port en 1900-1901 et Saint-Denis,* Typographie de Gabriel et Gaston Lahuppe, 1901, 90 p.
[438] Bubon : gros ganglion témoignant de l'infection.

par voie intraveineuse et le reste par voie sous-cutanée. Selon l'état du patient, une dose de 80 millilitres était de nouveau injectée, dont 20 à 40 par voie intraveineuse. Ces doses étaient répétées quotidiennement. Cette thérapeutique d'avant-garde pour l'époque, car elle était spécifique de la maladie, se montra efficace. Parmi les 15 patients qui reçurent la sérothérapie, il y eut 9 guérisons et 6 décès *vs* 32 décès parmi les 38 patients qui ne la reçurent pas. Au total, il y eut 67 cas de peste bubonique et l'épidémie fit 49 victimes dans cette population de 2 700 personnes.
Vassal précisa les indications du traitement par le sérum anti-pesteux qui doit être injecté dès les premières heures de l'infection[439]. Pour Lafont, médecin-major de 2ème classe des troupes coloniales, qui lui succéda au laboratoire, les échecs de la méthode étaient dus au fait que les injections se pratiquaient trop tard[440]. Par la suite, la mortalité déclina en 1900-1901 (63,1 % lors de l'épidémie de Saint-Pierre et du Port) avec l'emploi du sérum de Yersin (*versus* 87,3 % lors de l'épidémie de Saint-Denis), à moins que la virulence de la maladie ait été moindre en fin d'épidémie.

Est-ce par crainte d'affoler la population que les cas de peste n'étaient pas divulgués ? C'est ce que peut laisser entendre un courrier du docteur Merveilleux, médecin principal des colonies, chef du service de santé, adressée au gouverneur le 27 juin 1900, à propos du décès d'un Chinois de « lymphangite infectieuse » à Saint-Pierre[441]. À la suite de l'expertise demandée par le docteur Archambaud auprès du docteur Vassal, les prélèvements avaient confirmé la présence de bacilles de Yersin, identiques à ceux observés sur un homme lors de l'épidémie pesteuse de 1899. G. Merveilleux écrivit alors que : « Ce cas avait été isolé, désinfecté et non suivi de contagion. Il fut passé sous silence officiellement et c'est encore cette façon d'agir que je préconise aujourd'hui. Le docteur Archambaud ayant, je crois, quelques autres cas, à peu près semblables à celui du Chinois, en traitement, il y aurait lieu de vérifier le diagnostic sur le vivant et de faire adresser à Saint-Pierre du sérum anti-pesteux. »
Merveilleux rapporte en 1903 que la peste a eu une propagation capricieuse et qu'elle a disparu comme elle était venue. Il fait état des quarantaines et des désinfections : « Quand les quarantaines ont paru insuffisantes, l'action du feu a eu raison des foyers les plus redoutables. »
Un article du *Petit Journal de l'Ile de La Réunion* en date du 13 février 1901 signé de G. Merveilleux relate la situation faite à une habitante du Port dont

---

439 Vassal J.J., « La sérothérapie de la peste bubonique. Epidémie du Port (Réunion) 1900-1901. Observations médicales des malades traités par le sérum antipesteux », *Annales d'hygiène et de médecine coloniales*, 1902, 05, 577-599.
440 Lafont., « Fonctionnement du laboratoire de Saint-Denis (Réunion) de 1903 à 1906 », *Annales d'hygiène et de médecine coloniales*, 1907, 10, 515-555.
441 ADR série 5M34. Maladies contagieuses : correspondances, rapports, bulletins épidémiologiques (1850-1931).

la case paille fut brûlée en raison de la peste régnant dans la ville et dont la valeur était de 100 francs.

Merveilleux fait le lien lie la propagation à l'homme malade, à ses excréta, aux rats et aux puces, et probablement aux moustiques[442]. Il préconise d'appliquer avec la plus grande sévérité les désinfections des objets, des marchandises et des passagers suspects, ainsi que « leur mise en observation pendant douze jours sans immunisation, ou pendant cinq jours après immunisation par la sérum de Yersin. »
Le lien entre la survenue de la peste et les mauvaises conditions d'hygiène lui apparaît évident[443] : « La commission des logements insalubres qui fonctionna pendant la peste de 1899 à 1900 fut épouvantée littéralement de rencontrer, à Saint-Denis, des cabanons immondes de malpropreté, véritables taudis sont les habitants vivaient dans la promiscuité la plus honteuse et où le tout-à-l'égout s'étalait sur le sol des logements sans la moindre vergogne. »

La volonté de renforcer les mesures quarantenaires et les contrôler les conditions de débarquement des passagers dans la colonie, se traduisit par la construction d'un pavillon d'isolement au lazaret n°1 de la grande Chaloupe. Bien que le docteur Reynaud ait proposé ce projet dès 1895, ce n'est qu'en 1899 que la construction débuta. Le chef de service de santé appuya cette demande en soulignant que cette construction « s'impose pour ne pas éterniser la durée des quarantaines. Actuellement, malades et bien portants sont reçus dans les mêmes bâtiments. Si un cas nouveau se déclare au bout de cinq ou six jours, tout le monde est soumis à une prolongation de quarantaine, et ainsi de suite, jusqu'à ce qu'une période égale au moins au temps d'incubation de la maladie se soit déroulée entre le dernier cas et le jour de la durée de la quarantaine[444]. »

À partir de 1899, plusieurs navires subirent des quarantaines soit parce qu'ils avaient des malades à bord, soit parce qu'ils étaient considérés comme suspects, car en provenance de ports où des cas de peste étaient déclarés.
En décembre 1908, les passagers du *Melbourne,* en provenance de l'île Maurice, furent placés en quarantaine où quelques cas de peste avaient été signalés. Cette quarantaine fut l'objet de vives contestations de la part de l'équipage. En mars 1912, ce fut au tour des passagers du *Salazie* d'effectuer cinq jours de quarantaine au Lazaret suivis de cinq jours de contrôle sous passeport sanitaire en raison de cas de peste signalés à Maurice.

---

[442] Hypothèse de l'époque, abandonnée depuis. Les moustiques ne transmettent pas la peste.
[443] Merveilleux G., *Mesures de prophylaxie à prendre à l'égard de la peste. Ile de La Réunion,* Saint-Denis, G. Lahuppe, 1899, 8 p.
[444] ADR N 676, séance du Conseil général du 11 août 1898.

Les autorités de la colonie se montrèrent inflexibles vis-à-vis des pressions, comme celles exercées par le consul de l'île Maurice, en 1912, qui avait émis le souhait que les mesures quarantenaires ne soient pas appliquées aux passagers de première et de deuxième classe non asiatiques du *Le Salazie*. La réponse du docteur Auber fut cinglante, lui rappelant que l'île sœur avait recensé huit cas de peste au cours de la semaine, dont certains sous la forme pneumonique, plus contagieuse et virulente que la forme bubonique. Il refusa donc la demande de passe-droit du Consul et fit interner au lazaret les passagers pendant 5 jours, suivis de cinq autres jours au passeport sanitaire, comme l'exigeait le règlement du service de santé[445].

Le 28 août 1926, le cambusier du steamer *Ville d'Oran* fut débarqué au lazaret de la Grande-Chaloupe. Le directeur du service de santé et de l'hygiène publique évoque dans un courrier du 28 aout que ce passager a rejoint le lazaret par wagon et que son état est stable. Deux jours plus tard, il informe le gouverneur qu'un cas bactériologiquement confirmé de peste bubonique a été dépisté dans un cabanon de la rue du Conseil à Saint-Denis.
L'épidémie de 1926 dura quelque mois. En octobre, sur demande du maire de Saint Denis et du docteur Mac-Auliffe fils, un Malgache fut hospitalisé en isolement à l'hôpital Colonial dans un état stable[446].
Le 31 août 1926, la peste revint à La Réunion. Ce jour-là, le journal *Le Peuple* publia un communiqué[447] : « Deux cas de peste ont été constatés sur le vapeur *Ville d'Oran*. Les malades ont été débarqués et isolés au Lazaret de la Grande-Chaloupe, leur état est satisfaisant. Le navire mis en quarantaine, et les mesures sanitaires prises permettent d'éviter tout danger de contagion. D'autre part, un cas suspect ayant été constaté à Saint-Denis, les habitants du quartier sont prévenus que des injections prophylactiques seront immédiatement pratiquées par le service d'hygiène et de prophylaxie. » Le navire était en provenance de Madagascar où la peste était, et est toujours en 2016, endémique.
Mais un quart de siècle après l'épidémie du Port, le rôle de rats vecteurs de puces était alors clairement établi et accepté, comme le montrent les conseils donnés par le Journal *Le Peuple* en septembre 1926[448] : « La maladie débute par une épidémie sur les rats que l'on trouve morts ou mourants un peu partout dans les rues, en plein jour, dans les maisons, les magasins, les marchés, etc. Une fois le rat mort et refroidi, les puces le quittent pour cherchent un autre animal vivant à piquer : homme ou bête… Chaque fois qu'on trouvera dans une maison, une cour, une rue, un rat malade, il faudra

[445] ADR. Série 5M43-Peste : mesures de prophylaxie, destruction des rats et souris 1830-1926.
[446] ADR. Série 5M43.
[447] Cité dans le *Mémorial de La Réunion*, Tome 5, p 236-241, Australe Éditions, 1978.
[448] Cité par Daniel Vaxelaire, *Vingt-et-un jours d'histoire, Ile de La Réunion,* Éditions Azalées, Saint-Denis, 1992, pp. 131 135.

absolument le tuer et arroser tout de suite son cadavre de pétrole et le brûler… »
C'est ainsi que la lutte contre les rats s'organisa dans un avis à la population daté du 31 août 1926, signé par Jean Chatel, maire de Saint-Denis, suivi de plusieurs autres pendant les cinq mois que dura l'épidémie, et abondamment relayés par la presse locale. Le 3 septembre fut annoncé le décès d'un membre de l'équipage du *Ville d'Oran* et des séances de vaccinations gratuites furent mises en place qui ne rencontrèrent pas l'adhésion de la population (20 personnes vaccinées le 27 octobre et 60 le lendemain…). Le 24 septembre, deux nouveaux décès furent enregistrés. Le 29 octobre, la municipalité de Saint-Denis fit annoncer que les gendarmes allaient visiter les cours des maisons et obliger les propriétaires à les nettoyer. Des amendes étaient prévues qui ne furent pas infligées. Le 18 février 1927, une prime de 0,75 francs fut annoncée par le gouverneur Jules Repiquet[449], pour chaque rat tué, sans grand succès, car le 21 janvier 1927 était signalé le dernier cas de peste. Le bilan de cette épidémie a été d'une centaine de malades et d'une dizaine de décès, grâce à une meilleure connaissance de la transmission de la maladie, au souvenir cuisant de l'épidémie de grippe espagnole de 1919 et de la grande réactivité des autorités sanitaires et de la municipalité de Saint-Denis, seule ville concernée par l'épidémie.

Alexandre Lasnet[450] (1870-1940), élève de la première promotion de l'Ecole de Santé Navale de 1890, médecin des colonies qui mit sur pied le premier service d'assistance médicale indigène, fournissait en 1929 une explication à ces résurgences de la peste : « Il est à peu près certain que, depuis l'épidémie qui sévit en 1900, la peste a continué à se manifester dans l'île sous une forme atténuée. En comparant les statistiques de mortalité de la ville de Saint-Denis, on voit que d'assez nombreux cas de lymphangite infectieuse s'y sont produits : 19 cas en 1924, 18 cas en 1825, 2 cas en 1926. Quarante trois cas ont été constatés à Saint-Denis du 27 août 1926 au 27 janvier 1927, pour lesquels 31 décès, soit 27 p. 100 de guérisons. La ville de Saint-Denis a été seule atteinte. »
Alors que la peste est « éteinte » à La Réunion depuis 1927, elle continue à sévir dans l'océan Indien, à Madagascar[451]. C'est dans la Grande Ile que Georges Girard et Jean Robic, médecins des Troupes coloniales et

---

[449] Jules Vincent Victor Repiquet (1874-1960), gouverneur de La Réunion du 31 mars 1925 au 28 novembre 1932 après plusieurs postes aux Comores, en Afrique de l'ouest et dans le Pacifique. À La Réunion, il fit planter du quinquina pour lutter contre le paludisme, et remplaça le riz par le maïs et le manioc. Il termina sa carrière comme délégué de la France à la Société des Nations.
[450] Lasnet A., « Aperçu sur la fréquence de la peste dans les Colonies françaises au cours des dix dernières années. III - La Réunion », *Annales de médecine et de pharmacie coloniales*, 1929, 27, 12-13.
[451] Brygoo E.R., « Epidémiologie de la peste à Madagascar », *Archives de l'Institut Pasteur de Madagascar* 1966 ; 35 : 9-147.

pastoriens, mirent au point à l'Institut Pasteur de Madagascar en 1932, après six ans de travaux, un vaccin vivant réellement efficace contre la peste.

Pourquoi n'a-t-on pas évoqué la peste devant le tableau de lymphite infectieuse décrit en 1877 par Vinson ? La peste était pourtant bien connue des médecins européens depuis les grandes vagues pandémiques qui avaient atteint l'Europe aux XIVe et XVe siècles avec plus de 25 millions de victimes en Europe soit le quart de la population.
Mais ni l'agent causal, ni les modes de transmission n'étaient alors connus. Par ailleurs, le distinguo nosologique entre les trois formes cliniques : bubonique, septicémique et pulmonaire, n'était pas établi, d'où la confusion autour du diagnostic étiologique d'un gros ganglion. Néanmoins, certains médecins réunionnais avaient déjà suspecté une certaine parenté. Ainsi Thiroux notait-il : « Dans quelques cas, les symptômes décrits semblent si bien correspondre à ceux de la peste, que certains praticiens, fort clairvoyants, avaient désigné l'affection sous le nom de *petite peste.* »

. Tétanos

Le tétanos est une maladie infectieuse grave, spontanément mortelle, caractérisée par des contractures douloureuses généralisées à tous les muscles. Son agent est un bacille anaérobie qui se développe dans les plaies souillées de terre et qui agit par une toxine qui atteint les centres nerveux. Le tétanos est prévenu par la vaccination obligatoire et par un sérum en cas de plaie et d'absence de vaccination.

Les premières observations du tétanos sont dues à Arétée de Cappadoce et puis bien plus tard à Ambroise Paré (1509-1590) chez les soldats blessés sur les champs de bataille. Au XIXe siècle, avec l'ère pastorienne, la nature infectieuse du tétanos fut soupçonnée dès 1854 par Sir James Young Simpson (1811-1870) qui désigna la présence d'une plaie comme cause première. En 1885, Arthur Nicolaier (1862-1942) mit en évidence un bacille en forme d'épingle qui portera son nom. Le bacille de Nicolaier fut cultivé en 1889 par Shibasaburo Kitasato (1853-1931), la toxine tétanique isolée en 1890 par Knud Haber (1863-1956) et l'antitoxine par Behring et Kitasato. Roux, Vaillard et Bazy l'appliquèrent en clinique humaine en 1893 sous la forme du sérum antitétanique. Gaston Ramon proposa en 1923 l'anatoxine, autorisant sous la forme du vaccin une prophylaxie efficace.

Au XVIIIe siècle, le tétanos était désigné par le nom très évocateur de « crampes », puis au siècle suivant de « mal mâchoire », en raison du trismus[452] qui en est l'un des principaux signes. Mais l'étiologie de ce mal restait mal connue et le lien n'était pas établi avec la souillure des plaies par la terre, ou plus exactement par la présence du bacille qui était inconnu. À l'époque, comme actuellement dans les pays en voie de développement, la plupart des personnes devaient présenter des plaies chroniques souillées qui n'attiraient pas particulièrement l'attention et ne faisaient pas l'objet d'une désinfection systématique.

À La Réunion, A.-F. Vinson explique le tétanos de la façon suivante : « Un homme ivre passe une nuit en plein air sous une brise froide qui succède à un jour brûlant, le lendemain il est pris d'un tétanos essentiel et meurt. »
De Lescouble évoque à plusieurs reprises le tétanos dans son journal, témoignant ainsi de la fréquence de la maladie.
Le 7 novembre 1826 : « ... j'ai eu la douleur de voir le pauvre petit Alfrède expirer dans mes bras, au moment même. Il était incommodé d'une enflure au cou depuis le jeudi. Samedi matin, le tétanos s'est déclaré et le soir le cher enfant n'existait plus. »
Le 2 avril 1829 : « Ce matin, Pauline est venu me dire que l'enfant de Clémentine avait des coliques. J'ai ordonné de lui faire prendre de la décoction d'alguellange. Après-midi, ayant été voir cet enfant, j'ai été tout étonné de m'apercevoir que le pauvre petit était atteint du tétanos. Quelles coliques ! Je me suis empressé de traiter le pauvre enfant et ce soir il donne quelque espérance. Mais je doute qu'il puisse en revenir et c'est bien affligeant, car c'est un bien joli enfant. »
Le 13 avril 1829 : « Malgré tout ce que j'ai pu employer pour le pauvre enfant de Clémentine, je l'ai perdu ce soir à cinq heures. Le tétanos est une terrible maladie pour ces pauvres petits êtres et je ne pense pas que jamais on en ait sauvés. »
Le 1er juillet 1834 : « Il avait été appelé pour voir un enfant âgé de quinze jours, à Bellanger fils ; l'enfant est mort avant son arrivée, il avait le tétanos depuis plusieurs jours. »

En 1890, G. Reynaud écrit : « Le tétanos [...] fait chaque année de nombreuses victimes ; très fréquent chez les jeunes enfants, sous le nom de mal mâchoire, il est attribué généralement par les habitants aux refroidissements, à l'humidité. J'ai pu cependant recueillir quelques observations où la transmission du cheval à l'homme a été très nette. Dans une seule année, nous relevons 32 décès de mal mâchoire. »
Le docteur Lafont insiste sur les ravages causés par le tétanos sur les jeunes enfants[453] : « On sait les ravages causés à La Réunion par le bacille de

[452] Trismus : contracture invincible des mâchoires.
[453] Lafont., « Fonctionnement du laboratoire de Saint-Denis (Réunion) de 1903 à 1906 », *Annales d'hygiène et de médecine coloniales,* 1907, 10, 515- 555.

Nicolaier, sur les jeunes enfants à la naissance (*mal-machoire*) ou à la suite de plaies ou de piqûres insignifiantes. Au Bras-Panon, les ménages d'engagés indiens perdent ainsi les deux tiers de leurs nouveaux-nés. » Il rapporte : « deux succès à noter chez l'homme dans deux cas à la période du trismus » avec le sérum antitétanique.

En 1903, G. Merveilleux souligne l'importance de la mortalité infantile due au tétanos. Il énonce les grands principes de la prévention de cette maladie, depuis la découverte de son agent causal, principes qui ne purent être appliqués à La Réunion, par manque de sages-femmes et manque d'éducation de la population. « À l'île de La Réunion, comme dans la plupart de nos colonies, le tétanos prélève un lourd tribut sur la population infantile, qu'il frappe avec beaucoup de rigueur, sans épargner pour cela les autres âges. En dehors de l'enfance, il est plus commun de 15 à 60 ans, c'est-à-dire aux âges les plus exposés aux traumatismes généraux. »
Le tétanos est cause d'un cinquième des décès dans la tranche d'âge de zéro à deux ans, pour autant que toutes les naissances soient déclarées, ce dont doute G. Merveilleux[454]. Et de nous apprendre d'autres appellations du tétanos, comme le « mal des sept jours ou mal des cinq nuits de Grande-Bretagne, d'Islande, des Pays Scandinaves, qui détruisait le tiers des nouveau-nés, ou de ce mal-mâchoires de la Guyane et des Antilles, qui laissait à peine échapper le quart des tout petits enfants. »
Merveilleux évoque avec justesse, la misère, la malpropreté et la présence du bacille de Nicolaier[455] sur la ligature souillée du cordon ombilical, par « les mains sales des matrones ou des mères ignorantes, soit par les lavages avec une eau suspecte. » Il préconise de former des sages-femmes et de créer une maternité où seraient enseignés l'art des accouchements et l'hygiène des nouveau-nés.

Mac-Auliffe signalait au début du XXe siècle : « Les enfants en bas âge meurent beaucoup à Cilaos : sur 330 décès on compte 40 mort-nés [...]. Cette léthalité de 14 % est moins considérable que celle signalée en France par Bertillon, statistique officielle de 1857 à 1866 (20 %) ; elle reconnaît pour cause le mal des mâchoires[456], les affections aiguës des bronches et des poumons, plus tard les maux de gorge. »

---

[454] Cette remarque sous-entend que les décès des enfants de moins de quinze jours n'étaient pas tous déclarés et que la mortalité infantile était globalement sous-estimée en France.
[455] Les deux explications se complètent : c'est la souillure de la tranche de section du cordon ombilical par les instruments tranchants rouillés et non stérilisés ou par les emplâtres d'argile contaminés par le bacille présent dans la terre qui causent le tétanos.
[456] Il s'agit du tétanos néonatal qui témoigne de la souillure du cordon ombilical par le bacille de Nicolaier présent dans la terre, les instruments rouillés des accoucheuses ou bien les emplâtres traditionnels à l'argile dès la naissance.

La médecine populaire préconisait contre le tétanos d'utiliser un remède souverain : le cancrelat. Il faut y voir un vieux remède de marine, car ce remède fut également préconisé aux Antilles et en Acadie louisianaise. Il fallut attendre 1926 pour la première vaccination antitétanique réalisée par Gaston Ramon et Christian Zoeller.

Une étude rétrospective de tous les cas de tétanos admis dans les trois services de réanimation de La Réunion de 1977 à 1998[457] retrouve 139 cas, à prédominance masculine (sex-ratio 2,7), d'âge moyen 56,3+/- 13 ans avec une mortalité égale à 30,1 %. Cette étude montre l'éradication du tétanos néonatal en raison de la vaccination systématique des futures mères, protégeant ainsi le nouveau-né. La population touchée est essentiellement masculine et alcoolisée. Il existe une diminution de l'incidence dans le temps avec : 52 % des cas de 1977 à 1983, 28 % de 1984 à 1989, 20 % de 1990 à 1998. L'état vaccinal antérieur n'était connu que chez 64 patients, dont seulement 5 patients avaient été vaccinés plusieurs dizaines d'années auparavant. La diminution de l'incidence était liée à la vaccination obligatoire depuis 1940 pour les enfants à partir de 2 mois, avec rappel vaccinal lors du service militaire.
De nos jours, le tétanos a disparu de La Réunion, sous le double effet de la vaccination[458], de la sérothérapie après blessure et de la désinfection des plaies. Il n'avait pas été signalé de tétanos depuis 1997, année où cinq cas avaient été notifiés chez des personnes toutes âgées de plus 65 ans, jusqu'au mois de juillet 2013 où une femme âgée de 86 ans fut admise en réanimation, service dans lequel exerce l'un des auteurs de cet ouvrage, pour ce motif et survécut.

. Typhus, fièvre typhoïde, fièvre de Bombay, thypho-malaria

Au IVe siècle av. J.-C., Hippocrate a érigé l'observation et la déduction expérimentale en principes d'action. Il fut donc un observateur réfléchi, s'opposant ainsi à une médecine faite de curiosité, mais surtout d'instinct. Dès lors, bien que la plupart des maladies infectieuses soient agglomérées autour d'un maître symptôme, « les fièvres », vont être distinguées les contagieuses des non contagieuses[459]. Les médecins romains sous l'impulsion du grec Galien (129-201), poursuivirent l'étude des fièvres et, peu à peu, cernèrent les symptômes et discernèrent quelques maladies. Du IXe au XIIe siècle, les apports de la médecine d'Orient, puis de la médecine judéo-chrétienne, se répandirent avec Rhazès (865-925) et Avicenne (980-

---

[457] *Tétanos à La Réunion de 1978 à 1998,* Elisabeth Massi, Faculté de médecine de Marseille, thèse de doctorat en médecine, 2 octobre 2000.
[458] Chamouillet H., Lecadieu M., Piollet M., Ritter J., « Prévalence des anticorps antitoxine tétanique chez les plus de 60 ans (Ile de La Réunion, 1991) », *B.E.H* 1994 ; 22 :97-98.
[459] Micoud M., *Les maladies infectieuses. op. cit.*

1037) sur l'Europe. A la Renaissance, Girolamo Fracastoro (1483-1553) pressentit toute l'importance de la transmission en pathologie infectieuse, allant jusqu'à affirmer l'existence de micro-organismes capables de se reproduire, de se multiplier et d'infecter. Son traité *De contagione et contagiosis morbis,* imprimé en 1546 à Venise, est une remarquable mise au pont des connaissances des maladies infectieuses à l'époque.
Toutefois, au XVIIIe siècle, les médecins continent à nommer « fièvres » toutes les maladies qu'ils ne savent pas diagnostiquer. Les médecins militaires de la Révolution et de l'Empire distinguent de façon pragmatique trois grands types de fièvres dans les armées : les fièvres rémittentes saisonnières des camps qui correspondent à la fièvre typhoïde actuelle ou à la dysenterie ; les fièvres des marécages incluant le paludisme ; les fièvres des prisons, des hôpitaux et des vaisseaux qui étaient dominées par les maladies transmises par les poux, en particulier le typhus exanthématique, transmis par *Pediculus humanus,* le poux du corps.

Le typhus exanthématique a marqué l'histoire militaire[460] (retraite de Russie, guerre de Crimée...) et plus près de nous, l'effroyable mortalité des camps de concentration nazis. C'est Fracastoro qui a identifié pour la première fois, sous le nom de *morbus lenticularis* en 1546, le typhus exanthématique ou historique, qui a insisté sur l'exanthème pétéchial, a reconnu sa transmission d'homme à homme et souligné le rôle favorisant de la misère. François Boissier de Sauvages (1706-1767), médecin à Montpellier, frappé par l'état de torpeur (*tuphos*) des malades atteints de cette maladie, propose le nom de typhus en 1760. Howard Taylor Ricketts (1871-1910) isole aux Etats-Unis un nouveau type de micro-organisme auquel appartient le germe responsable du typhus. Charles Nicole (1866-1936) démontre en 1909, à Tunis, le rôle des poux dans la transmission. Ricketts en 1910, puis Stanislas von Prowazek (1875-1915) en 1915 meurent du typhus et leurs noms sont alors donnés à l'agent pathogène, *Rickettsia prowazeki,* en 1916.

Les poux sont également responsables de la fièvre récurrente cosmopolite à poux ou fièvre à rechutes (*relapsing fever*) due à *Borrelia recurrentis* qui était connue pour accompagner les épidémies de typhus exanthématique, avec une évolution cependant moins sévère. On l'appelait aussi le typhus à rechutes ou typhus récurrent, le terme typhus désignant alors des maladies contagieuses qui sévissaient sur un grand nombre d'individus dans les lieux de forte densité humaine. En 18767, Von Otto Obermeier (1843-1873) découvrit l'agent causal, un spirochète, mais le rôle des poux dans la transmission[461] ne fut

[460] Cavallo J.D., « Des fièvres aux maladies infectieuses. Trois siècles de lutte contre l'infection », *Médecine et Armées*, 2008, 36, 517-527.
[461] Doury P., « Henry Foley et la découverte du rôle du pou dans la transmission de la fièvre récurrente et du typhus exanthématique », *Histoire des Sciences Médicales*, 1996, 30, 363-369.

affirmé qu'en 1907 par Henry Foley (1871-1956) et Edmond Sergent (1876-1969). D'autres rickettsioses ont été isolées au XXe siècle : le typhus murin ou maladie des ports et la fièvre boutonneuse méditerranéenne ou fièvre de Marseille.
Parmi les maladies classées sous le titre général de « fièvres » dans l'océan Indien au XIXe siècle, la seule maladie relativement bien définie est la fièvre typhoïde. Les autres « fièvres » sont classées selon les manifestations cliniques en fièvres intermittentes, rémittentes, continues.

En 1864, lorsque La Réunion fut touchée par une épidémie de fièvre à rechutes, le premier diagnostic porté fut celui de *relapsing fever* ou typhus récurrent, avant que Jean-Marie Mac-Auliffe ne fasse dans un second temps le diagnostic de paludisme après avoir évoqué plusieurs autres diagnostics : la typhoïde bilieuse, le *typhus fever*, la fièvre jaune et la fièvre de Bombay.
La fièvre de Bombay était « une maladie assez mal déterminée, ou plutôt c'est là un nom de convention donné à des formes différentes de la fièvre. Elle aurait été introduite à Maurice en 1838 par de immigrants venant de Bombay et aurait été très commune parmi eux, alors qu'elle était exceptionnelle chez les Européens, les Créoles et les Chinois.
D'après O. Beaugeard[462] : « Cette fièvre est une véritable rémittente ; seulement pendant sa période de développement, elle prend vite la forme continue ; et lorsqu'elle se prolonge, elle devient rapidement intermittente, surtout lorsque la maladie doit se terminer favorablement. Dans plusieurs exemples, aussi, après une convalescence clairement établie, se rencontraient des rechutes distinctes, et celles-ci, comme règle générale, finissaient d'une manière funeste. » Pour Beaugeard, l'action efficace de la quinine, les récidives, les lésions anatomiques concourent pour affirmer que la fièvre de Bombay est réellement une rémittente bilieuse paludéenne.
Mais cette opinion rencontra peu de partisans. Il faut admettre que si la fièvre rémittente bilieuse a constamment une origine palustre, à sa différence, la fièvre de Bombay, sans aucune rémittence, hautement contagieuse chez les Indiens, exceptionnellement transmissible aux Créoles, n'engendrant pas de cachexie paludéenne, et sur laquelle la quinine n'a aucune action, se distingue nettement des fièvres d'origine palustre[463].
La fièvre de Bombay est une fièvre continue, caractérisée par la prostration - « Le malade meurt par oppression des forces » - et un ictère conjonctival et cutané très prononcé. La mortalité varie de 50 à 60 %. La convalescence est particulièrement longue. Certains médecins évoquent la fièvre jaune, ou bien - et c'est l'avis de la plupart des médecins de Maurice - un « typhus ictérode » ou une « typhoïde bilieuse. » En définitive, les opinions sont quelque peu

[462] Beaugeard O., *Essai clinique sur la fièvre épidémique de Maurice* 1866-1867, Maurice, Channel, 1869, 130 p.
[463] Borius A., « Recherche sur la nature et l'origine de l'épidémie qui sévit à l'Ile Maurice », *Archives de médecine navale*, 1868, 10, 257-267.

contradictoires et Nicolas[464] parle comme suit de la fièvre de Bombay : « En résumé, la fièvre de Bombay serait une fièvre adynamique, ordinairement accompagnée d'ictère, souvent très grave, résistante à l'action de la quinine, récidivant quelquefois, suivie d'une convalescence qui rappelle celle de la fièvre typhoïde, et sévissant particulièrement parmi les Indiens. »

La fièvre jaune n'ayant jamais existé dans l'océan Indien, s'agissait-il du typhus épidémique, de la fièvre typhoïde ou d'une autre maladie infectieuse ? La question restée posée. Retenons la remarque de Le Roy de Méricourt : « La dénomination de fièvre de Bombay est essentiellement vicieuse, comme toutes les appellations du même genre, [...] qui ont le défaut de cantonner dans des limites très étroites, l'origine et le développement de telle ou telle maladie. Ces dénominations ne servent qu'à introduire une fâcheuse confusion en pathologie, à multiplier à tort le nombre des maladies, elles ne reposent sur aucune donnée scientifique », (cité par Jean-Marie Mac-Auliffe[465]).

D'après Mazaé Azéma[466], cette maladie n'aurait pris naissance dans la colonie de La Réunion qu'après l'introduction d'un convoi de travailleurs indiens importés de Calcutta par le navire de commerce *Eastern Empire*, en novembre 1864 : « Pendant cette traversée, ces Indiens avaient été atteints d'une fièvre qu'ils désignaient sous le nom peut-être générique de *Bocar*, et qu'ils avaient sans doute contractée à Calcutta même. Car avant leur départ, une inondation avait désolé cette contrée, traînant à sa suite la famine, la misère et les maladies qui en sont les compagnes inséparables. Nous avons, en effet su depuis qu'il y régnait une fièvre épidémique vaguement désignée sous le nom de fièvre de Bombay. »

Dans le chapitre sur l'histoire du paludisme à La Réunion, nous avons longuement rapporté l'histoire de cette épidémie rattachée d'abord au typhus récurrent. Jean-Marie Mac-Auliffe, après avoir rappelé que l'*Eastern Empire* arriva à La Réunion en décembre 1864 et qu'il fut désigné pour soigner les immigrants au lazaret de la Grande-Chaloupe, écrivit : « Deux mois plus tard, je retrouvai à la Rivière du Mât, sur l'établissement Adam de Villiers, un certain nombre de ces immigrants qui avaient créé autour d'eux un foyer épidémique dont ils devaient d'ailleurs être les premières victimes. Interné trois mois parmi ces gens, je crus avoir affaire à une épidémie de typhus récurrent ; la rechute était en effet le caractère dominant du mal. Mon opinion fut approuvée par mes chefs, puisque mon travail obtint la

---

[464] Nicolas A., « L'épidémie de Maurice (1866-1868). Revue critique », *Archives de médecine navale,* 1870, 13, 213-313.
[465] Mac-Auliffe J.-M., « Mémoire sur la fièvre à rechutes (Relapsing fever, typhus récurrent) », *Archives de médecine navale*, 1868, 9, 97-125, 173-194, 254-277.
[466] Azéma M., « Note sur la fièvre récurrente qui règne à La Réunion », *Bulletin de la société des sciences et des arts de La Réunion,* 1865,89.

médaille d'or. Il est à remarquer que dans toutes les localités envahies, la maladie prit tout d'abord un caractère épidémique et une apparence de malignité qui pouvait la faire confondre avec une maladie typhique ; elle fut même considérée par des praticiens recommandables, comme ayant un caractère contagieux. »

Puis, Mac-Auliffe se fit moins affirmatif et évoqua le paludisme : « Plus tard, lorsque l'état d'acuité était passé, les manifestations de la maladie se rapprochaient de plus en plus de celles que l'on trouve partout dans le paludisme. Un des faits qui frappait le plus l'observateur à celle époque, était le grand nombre de personnes, présentant tous les symptômes de la cachexie paludéenne, qui se voyait partout où cette fièvre avait sévi [...]. Ce court historique me paraît démontrer que la malaria, quand elle se montre sous forme épidémique, peut prendre des formes tout à fait spéciales, notamment la forme récurrente et que sa haute malignité la rapproche dans ces circonstances des pyrexies typhodes ; sa mortalité atteint alors un chiffre des plus élevés : à la Rivière du Mât, j'ai perdu soixante-huit pour cent de mes malades. »

Mac-Auliffe ajoute que « Les Cafres et les Malgaches, engagés de l'établissement de la rivière du Mât, ont joui d'une immunité remarquable. Ce fait trouve peut-être son explication dans le peu de relations qui existent entre les engagés de ces deux origines et les travailleurs de race indienne. Du reste, cette immunité n'a pas été absolue. »

Mac-Auliffe évoque ici l'immunité de prémunition vis à vis du paludisme des africains et des malgaches vivant en zones impaludées.

Dans son deuxième article sur le paludisme, paru dans *Les Archives de médecine navale* en 1868, Mac-Auliffe évoque la fièvre de Bombay.

« Maintenant que j'ai terminé ce qu'avait à dire concernant l'étiologie de la fièvre à rechutes à La Réunion, qu'il me soit permis d'indiquer, à titre de renseignements et d'après le docteur Barrault de Maurice, l'étiologie attribuée, par nos voisins, à la fièvre dite de Bombay, nom sous lequel la fièvre à rechutes est connue chez eux [...]. Son origine est encore enveloppée d'obscurité, sa présence dans l'île (NDLR : l'île Maurice) est signalée depuis 1839. Le nom de fièvre de Bombay que l'on donne à Maurice à la fièvre à rechutes, et l'opinion populaire qui veut que toute introduction nouvelle d'immigrants de Bombay ait pour conséquence une nouvelle importation de la maladie, sembleraient indiquer qu'il existe dans la présidence de Bombay, une fièvre endémique analogue à celle que l'on observe aujourd'hui à Maurice et à La Réunion. J'ai fait des recherches à ce sujet. » Et de signaler qu'un médecin anglais, le docteur Morehead dans ses *Clinical researches on disease in India*, observées plus particulièrement dans cette présidence, décrit, en effet, sous le titre de fièvre rémittente, une affection qui offre de nombreux points de similitude avec la fièvre qui nous occupe [...]. Comme cause principale de la fièvre rémittente, Morehead indique la malaria, qui, suivant qu'elle est plus ou

moins développée, produit tantôt la fièvre rémittente, tantôt la fièvre intermittente.
Au bas de la page 191 de l'article de Mac-Auliffe, figure une note de Le Roy de Méricourt qui dit ceci : « Malgré tout le respect que nous professons pour les autorités citées par Morehead, nous ne pouvons admettre avec le savant clinicien de Bombay, que la fièvre rémittente d'origine paludéenne, puisse prendre le caractère infectieux. Si de nombreux malades atteints d'intoxication palustre viennent à être placés dans des conditions propres à faire naître l'élément infectieux typhique, ils peuvent former un foyer miasmatique, mais ils transmettront alors le germe typhique et nullement le principe inconnu en vertu duquel se déclarent les fièvres dites de malaria. »
Cette note pourrait suggérer pour son auteur, la fièvre de Bombay était une maladie infectieuse contagieuse, telle le typhus ou la fièvre typhoïde.

Mac-Auliffe poursuivit son raisonnement, lectures à l'appui : La meilleure explication de tous ces faits, celle qui à cette époque satisfait le plus l'esprit, fut donnée par Corre dans son remarquable traité des fièvres bilieuses et typhiques des pays chauds. Il définit la pyrexie qui nous occupe : une fièvre épidémique observée sous l'influence d'une constitution médicale particulière, à laquelle le paludisme ne semble pas toujours étranger ; fièvre caractérisée par des phénomènes typhiques particuliers, souvent accompagnés d'état bilieux, par la tendance à l'adynamie, par ces rechutes sous forme d'accès à longs intervalles, par l'existence habituelle d'uns spirillum dans le sang et la fréquence de l'hypertrophie et du ramollissement de la rate. »
En effet, pour Corre : « il y a bien quelque chose de tellurique dans la fièvre à rechute, que depuis l'apparition de cette maladie à Maurice et à La Réunion, les médecins ne savent pas trop à quelles fièvres ils ont affaire selon que domine l'influence typhique ou l'influence malarienne. Plusieurs médecins n'ont pas hésité à considérer comme paludéennes les fièvres récurrentes et typhoïdes bilieuses observée en ces colonies. »
Pour le docteur Barrault, c'est bien le typhus ou fièvre récurrente que *l'Eastern Empire* introduisit à La Réunion. Née aux Indes, cette maladie était connue à Maurice depuis 1939, sous l'appellation « Fièvre de Bombay ». Toute introduction et chaque arrivée d'immigrants originaires de Bombay était suivie d'une nouvelle épidémie, comme en 1844, 1851, 1860 et 1864. Néanmoins, certains médecins n'en faisaient pas un paludisme, ainsi Bouvet[467], médecin à bord d'un navire de commerce, le *Sparfel* qui rapatriait 309 Indiens de La Réunion à Calcutta, leur contrat d'engagé terminé, notait-il en 1867 :

[467] Bouvet P., « Note sur une épidémie de fièvre récurrente observée à bord du *Sparfel.* » Archives de médecine navale. 1867, 8, 284-295.

« On ne peut consentir à classer la fièvre à rechutes dans le groupe des paludéennes comme le font certains médecins et même ceux de Calcutta où règne fréquemment cette fièvre ; quand on la voit sévir d'une manière contagieuse à Bourbon où l'élément palustre est à peu près inconnu, et à bord d'un navire sortant des chantiers de construction et qui n'a jamais stationné près des côtes marécageuses. »

En 1868, une nouvelle épidémie frappa La Réunion. Le docteur Eugène Jacob de Cordemoy en fait l'origine du paludisme[468] et rappelle qu'en mars 1867, une nouvelle épidémie avait décimé la population de l'île Maurice avec trente mille victimes pour la seule ville de Port-Louis. En dépit de la quarantaine imposée à La Réunion, « un Créole débarqua de Maurice dans le courant de l'année 1868, un lot de vêtements ayant appartenu à des soldats morts de l'épidémie. Il les avait achetés avant son départ de Port-Louis, lors d'une vente d'effets militaires. Les effets furent lavés sur le bord oriental de l'étang de Saint-André. L'opération suffit à engendrer une épidémie. »

L'épidémie se répandit dans Saint-André, Quartier Français, Champ Borne, Bras-Panon, Sainte-Suzanne, puis sur tout le littoral. À l'exception des infirmiers qui en furent atteints, cette maladie ne toucha que les engagés indiens « dont la mauvaise hygiène corporelle et le vêtement en général unique, ne pouvaient que favoriser l'apparition. »

Remarquons que cette description est plutôt en faveur de la fièvre récurrente transmis par les poux et les tiques sur fond d'hygiène corporelle déficiente. Le paludisme ne se transmet pas par les vêtements des défunts, mais par piqûre de moustiques. En revanche, les poux et les tiques peuvent persister longtemps dans les vêtements non lavés. Mais dans cette histoire, plutôt tirée par les cheveux, encore faudrait-il qu'il existât un lien entre ces vêtements et ladite épidémie !

Pour conclure, en ce qui concerne l'épidémie de la Rivière Dumas, le mot de la fin semble devoir revenir à Le Roy de Méricourt, rédacteur de la revue médicale *Archives de médecine navale*, en commentaire de l'article de Mac-Auliffe paru dans cette même revue en 1868. Le rédacteur propose de classer formellement la fièvre de la Rivière Dumas parmi les fièvres à rechutes, encore connue sous les appellations de fièvre récurrente, *relapsing fever* (Jenner, 1849) ou fièvre jaune bénigne par opposition à la fièvre jaune proprement dite qui est souvent mortelle (Graves, Stokes, 1849).

Son argumentation nous semble sans faille : « La description de l'épidémie qui a régné à l'île de La Réunion en 1865, concorde tout à fait avec celles qu'ont antérieurement publiées les divers médecins qui ont observé la fièvre à rechutes, sur plusieurs points de l'Europe et en Egypte. Grâce à la traduction du *Traité des maladies infectieuses* du professeur W. Griesinger,

[468] Jacob de Cordemoy E., « Note sur la fièvre régnante », *Journal du Commerce*, n° 2012 à 2015, juin-juillet 1869.

paru à Erlarigen en 1807, et la seconde édition en 1864 ; tout nous porte à croire que nos confrères de la Marine, en service à l'île de La Réunion, n'avaient pas pu lire cet ouvrage, comme l'indiquent leurs hésitations, fort naturelles, pour caractériser immédiatement une maladie épidémique qu'ils n'avaient jamais été appelés à observer et qui, pour la première fois, sévissait avec intensité dans une de nos colonies. » [...]. « Nous sommes heureux d'étayer notre opinion de celle du docteur Van Biervliet fils, qui a lu à l'Académie royale de médecine de Belgique dans sa séance du 30 novembre 1867, un mémoire sur la fièvre récurrente qui règne dans ce pays. Cet observateur distingué, après avoir donné une excellente définition de la fièvre récurrente, distingue deux formes : la forme simple et la forme bilieuse. La seconde n'est pas autre chose que la typhoïde bilieuse étudiée en Egypte par Griesinger ; elle présente exactement les mêmes traits que les cas graves accompagnés d'ictère, observés à La Réunion, par le docteur Mac-Auliffe et par ses confrères de la Marine. »

L'étiologie palustre de l'épidémie de 1865 rapportée par Mac-Auliffe fait toujours l'objet de discussion. De fait, la médecine moderne nous apprend que la co-infection paludisme - fièvre récurrente ou paludisme - fièvre typhoïde est fréquente en zone d'endémie palustre. La possibilité d'une fièvre récurrente est évoquée en raison de l'existence d'épisodes fébriles antérieurs, d'un ictère, de signes hémorragiques, d'une éruption cutanée, d'une méningo-encéphalite et d'une hépato-splénomégalie, plus ou moins associés. Come souvent, en l'absence de laboratoire, le diagnostic différentiel englobe plusieurs maladies : paludisme, fièvre typhoïde, arboviroses (dengue, fièvre jaune), rickettsioses, leptospiroses, septicémies, méningites...
Au XVIIe siècle, il était question de fièvre intestinale. Pierre Bretonneau (1778-1862) décrivit en 1822 la fièvre typhoïde sous le nom de dothiénentérie[469] qui signifie « boutons de l'intestin ». Pierre-Charles Louis employa le terme de fièvre typhoïde en se référant à la torpeur ou tuphos des malades. Armand Trousseau (1801-1867) fut à l'origine de l'histoire anatomo-clinique de la maladie, alors que Rudolf Virchow (1821-1902) alerta en 1848, sur l'insalubrité comme facteur de propagation. Karl-Joseph Eberth (1835-1926) isola le bacille à partir de la rate et des ganglions mésentériques, lui donnant son nom. Fernand Widal (1862-1929) réalisa un sérodiagnostic en 1896, perfectionné par la suite par Félix. Chantemesse (1851-1919) mit en évidence trois faits nouveaux : la coïncidence des épidémies de typhoïde avec la distribution de l'eau de la Seine à Paris (1887) ; le rôle typhogène de certaines huîtres (1896) et le rôle des porteurs

[469] Le terme « Dothienthérie » était encore utilisé en 1926, comme en témoigne la thèse d'un médecin réunionnais : *Les accès pseudo-palustres au décours de la dothienenthérie,* André Lauret, Montpellier, 1926.

sains du bacille. Puis la vaccination fut appliquée à l'homme par Wright en 1896 dans l'armée anglaise au Transvaal et par Hyacinthe Vincent dans l'armée française dès 1913. Le premier vaccin injectable connut son heure de gloire sur les champs de bataille de la Grande Guerre[470], car parmi les poilus, il ramena le nombre de cas de 65 748 entre septembre 1914 et mai 1915 (dont 11 000 décès), à 615 cas en 1918, dont une cinquantaine de décès, alors que les conditions sanitaires étaient encore plus mauvaises.

Sans surprise, les conditions précaires d'hygiène à La Réunion ont constitué un terrain privilégié pour l'éclosion d'épidémies de typhoïde. En 1887, les analyses d'eau pratiquées au laboratoire de l'hôpital militaire de Saint-Denis à la suite d'une épidémie de fièvre typhoïde à la caserne de Saint-Denis, retrouvaient de nombreux germes et des matières organiques. Quarante et un soldats furent atteints dont six succombèrent.

Saint-Denis, la capitale n'échappa donc pas à la typhoïde en raison de la profonde insalubrité qui y règne et que décrit Reynaud[471]. « L'existence de la fièvre typhoïde à l'état sporadique à Saint-Denis doit être attribuée à l'épandage des matières fécales sur le sol, d'une manière générale au mode de vidanges, soit que la propagation ait lieu par l'air, soit qu'elle ait lieu par l'eau [...]. La fièvre typhoïde sévit particulièrement dans les environs de la rue du Ruisseau des Noirs. Les habitants pauvres de ce quartier qui n'ont pas de fontaines dans leur emplacement et qui hésitent à se déplacer pour aller prendre de l'eau à la fontaine voisine, utilisent fréquemment comme eau potable l'eau des puits creusés à quatre ou six pieds pour l'arrosage de leurs jardins. Il en est de même au Butor (entre la route Nationale et le boulevard Lancastel). Autre fait, en 1882 (ou 1883) un dépotoir fut installé au quartier des « Patates à Durand », on déversait toutes les matières dans de grandes fosses creusées en terre. Les habitants du quartier situé en contrebas, près de l'embouchure du « Butor », buvaient et boivent encore de l'eau de puits. Quelques mois après l'établissement de ce dépotoir, il restait à peine dix habitants sur cinquante. Les autres étaient morts m'a-t-on affirmé, de fièvre typhoïde [...]. Je crois utile d'ajouter que les maladies endémiques qui sévissent parmi les troupes à La Réunion sont la fièvre typhoïde, la dysenterie et la fièvre paludéenne. »
En 1903, G. Merveilleux écrit : « La fièvre typhoïde peut être considérée comme sporadique dans la colonie, mais comme endémique à Saint-Denis.
En 1899, elle a causé 36 décès dont 18 au chef-lieu ; en 1900, ces chiffres sont descendus à 16 et 11 ; enfin en 1901, la fièvre typhoïde a sévi sous forme épidémique, de septembre à la fin de l'année, occasionnant officiellement 58

[470] Jean-Jacques Bertrand, Pierre Saliou, *Les sentinelles de la vie : le monde des vaccins*. Albin Michel, Paris, 2006, *pp*. 84-85.
[471] Reynaud, *Archives de médecine navale*, 1890, 53, 123-147.

décès à Saint-Denis et 16 dans le reste de l'île, venant pour la plupart du chef-lieu. La mortalité due à cette affection a donc été, pour le chef-lieu et pour 10 000 habitants, de 6,3 en 1899, de 3,8 en 1900 et de 20,4 en 1901. Elle est à Alger de 9 (1884-1896) et à Paris de 7,6 (1874-1803), ayant atteint 14,3 pendant l'épidémie de 1882. A propos de la fièvre typhoïde, en général, à Saint-Denis, je ne pourrai que répéter les desiderata si formellement posés par l'étude magistrale de M. le Dr Reynaud[472]. »

Merveilleux poursuit : « Aussi ne doit-on pas se lasser de répéter que, à Saint-Denis comme dans l'île tout entière, si la prophylaxie générale de la fièvre typhoïde comporte d'abord la culture et le drainage du sol, l'établissement et l'entretien des égouts, puis l'adduction d'eau potable dans une canalisation irréprochable, afin que cette eau prise pure au point de captation puisse arriver intacte aux points de consommation, il ne faut pas oublier que le danger réside en principe dans le typhoïque lui-même, source constante d'infection. Les germes dangereux du typhoïque sont bien définis ; ce sont les bacilles typhoïques, qu'il faut arrêter à leur point de départ, comme l'a si magistralement exposé Duclaux. C'est donc la désinfection du malade et de tous ses excréta qui formera la prophylaxie spéciale de la fièvre typhoïde, et, pour ce faire, il est indispensable que le concours éclairé des médecins traitants ne fasse jamais défaut. La fièvre typhoïde n'est pas, d'ailleurs, une maladie pour laquelle les familles demandent le secret. Sa divulgation rapide sera donc un immense bienfait, tant pour le malade que pour ses proches et pour la collectivité qui l'entoure de près ou de loin, car elle aura comme corollaire immédiat des soins plus éclairés et une désinfection méthodique. Enfin, il y a lieu d'espérer que le nouveau sérum de Chantemesse tiendra les promesses de son brillant début. »

En homme de terrain et en bon épidémiologiste, Merveilleux étudie la propagation de la typhoïde dans la ville[473] et identifie le foyer du quartier Saint-Jacques, centre habituel des épidémies de typhoïde : « Les terrains abandonnés dont le sol est formé de matières organiques décomposées. Dans ce lieu, souillé par le bacille d'Eberth, sont répandus toutes les matières usées et les excréta des habitants. » L'épidémie s'étend par la nappe phréatique vers les canalisations mal entretenues. Puis les pluies torrentielles des orages du début décembre lessivent les sols et précipitent les eaux souillées à la mer et l'épidémie cesse. De juillet 1901 à janvier 1902, 320 cas essentiellement survenus dans la tranche d'âge de 10 à 30 ans, furent signalés avec 66 décès, soit une létalité de 20,6 %. »

---

[472] Reynaud G., « Hygiène coloniale », *Archives de médecine navale*, 1890, 53, 123-147.
[473] Merveilleux G., *op.cit.*

À cette occasion, un hôpital, le Camp de Ségrégation, fut aménagé dans les locaux de l'ancien établissement de la Providence, sur l'initiative de l'Assistance publique. Suite à cette épidémie qui mit en évidence le bouillon de culture qu'était devenue la capitale, le médecin du service de santé mit en garde les autorités et demanda l'instauration de mesures prophylactiques : entretien des égouts, drainage des sols, contrôle des excréta animaux et humains…

La fièvre typhoïde était donc endémique à La Réunion à la fin du XIXe siècle, tout particulièrement dans le chef-lieu, transmise par l'eau sur fond d'hygiène publique défaillante. Le Sud de l'île n'est pas mieux loti, car Mainguy, médecin de première classe des troupes coloniales, y décrit l'association morbide fièvre typhoïde – paludisme : « La fièvre typhoïde est endémique à Saint-Pierre, où l'eau d'alimentation est amenée par une canalisation à ciel ouvert de plus de 10 kilomètres. Cette eau sert à tous les besoins des populations riveraines, avant d'être distribuée en ville, il n'y a pas longtemps, on en retirait un cadavre en putréfaction. Aussi les localités avoisinantes ont-elles été fréquemment visitées par la fièvre typhoïde : en 1900, celle-ci sévissait à l'état épidémique au Bras-Creux, situé à 4 kilomètres environ du Tampon. L'épidémie dont il est ici question a débuté vers le mois d'octobre 1904, au Bras-de-Pontho. La région du Tampon, une des plus fertiles de la colonie, jouissait d'une réputation de salubrité justifiée par son altitude et par la douceur de son climat. Le paludisme, sans cesse importé par les malades du littoral qui venaient y chercher le rétablissement de leur santé, était cependant assez rare pour passer inaperçu. Le cyclone du mois de mars 1904, qui détruisit toutes les récoltes du Tampon, jeta la population dans un état de misère tel qu'elle fut réduite à se nourrir de riz bouilli et de pois sauvages. Les cultivateurs, anémiés par les privations, succombèrent à la tâche dès qu'il fallut, au mois de septembre où le travail reprenait, passer des journées en plein soleil et se livrer aux durs travaux des champs. Le paludisme éclata alors avec une violence extrême. Sévissant à l'état épidémique, il atteignit presque toute la population. La Pointe-du-Tampon et le Bras-du-Pontho en souffrirent davantage. Continue ou intermittente, la fièvre s'accompagnait rapidement des désordres profonds de la cachexie paludéenne. Le spectacle était vraiment lamentable ; il y avait des malades partout, et souvent tous les membres d'une même famille étaient alités. Rapidement propagé par des nuées d'anophèles, le paludisme avait terrassé ces organismes débilités par les privations. »

En 1904, une épidémie de « typho-malaria » éclata au Bras-de-Pontho, situé à 4 km environ du Tampon, à la suite d'un cyclone. Mainguy a décrit avec force détail cette épidémie[474]. Dans son article, il mentionne les premiers diagnostics bactériologiques qui confirment les diagnostics d'infection mixte : paludisme et typhoïde. Ainsi, pour la première fois à La Réunion, le

[474] Mainguy. *op. cit.*

doute entre maladies n'est plus permis, car les diagnostics furent enfin étayés par la biologie et les médecins purent affiner les traitements. C'était le début d'une démarche médicale moderne. « Les examens pratiqués au laboratoire de bactériologie ont nettement déterminé l'association du bacille d'Eberth et de l'hématozoaire de Laveran dans cette épidémie. Le sérodiagnostic a toujours été positif. »

Selon Ruo[475], médecin de la marine italienne : « Le nom de fièvre typho-malarienne a été créé pendant la guerre de sécession des Etats-Unis par un médecin américain, Woodward, pour certains cas de fièvres qu'il croyait d'origine malarienne avec le masque de la fièvre typhoïde. Les médecins anglais des Indes ont accepté cette appellation pour les fièvres du même genre qu'ils observaient depuis longtemps chez eux. En France aussi, l'opinion du médecin américain a été admise presque sans restriction. »
Ruo fait remarquer : « Cependant que dans aucun cas de fièvre typho-malarienne, on n'a pu démontrer la présence de l'hématozoaire de Laveran, sauf lorsque la fièvre typhoïde ventait à éclater chez des individus atteints antérieurement d'infection malarienne [...]. De plus, elle ressemble d'une façon étonnante à ce que les Anglais ont appelé à Malte, à Gibraltar, la fièvre méditerranéenne, à ce que les cliniciens italiens ont décrit sous le nom de fièvre napolitaine, des égouts, adénotyphus, infection atypique, etc. Il est à remarquer, en outre, qu'elle s'observe de préférence dans les villes, les agglomérations, ce qui est le propre de la fièvre typhoïde, tandis que la malaria sévit au contraire dans les campagnes, loin des centres populeux. »
Ruo se refusa à admettre « la typho-malarienne comme une forme du paludisme ; en fait une forme de typhus abdominal et propose de l'appeler fièvre atypique non définie jusqu'à ce que la bactériologie ait démontré d'une manière indiscutable la nature de cette pyrexie. »

L'épidémie de Bras-de-Pontho a prouvé qu'il s'agissait d'une infection mixte. Elle a été rattachée à la consommation de l'eau des ravines par les habitants, à leur hygiène rudimentaire et à la misère.
Mainguy poursuit : « C'est également vers le mois d'octobre que les premiers cas de fièvre typho-malaria se montraient au Bras-de-Pontho. En raison de la sécheresse, la canalisation de la Plaine-des-Cafres tarissait, et les habitants furent réduits à se servir de l'eau stagnante des ravines pour tous leurs besoins. Les bassins, creusés dans le roc des torrents, se remplissent à l'époque des fortes pluies, et l'eau y croupit pendant le reste de l'année. C'est en buvant cette eau polluée que les habitants se contaminèrent. L'épidémie de typho-malaria commença. La mairie du Tampon, qui enregistre les décès du Tampon, du Bras-de-Pontho, de la Ravine-des-Cabris, de la

---

475 Ruo., « Des fièvres typhoïdes atypiques et de la fièvre dite typho-malarienne considérée comme maladies des cas et des colonies », *Archives de médecine navale*, 1898, 70, 75.

Plaine-des-Palmistes, du Grand-Tampon, du Bras-Creux, accusait une mortalité mensuelle de 14 à 18, pour une population de plus de 12 000 habitants. Ce chiffre augmenta dès le mois de novembre. La mortalité a presque doublé en janvier et février, et atteint son maximum en mars, pour décroître d'une façon très sensible en avril.

Le plus souvent l'affection débutait sans période prodromique. Brusquement un violent frisson ouvrait la scène, la température montait à 40 degrés et s'y maintenait pendant la durée de la maladie. Plus rarement, le malade traînait, pendant quelques jours à une semaine, avec de la fatigue généralisée, des douleurs musculaires, de l'inappétence, des maux de tête, avant l'apparition des symptômes typhiques. Ces cas se rapprochaient davantage de l'évolution classique de la dothiénenterie.

Avec l'élévation brusque de la température, il se produisait une céphalalgie violente, de l'insomnie persistante, des vertiges et des bourdonnements d'oreille. La langue était recouverte d'un enduit blanchâtre et l'anorexie complète. Le visage prenait rapidement un air de prostration. Les formes adynamiques furent plus fréquentes que les formes ataxiques. Dès la première semaine, il se produisait de la congestion bronchique avec râles sibilants. Quelques malades ont présenté, du septième au dixième jour, une éruption de taches violacées sur la poitrine et les membres supérieurs.

Les symptômes nerveux, caractérisés par la surdité, les rêvasseries, le délire tranquille[476], ont presque toujours été la règle. La constipation, notée dès le début de l'affection, persistait presque vers la fin de la deuxième semaine et s'accompagnait de météorisme. Les hémorragies intestinales ont été assez souvent constatées. La rate était toujours augmentée de volume et douloureuse à la pression. Les gargouillements et la sensibilité des fosses iliaques n'apparaissaient qu'avec la diarrhée. La température n'avait point la régularité constatée dans la fièvre typhoïde classique. Atteignant dès le début 40 degrés, elle subissait de fortes oscillations à des moments quelconques, comme dans l'accès paludéen, et se maintenait très élevée pendant trente à quarante jours. C'était la durée moyenne de la typho-malaria. La convalescence a toujours été très longue, et les malades ne pouvaient être considérés comme guéris qu'à la fin du deuxième mois.

La localité du Bras-de-Pontho a été la plus éprouvée. Le Tampon et la Ravine-des-Cabris n'ont présenté qu'un nombre restreint de cas. Du mois d'octobre 1904 au mois d'avril 1905, il s'est produit environ 200 cas avec 47 décès, dont 41 pour le Bras-de-Pontho. La mortalité globale a été de 23,5 p. 100. L'épidémie a atteint son apogée au mois de mars, où la mortalité a été beaucoup plus élevée que pendant la période correspondante de l'année précédente.

---

[476] Ce délire tranquille ou tuphos avec état stuporeux et abattement extrême est très caractéristique de la fièvre typhoïde et du typhus.

Il n'était guère possible d'appliquer la méthode de traitement par les bains froids à une population qui n'en use pas à l'état de santé, et se montre volontiers réfractaire aux indications médicales. La bronchite, qui s'observe toujours dans la typho-malaria, inquiétait l'entourage des malades à un point tel que c'eût été folie de proposer la méthode de Brand. Cependant, les rares fois où les lotions froides ont été acceptées, elles ont donné les meilleurs résultats. Le régime lacté était aussi difficilement accepté, sous prétexte qu'on ne devait pas alimenter le malade, pour ne pas nourrir la maladie. »

« Un purgatif au début, les diurétiques, l'antisepsie intestinale au moyen du benzonaphtol et du thymol, les toniques, quinquina, kola, coca, arséniate de soude, les stimulants, acétate d'ammoniaque, alcoolat de mélisse, teinture de cannelle, caféine, et les calmants nervins, le chloral, le bromure de potassium, l'éther, le musc, ont constitué les moyens thérapeutiques employés.

La quinine, dont les résultats ont été si heureux chez les paludéens, n'a aucune action sur la marche de la température dans la typho-malaria. Si elle est à conseiller au début, son usage devient inutile dans la suite.

Une préparation secrète, connue sous le nom de « tisane Lauret », a conquis, depuis fort longtemps, la faveur de la population dans le traitement de la fièvre typhoïde. Cette tisane est fabriquée et vendue à la Petite-Ile-Saint-Pierre, par un fonctionnaire cantonnier de la commune, m'a-t-on dit ! Le remède se présente sous deux formes : une tisane pour être bue par petits verres, et l'autre appliquée en compresses sur la tête, les poignets et les pieds. Malgré le prix élevé 2 fr,50 le litre, tous les malades en ont fait usage, sans aucun bénéfice d'ailleurs. Cette tisane est à peine diurétique.

Il importait surtout d'arrêter l'épidémie par l'application de mesures sanitaires pratiques et efficaces. Les notables de la région se réunirent à la mairie du Tampon, où je pus leur conseiller des moyens prophylactiques qu'il était de leur devoir d'observer et de faire connaître à la population. Ces mesures furent les suivantes :

1° Ebullition de l'eau d'alimentation, facile dans une région où le bois abonde. 2° Interdiction de se servir de l'eau des ravines. 3° Désinfection des locaux et des lignes souillés par les malades. Cette désinfection se faisait au moyen d'acide phénique et de bichlorure de mercure délivrés gratuitement. 4° Installation de fosses dans les emplacements où les matières fécales sont désinfectées et journellement recouvertes d'une couche de terre. La désinfection était obtenue au moyen de solutions de sulfate de fer. 5° Nettoyage des emplacements. 6° Traitement des paludéens. 7° Prophylaxie du paludisme. 8° Licenciement des écoles du Bras-de-Pontho.

L'arrêté du 4 mars 1906 de M. le Maire de Saint-Pierre, prescrivant l'observation des mesures préconisées, fut affiché dans toutes les localités menacées. La prophylaxie du paludisme, en ce qui concerne la propagation par les anophèles, a pu être réalisée par l'assèchement des eaux stagnantes dans les emplacements et le pétrolage des eaux croupissantes des ravines.

Les bassins des ravines du Tampon et du Bras-de-Pontho ont été recouverts d'une couche de pétrole, ce qui eut le double avantage de rendre cette eau inutilisable pour l'alimentation et de détruire les larves de moustiques. Quarante litres de pétrole ont été utilisés à cet usage, à raison de 10 centimètres cubes par mètre carré de surface. La dépense n'a pas excédé 20 francs. Le service médical a été organisé de la façon suivante : tous les matins, à 8 heures, une consultation était donnée à la mairie du Tampon. Les malades, munis de leur prescription, se présentaient à 10 heures à la pharmacie installée dans les locaux de la gendarmerie, où je leur remettais les médicaments. Toutes les après-midi, je me rendais, à cheval, au Bras-de-Pontho, où je visitais les malades à domicile et leur délivrais les médicaments qui leur étaient nécessaires. Un poste de police ayant été placé dans l'école des garçons, j'y installai un dépôt de médicaments, sous la surveillance d'un agent. Les malades qui pouvaient se déplacer y recevaient consultations et médicaments. Les consultations et délivrances ont toujours été gratuites.
Dès les premiers jours de mon arrivée, j'ai pu visiter les localités avoisinantes : la Plaine-des-Cafres, Mahavel, le Grand-Tampon, le Bras-Creux, la Ravine-des-Cabris, et me rendre compte que si le paludisme existait dans ces régions, la typho-malaria ne s'y était pas encore montrée, sauf à la Ravine-des-Cabris, où les quelques cas constatés ont pu être isolés et traités.
Les médicaments délivrés ont été fournis par l'hôpital colonial. Cette dépense s'est élevée à la somme de 858 fr, 90. Le reliquat, d'une valeur de 100 fr,15, a été, sur les indications de M. le Secrétaire général, mis à la disposition du Maire de Saint-Pierre, pour les indigents de sa commune.
Une somme de 500 francs a été affectée, par le Gouverneur, au soulagement des familles nécessiteuses éprouvées par l'épidémie. 190 personnes ont pu être secourues. Le service d'exécution et de surveillance des mesures sanitaires prescrites a été rempli par un agent de police détaché au poste provisoire du Bras-de-Pontho et par la brigade de gendarmerie du Tampon. Ces fonctions délicates et pénibles ont été assurées avec un dévouement digne d'éloges.
Conclusions : L'épidémie de typho-malaria qui a sévi au Bras-de-Pontho, du mois d'octobre 1904 au mois d'avril 1906, est due à l'eau des ravines consommée par les habitants et à leur hygiène rudimentaire. La misère, avec ses privations, avait préparé le terrain. La population du Bras-de-Pontho ignore l'usage des fosses. Les matières fécales étaient répandues sur le sol aux abords des maisons et sur les pentes des ravines, entraînées par les pluies, elles infectaient l'eau des bassins qui servaient à l'alimentation d'une grande partie de la population.

Il existe cependant une canalisation : celle des sources de la Grande-Montée, Plaine-des-Cafres 32e kilomètre, qui alimente les localités du 14^e^

kilomètre, Bras-de-Pontho, de la Ravine-des-Cabris, du Tampon et de Mahavel. Cette eau, excellente, est devenue insuffisante pour les besoins de la population. Celle-ci, qui comptait 4 000 ou 5 000 âmes il y a quelques années, s'est accrue au détriment de Saint-Pierre pour atteindre aujourd'hui le chiffre de 12 000 habitants. D'autre part, l'industrie du géranium, de plus eu plus développée, entretient, sur toute la canalisation de la Plaine-des-Cafres, des alambics à distiller le parfum et consomme une grande quantité d'eau. Il existe dans ces régions 600 machines distillatoires consommant, chacune, environ 900 litres d'eau par jour. Il en résulte que l'eau distribuée n'est plus en rapport avec les besoins de la population et qu'au Bras-de-Pontho, les habitants sont obligés d'avoir recours à l'eau des ravines. Il serait donc nécessaire de pourvoir cette région, fertile et cultivée, d'une plus grande quantité d'eau, en donnant suite au projet d'adduction des sources du Bras-Sec. »

La fièvre typho-malarienne est une entité qui n'existe plus actuellement, car ses composantes supposées ont été bien distinguées en fièvre typhoïde d'une part et en paludisme d'autre part. Toutefois, en milieu tropical à hygiène précaire, ces deux maladies peuvent coexister chez le même individu. Aussi qu'elle n'est pas notre surprise en ce début de XXIe siècle quand des patients sont encore adressés depuis Madagascar, avec le diagnostic de typho-malaria !

En mai et juin 1978, une épidémie toucha Saint-Joseph qui fut mise sur le compte de la mauvaise qualité de l'eau de la rivière Langevin. Entre 1996 et 2005, 19 cas de fièvre typhoïde ou paratyphoïde ont été notifiés à La Réunion, soit une incidence cumulée de 0,26 pour 100 000 habitants, similaire à celle de France métropolitaine en 2005 (0,24 / 100 000). Il s'agit majoritairement de cas importés car la notion d'un voyage à l'étranger dans le mois précédent a été retrouvée chez 15 personnes, avec par ordre de fréquence : Madagascar, Les Comores, l'Inde, le Pakistan.
En 2007, 35 cas ont été répertoriés à Mayotte, soit une incidence de 20 pour 100 000, témoignant d'une circulation endémique[477].
En 2016, la fièvre typhoïde reste très présente dans les pays voisins de La Réunion qui connaissent des difficultés socio-économiques majeures : Madagascar, Comores.

Le typhus murin a fait une réapparition à La Réunion. Entre janvier 2011 et février 2016, 47 cas (39 cas confirmés et 8 cas probables) d'une moyenne d'âge de 41 ans et 3 mois, ont été rapportés[478]. Mais c'est une autre histoire.

---

[477] EPIREM, *Bulletin épidémiologique de La Réunion et Mayotte*, décembre 2008.
[478] Olivier Lancelot, mémoire de capacité de médecine tropicale, juin 2016, Université de Bordeaux.

. Tuberculose

Connue depuis plusieurs millénaires[479], la tuberculose est l'infection la plus meurtrière de l'histoire humaine. La découverte de lésions pottiques, c'est à dire de lésions osseuses dues à la tuberculose, sur des squelettes remontant à l'époque néolithique – soit il y a moins de 12 000 ans - ou sur les momies égyptiennes, autorise à le penser. Les textes de l'Inde et de la Chine ancienne permettent de dire que la tuberculose pulmonaire, encore appelée phtisie, était connue il y a plus de 3 000 ans.

Hippocrate est le créateur de la phtisiologie, discipline médicale qui traite de la tuberculose, parce qu'il a décrit la fièvre légère le jour qui redouble la nuit, les sueurs abondantes, les envies de tousser et l'expectoration insignifiante. Fin sémiologiste, il a également décrit les râles bulleux et la succussion : « En appliquant l'oreille contre le thorax, on put entendre un bruit semblable au frémissement du vinaigre [...] ; il faut appliquer l'oreille contre le thorax du malade et le secouer brusquement par les épaules ; s'il y a du liquide dans la plèvre, on entend un clapotement. » Il a fait la relation entre la tuberculose pulmonaire et le mal de Pott : « C'est alors une phtisie cachée sur les vertèbres avec abcès qui viennent s'ouvrir à la hanche. » Il en établit la *prognose,* c'est à dire le pronostic : « Cette maladie dure environ sept ou neuf ans. On en guérit quand on est soigné dès le début. »

Les médecins romains, Pline l'Ancien (30-79), Aulus Cornelius Celsus (25 av. J.-C. 50 ap. J.-C.) reprennent les descriptions hippocratiques. Galien (129-201) distingue les formes aiguës des formes chroniques. Avicenne (aussi dénommé Ibn Sina) (980-1037) considère très justement la tuberculose comme une maladie générale, consomptive et ulcérante, dont la localisation pulmonaire n'est pas exclusive. Girolamo Fracastoro (1483-1553) s'interroge sur l'origine et la transmission de la maladie.
La tuberculose est responsable d'un décès sur sept au cours du Moyen-Âge. Les adénites tuberculeuses, dont la fréquence est croissante du XIIIe au XVIIIe siècle, sont décrites sous le nom d'écrouelles ou de scrofules et ont la réputation de pouvoir être guéries par l'imposition des mains du Roi de France. De fait, ces patients restaient plusieurs semaines à la cour, où ils étaient abondamment nourris, ce qui restaurait leur système immunitaire et faisait ainsi disparaître les écrouelles.
Les progrès viennent de l'étude anatomo-pathologique qui permettra d'affirmer l'identité entre phtisie et écrouelles, tubercules et ulcérations, et donc d'unifier les diverses manifestations de la tuberculose, autour d'une

479 Oury M., « Histoire de la tuberculose », In *Histoire de la médecine, de la pharmacie, de l'art dentaire et de l'art vétérinaire*. Tome VIII, pp. 43-63. Albin Michel/Laffont/Tchou. 1977.

description anatomo-pathologique commune. Pierre Desault, médecin bordelais (1675-1735), écrit en 1733 : « Cette cause conjointe de la phtisie, nous l'établissions dans les tubercules et concrétions qui sont formés dans la substance du poumon […]. Réellement, la phtisie a commencé et est bien avancée lorsque l'ulcère se met de la partie […]. Les causes de la phtisie et des écrouelles ont une parfaite ressemblance […]. Ces deux maladies ne différentes qu'en raison des différentes parties qu'elles occupent. »

En 1810, Gaspard Laurent Bayle (1774-1816) publie ses *Recherches sur la phtisie pulmonaire* à partir de 900 autopsies – chiffre considérable - donnant une description originale de la phtisie granuleuse[480]. Il décrit la phtisie occulte où « aucun symptôme ne fait craindre la phtisie. » Mais, c'est son élève, René Théophile Hyacinthe Laennec (1781-1826) qui dans son *Traité de l'auscultation médiate et des maladies du poumon et du cœur* paru en 1810 affirmera définitivement l'unité de la tuberculose[481].
En 1826, Laennec écrit : « Les progrès de l'anatomie pathologique ont démontré jusqu'à l'évidence que la phtisie pulmonaire est due au développement dans le poumon d'une espèce particulière de production accidentelle à laquelle les anatomistes modernes ont appliqué spécialement le nom de tubercule [...]. La maladie tuberculeuse peut se développer dans le poumon et dans les autres organes sous deux formes principales ; celles des corps isolés et d'infiltrations. » Il décrit parfaitement la nécrose caséeuse, cette « matière grise et demie transparente qui peu à peu devient jaune opaque et très dense » et qui laisse place à des cavités, les excavations tuberculeuses. Laennec a eu donc l'immense mérite de codifier l'auscultation, d'inventer le stéthoscope et de décrire les signes physiques de la phtisie à ses différents stades.
Jean-Antoine Villemin (1827-1892), médecin militaire, professeur au Val-de-Grâce, a démontré en 1865 le caractère transmissible et a posé ainsi les bases de la prévention de la tuberculose. Puis Robert Koch (1843-1910) annonce le 24 mars 1882 qu'il a mis en évidence dans différents produits tuberculeux « un parasite visible et tangible » : le bacille de la tuberculose ou bacille de Koch. La coloration, fondée sur l'alcoolo-acido-résistance est décrite par Ziehl et Neelsen en 1883. La culture ne sera possible sur le milieu de Löwenstein qu'en 1921, milieu modifié par Jensen en 1932.
La réaction à la tuberculine, d'abord appelée « lymphe de Koch » devient, dès lors, l'indice d'infection tuberculeuse. La découverte des rayons X par Roentgen en 1883 est rapidement appliquée à l'étude de la tuberculose pulmonaire sous l'impulsion d'Antoine Béclère (1856-1939) qui dirige le service radiologique des armées pendant la Grande guerre.

---

[480] Bayle G.L., *Recherches sur la phtisie pulmonaire,* 1 vol., Gabon édit., Paris, 1810.
[481] Laennec R.T.H., *Traité de l'auscultation médicale et des maladies du poumon et du cœur,* 2 vol. Chaudé édit., Paris 1926 (2ème édition).

L'histoire naturelle de la tuberculose pulmonaire a été expliquée par Ranke qui décrit une évolution en trois stades : primaire, correspondant à l'infection initiale ; secondaire ou de dissémination hématogène ; tertiaire. C'est le cycle de Ranke. La tuberculose a connu son apogée au XIXe siècle touchant alors le quart de la population. Dans les années 1860-1870, elle était responsable de plus d'un quart des décès relevés dans l'armée française avec plus de deux décès pour mille hommes par an.
Dès que Koch eût découvert le bacille de la tuberculose, des pastoriens cherchent à la prévenir par la vaccination. Cette découverte fondamentale est due à Albert Calmette (1863-1933), ancien médecin de la Marine[482], et à Camille Guérin (1872-1961) de l'Institut Pasteur de Lille, qui signalent le 28 décembre 1908 à l'Académie des Sciences la perte de virulence des bacilles tuberculeux cultivés sur milieu bilié.
Devenue effective en 1921, la vaccination par le BCG permit d'obtenir une prémunition, en particulier contre les formes les plus sévères de tuberculose. Au XXe siècle, le développement de la thérapeutique notamment médicamenteuse, a permis la guérison de la tuberculose. La streptomycine, découverte par Waksman (1888-1973) en 1942 et expérimentée chez l'homme en 1944-1945, a permis la guérison des formes les plus graves de la tuberculose que sont les miliaires et les méningites.

Le bacille de Koch a t-il été introduit à La Réunion par les premiers Européens ? La phtisie est signalée dès le XVIIIe siècle et a été considérée comme importante par la suite. Toutefois, la mortalité par la tuberculose n'atteignit son apogée qu'en 1899, alors que la misère était au plus fort. Le percement du canal de Suez avait détourné les bateaux qui reliaient l'Europe à l'Extrême-Orient et aux Indes. La destruction de la canne à sucre par les parasites avaient achevé de paupériser la population.
La tuberculose était très commune à La Réunion, « Sa fréquence y serait bien plus grande que celle qu'on lui attribue généralement dans les pays chauds. »
La tuberculose était considérée comme un véritable maladie honteuse, car la nature héréditaire de la maladie ne faisait aucun doute pour la population qui parlait de « familles de poitrinaires », malgré le soin jaloux qu'elles mettaient à cacher leur tare. Il semble que la tuberculose ne manifesta pas à La Réunion, la même tendance extensive qu'en Europe et resta une « affaire de famille », dans le sens ou elle ne touchait que rarement des familles jusque-là indemnes.
« Un phtisique naît d'un phtisique » enseignait Hippocrate et c'est encore ce qu'enseignait l'université de Montpellier au début du XXe siècle, tout en n'excluant pas une part liée à la contagiosité. « Hannot et Hérard Conil

---

[482] Calmette A., *L'infection bacillaire et la tuberculose chez l'homme et les animaux*. 1 vol., Masson et Cie Édit., Paris, 1928 (3ème édition).

pensent que le fait du développement de la phtisie chez plusieurs enfants de la même famille, placés souvent dans des conditions hygiéniques fort différentes, est l'indice à peu près certaine d'une disposition semblable, apportée en naissant et très probablement transmise par les grands-parents, peut-être pare le père dont la diathèse est restée latente[483]. » Ce concept de « tuberculose héréditaire » est quelque peu étayé en 2016, par la découverte de gènes favorisant la sensibilité à la tuberculose, voire même à la méningite tuberculeuse.

En revanche, à La Réunion, l'évolution de la tuberculose semble avoir été généralement plus rapide, justifiant le terme de « phtisie galopante », entité qui évoque, pour nous, l'évolution foudroyante de la miliaire aiguë. La mort pouvait survenir en quatre à six semaines et non en quelques mois, voire années. Les signes annonciateurs étaient la fièvre, les troubles neurologiques à type de torpeur, l'amaigrissement qui contrastait avec l'absence d'anorexie, les douleurs abdominales, la diarrhée, une splénomégalie modérée et des signes de la série respiratoire, telles des algies thoraciques, la polypnée et une toux sèche. Ces formes d'évolution subaiguës, rappellent celles des soldats ouest africains, mobilisés en France lors de la Première Guerre mondiale.

De Lescouble rapporte en 1828, le suicide d'un capitaine de navire, tuberculeux incurable : « Le pauvre Aguès, capitaine des deux-mâts récemment arrivés de Nantes, se voyant condamné par la médecine s'est suicidé avant-hier et a été enterré hier. Il avait une phtisie pulmonaire. »

Jeune prêtre débarqué pour six ans à La Réunion, l'abbé Macquet[484] décrit au milieu de XIXe siècle, le décès de la fille unique de ses riches protecteurs dans les Hauts de Saint-Paul, après plusieurs mois d'évolution d'une tuberculose.

Bassignot écrivait en 1873 : « Saint-Denis, comme d'ailleurs tous les points du littoral au vent de l'île est on ne peut plus funeste aux phtisiques. Saint-Paul et Saint-Leu situés sous le vent, sont les seuls lieux de refuge où ils puissent prolonger leur existence. » Jean-Marie Mac-Auliffe ne partage pas cette dernière affirmation qui indique la partie de l'île sous le vent comme étant moins propice à la survenue de la tuberculose. Il n'est pas éloigné de croire que la tuberculose causait, comme en Europe, un cinquième des décès à La Réunion.

A Cilaos, au tout début du XXe siècle, Jean-Marie Mac-Auliffe se réfère aux travaux de Villemin qui en 1865 avait démontré que la tuberculose est une « maladie virulente infectieuse et inoculable » et à ceux plus récents de l'Allemand Koch qui découvrit en 1882 le bacille tuberculeux. Il distingue parfaitement les causes de la propagation de la maladie en contagion et

---

483 Cité dans la thèse de doctorat en médecine d'Achille Berg, *L'hérédité de la tuberculose*, Montpellier. 1927.

484 Six années à l'île Bourbon, par l'abbé Macquet, *op. cit.*

hérédité, mais il entend fort justement hérédité dans le sens du terrain et non de congénital : « Parfois le principe infectieux est transmis par hérédité : l'expérience a mis aujourd'hui hors de doute l'existence de la tuberculose congénitale ; parfois le sujet n'hérite que de la prédisposition, que du terrain favorable à l'éclosion de la tuberculose. » Jean-Marie Mac-Auliffe connaît également les principes de la prophylaxie : « L'expérience prouve que ce sont les crachats des phtisiques qui véhiculent l'infection. C'est ainsi que l'on voit se propager le mal dans les hôpitaux, les communautés. Ce sont donc les crachats qu'il faut s'attacher à détruire. »
Et d'établir un parallèle entre Cilaos et d'autres sites d'altitude quant à leur capacité à guérir la tuberculose : « Le climat de Cilaos présente comme les hauts plateaux du Mexique, certaines parties de la Suisse, et autres localités montagneuses des conditions climatériques conférant à ses heureux habitants une immunité presque absolue contre l'affection qui nous préoccupe. Le docteur Brehmer a démontré qu'en mettant à profit scientifiquement les moyens naturels toujours à notre disposition, l'air, le soleil et l'eau, aidés du repos physique et moral et de la suralimentation, on pouvait guérir le plus grand nombre des phtisiques. »
En 1903, selon G. Merveilleux[485] : « Il est intéressant d'examiner maintenant la situation de la colonie, en ce qui concerne la tuberculose, maladie contre laquelle l'administration supérieure a déjà pris les mesures recommandés par la science, sans que le public en ait encore bien compris la nécessité. Pendant les sept dernières années, 1896-1901, la mortalité moyenne annuelle par tuberculose pulmonaire à Saint-Denis a été de 68, ce qui représente 23,94 pour 10 000 habitants, alors qu'à Paris elle est de 88,7 et à Marseille de 18,9 (Congrès de la tuberculose de 1899, Berlin). Pour la France entière, d'après le tableau présenté par l'Office impérial allemand au congrès de Berlin, cette mortalité serait de 30,2. En Suède, elle serait de 23,1 et à New-York, de 25,3. D'après la commission chargé de rechercher les moyens de combattre la tuberculose, cette mortalité, à Paris, de 1888 à 1897, serait de 57,7. Pour 100 décès de toute cause, la tuberculose, à Saint-Denis, donne la moyenne de 5,65. Pour toute l'île, elle donne 5,71 décès pour 10 000 habitants : 18,67 pour 100 décès par maladie de le respiration et 1,56 pour 100 décès de toute origine.
En 1900 et 1901, la mortalité par tuberculose pulmonaire semble avoir sensiblement diminué dans l'île. Le seul moyen de prophylaxie immédiate contre la tuberculose consiste à recueillir les crachats et à détruire les bacilles tuberculeux qu'ils renferment, en attendant l'isolement du malade. Viendront ensuite l'hygiène de l'habitation et de l'alimentation (boire du lait bouilli doit être de principe aussi absolu que de ne pas cracher par terre), enfin la lutte contre l'alcoolisme, qui est un des

[485] Merveilleux G., « Notes sur la tuberculose pulmonaire à La Réunion », *Annales d'hygiène et de médecine coloniales*, 1903, 6, 66-73.

facteurs les plus redoutables de la tuberculose et dont le rôle néfaste n'est plus aujourd'hui contesté […]. La mortalité par tuberculose, si l'on compare les quatre dernières années, atteint son maximum en 1899 et peut-être faut-il voir dans ce fait la grande influence du facteur misère sur le développement, sinon l'éclosion du germe tuberculeux. La vie matérielle tend en effet à devenir de plus en plus difficile à Bourbon, surtout à Saint-Denis […]. Nombreuses d'ailleurs sont les conditions qui débilitent l'organisme humain. [...] Pour l'indigène pur ou métis […], il y a surtout la misère. »

Merveilleux[486] expliquait le mode de propagation par « le bacille de Koch et la déchéance organique qui fournit au microbe des conditions favorables à son développement. Il distinguait deux terrains propices. « Cette déchéance organique est due pour l'Européen tuberculisé :

- au changement de climat et à la nécessité de s'adapter à un nouveau genre de vie, aux dyspepsies si fréquentes dans les régions tropicales,
- aux affections aiguës ou chroniques qui frappent d'un lourd tribu le nouvel arrivant, la malaria (D'après Lender, la proportion des tuberculeux devenus tels à cause du paludisme serait de 15 %),
- à la nostalgie. Laennec n'avait-il pas écrit : « Parmi les causes occasionnelles de la phtisie pulmonaire, je n'en connais pas de plus certaines que ces passions tristes, surtout quand elles sont profondes et de longue durée »,
- à la résidence presque obligatoire au bord de la mer où la fréquence des vents, les variations brusques de la température, l'humidité, la tension électrique considérable et l'égalité de pression atmosphérique, occasionnent, outre les bronchites et les catarrhes, un affaiblissement réel de la fonction respiratoire qui brûle moins d'oxygène et reste surchargée d'acide carbonique et de vapeur d'eau malgré l'exagération du travail musculaire.

Pour le métis ou l'homme de couleur, il y a :

- le terrain. Villemin ne disait-il pas : « S'il y a quelque chose d'héréditaire dans la tuberculose, ce n'est peut-être que l'aptitude plus ou moins prononcer à la contracter. »
- la misère et l'alimentation insuffisante et de mauvaise qualité. La nourriture est) base de riz (800 g) et de légumes, rarement de viande ou de poisson.
- le vêtement qui est défectueux.
- l'habitat qui est étroit et malsain (taudis et promiscuité déplorables). »

Merveilleux souligne également la fréquence de la tuberculose chez les jeunes conscrits : « Le conseil de révision de 1901, sur 1 501 hommes du

[486] Merveilleux G., *op. cit.*

contingent, en a exempté 353, ajourné 260 et placé 13 dans les services auxiliaires. Parmi les 884 qui restaient, 630 ont été incorporés et sur ce nombre, 93 ont été réformés dont 61 pour tuberculose pulmonaire. »

Le rôle favorisant de l'alcoolisme pour toutes les infection et notamment la tuberculose est bien connu, par le biais de la dénutrition, de la misée, de la promiscuité et de la difficulté d'accès aux soins. « L'alcool fait le lit de la tuberculose », dit Landouzy ; la phtisie « se prend sur le zinc » dit Hayen, 71 % des malades pour les uns et 88 % pour les autres arriveraient à la tuberculose en passant par l'alcool.

Les riches Réunionnais allaient en France chercher une guérison souvent illusoire. Les moins riches se contentaient d'aller en cure à Cilaos à partir du XIXe siècle. Les pauvres avaient recours à des expédients tels que quelques gouttes de géranium dans un verre d'eau.

« Les mesures sanitaires telles qu'édictées par l'Académie de médecine le 28 juin 1898, furent appliquées dans l'île : 1°) L'installation de crachoirs renfermant un liquide antiseptique afin de recueillir les produits d'expectoration. Ces crachoirs seront nettoyés chaque jour à l'eau bouillante et aux solutions antiseptiques fortes. 2°) Le balayage humide de manière à éviter de soulever la poussière. 3°) La surveillance des aliments susceptibles d'apporter le B.K. : lait qui devra être bouilli. À ces moyens, il faut ajouter l'ensoleillement et l'aération large des établissements publics et des locaux où les gens doivent être plus ou moins agglomérés pendant longtemps. »

À La Réunion, la vaccination pourtant pratiquée depuis 1923, restait rare et il fallut attendre 1928 pour que des colonies de vacances proposent l'air des Hauts aux enfants pauvres. Selon un rapport de 1928, la tuberculose était « très fréquente chez l'adulte, si fréquente que tous les médecins en étaient effrayés. »

Les premières mesures entrainèrent une diminution de la prévalence de la tuberculose. Cependant, la lutte vraiment efficace ne débuta qu'en 1946, après la départementalisation, avec les moyens modernes de dépistage (cuti-réaction, radioscopie puis radiographie) dans les écoles et le collectivités, puis autour des cas ; avec la vaccination ; l'isolement des patients en sanatorium ; l'antibiothérapie enfin efficace, mais surtout grâce à une meilleure alimentation et à un meilleur habitat qui réduisit la promiscuité.

Au milieu du XXe siècle, la tuberculose restait très préoccupante comme le note l'*Annuaire statistique de La Réunion*[487] 1955-1958 : « Les enquêtes sociales ont mis en évidence les facteurs favorisant l'extension de la tuberculose : taudis, sous-alimentation, carence en vitamines et surtout alcoolisme et situation économique précaire. Deux dispensaires spécialisés, crées depuis 1948, ont permis de préciser la gravité de cette

---

[487] *Annuaire statistique de La Réunion* 1955-1958.

endémie. Malgré une augmentation du nombre de lits dans les hôpitaux pour ces malades, la lutte sera poursuivie avec succès avec l'ouverture d'un sanatorium de 200 lits, en construction[488], et par la vaccination systématique des enfants. »
C'est ainsi qu'en 1955, uniquement dans les deux dispensaires spécialisés, 10 425 personnes ont consulté pour tuberculose, pour 1 565 patients traités et 497 nouveaux cas dépistés. En 1957, 523 nouveaux cas ont été dépistés. En 1957, le recensement des décès selon la cause et le sexe, note 137 décès par tuberculose de l'appareil respiratoire (94 hommes, 43 femmes et un enfant de moins de un an) et 16 décès d'autres formes de tuberculoses, soit un total de 153 décès dans l'année. Entre 1984 et 1988, 120 à 175 nouveaux cas annuels ont été répertoriés.

Témoin de l'importance de la maladie, l'ancien hôpital Félix Guyon, hébergera jusque dans les années 1985, le service de pneumologie et de phtisiologie et ses nombreux pavillons, sous la houlette des docteurs Jean-Daniel Desnanot (né en 1921, thèse en 1949 à Bordeaux) et Bernard Tanguy. La longue durée du traitement ne facilitait pas l'observance des patients, lesquels se promenaient par grappes dans la rue en pyjama bleu pour aller se ravitailler à la boutique d'en face, contribuant au folklore de l'hôpital et animant la rue Gibert-des-Molières.

L'analyse des données des déclarations obligatoires de tuberculose pour la période de 2000 à 2010 à La Réunion[489] indique un taux de déclarations annuel moyen de 6,9/100 000 (de 12,1/100 000 en 2000 à 5,8/100 000 en 2010, soit une cinquantaine de nouveaux cas par an).
En ce début du XXIe siècle, la tuberculose reste hypo-endémique à La Réunion. Le nombre annuel de cas est a été divisé par deux entre 1979 et 1989, entrainant la fermeture du sanatorium du Tampon et la quasi fermeture du service de phtisiologie du CHU Félix Guyon. Le nombre de cas par mille habitants était inférieur, en 1984, à la moyenne métropolitaine (0, 219 *versus* 0,226).

La Réunion est donc une zone à faible incidence contrairement aux autres îles du sud-ouest de l'océan Indien. Si l'on compare l'incidence estimée ou déclarée de la tuberculose dans l'océan Indien, elle est en 2009 à Madagascar de 261/100 000), aux Comores de 46/100 000), à Mayotte de 17,7/100 000, à Maurice de 22/100 000, aux Seychelles de 31/100 000 et à La Réunion de 5,8/100000. L'incidence de la tuberculose à La Réunion est inférieure à celle

[488] Le sanatorium du Tampon, dans le sud de l'île.
[489] Baroux N., d'Ortenzio E., « La tuberculose à La Réunion : caractéristiques épidémiologiques issues de déclarations obligatoires, 2000-2007 », *Médecine et Maladies Infectieuses*, 2010, 40, 12-17.

de la métropole qui est de 8,2 cas /100 000 en 2009. La faible incidence de la tuberculose à La Réunion peut être expliquée en partie par la faible incidence de l'infection à VIH/Sida (2,2/100 000 en 2003-2005), le bon niveau de vie et d'hygiène et l'accès facile et gratuit aux soins.

Du fait des flux migratoires avec les îles voisines à fortes incidences de la tuberculose, en particulier avec Madagascar et l'Union des Comores, la surveillance épidémiologique de la tuberculose à La Réunion doit se poursuivre, voire se renforcer afin de mettre en place les mesures de dépistage nécessaires autour des cas déclarés[490].

La tuberculose reste, au début du XXIe siècle, un fléau mondial[491] : c'est par excellence le mal du tiers-monde. Pourtant, à partir de 1952, avec l'apparition d'une chimiothérapie efficace, le déclin de la tuberculose était réel. Dans les pays industrialisés, le risque d'infection déclinait de 10 à 15 % et le seuil d'éradication était fixé à 2015-2030. Dans les pays en développement, le taux de déclin était de 5 à 10 % en Amérique latine, dans les Caraïbes et en Afrique du Nord. Il était au maximum de 3 % en Afrique sub-saharienne et en Asie du Sud-Est, du même ordre que le taux de croissance démographique.
Mais il y a eu dès 1986 une recrudescence de la tuberculose dans le monde. L'infection à VIH a entraîné une résurgence de la tuberculose, en particulier en Afrique subsaharienne et en Asie du sud-est, continents où l'endémie tuberculeuse était encore importante en 1981. Récemment, un deuxième facteur de gravité s'est surajouté à l'infection à VIH : la résistance aux médicaments antituberculeux réalisant la tuberculose à germes multi-résistants et la tuberculose à germes ultra-résistants.

. Variole

La première preuve de l'existence de la variole (ou petite vérole) est attestée par les momies égyptiennes de la XVIIIe dynastie (1580 à 1350 avant J.-C.) et particulièrement celle du pharaon Ramsès V (1157 avant J.-C.). C'est le médecin persan Abu Bakr Muhammad Ibn Zakariyya al-Razi dit Rhazès (865-932) qui fit la première description de la variole, laquelle fut définitivement isolée des autres fièvres éruptives par le médecin anglais

---

490 Balleydier E., Dekkak R., Paganin F. et al., « Epidémiologie de la tuberculose à La Réunion entre 2008 et 2010 », *Bulletin de veille sanitaire*. Cire océan Indien, novembre 2012, n°18, 29-33.
491 Balleydier E., Dekkak R., Guernier V., Filleul L., « Epidémiologie de la tuberculose : situation mondiale, régionale et nationale », *Bulletin de veille sanitaire*. Cire océan Indien, novembre 2012, n°1, 8, 10-16.

Thomas Sydenham (1624-1689). La variole avait exercé ses ravages en Chine, en Inde et en Mésopotamie, bien avant d'être importée en Occident au début du XVIe siècle.
À la suite des grandes invasions, des croisades ou par la diffusion à partir des ports de la Méditerranée orientale, la petite vérole a atteint l'Europe à plusieurs reprises, en particulier au VIe siècle. En 580, Grégoire de Tours décrit une épidémie tout en mentionnant une épidémie antérieure. La variole frappe aux XVIIe siècle (grande épidémie en Europe en 1614) et XVIIIe siècle. Preuve que nul ne pouvait se prétendre à l'abri : Louis XV décéda de la variole en 1774.
Vraisemblablement introduite par Hernan Cortés (1485-1547) au Mexique dès 1520, la variole emporta en deux ans, trois millions et demi d'Aztèques : « Elle détruit, mutile ou défigure plus du quart du genre humain… »

La variole atteignit sa plénitude en Europe au XVIIIe siècle. Voltaire (1694-1778) écrit en 1727 : « Sur cent personnes dans le monde, soixante au moins ont la petite vérole. » Soixante dix pour cent des sujets infectés mouraient.
Bien que la variolisation, c'est-à-dire la prévention à partir d'une variole bénigne, fût connue en Chine et en Perse depuis de nombreuses années - le plus souvent réalisée par voie nasale à l'aide de poudre de croûtes - ce n'est qu'en 1721 que Lady Montagüe, femme de l'ambassadeur anglais à Constantinople, introduisit cette méthode de prévention en Angleterre, après avoir fait varioliser avec succès son jeune fils. Après que le *Royal College* de Londres eut expérimenté la méthode sur six condamnés à mort, la technique se répandit rapidement en Europe. Cependant, la variolisation ne parvint pas à s'imposer, car elle n'était pas sans inconvénient, en raison des risques de contagion qu'elle présentait.

Edward Jenner (1749-1823), médecin de campagne à Berkeley dans le comté de Gloucester en Angleterre, avait remarqué que des garçons et des filles de ferme trayant les vaches atteintes par la vaccine - maladie éruptive et pustuleuse de la vache qui n'entraîne chez l'homme que des lésions cutanées - étaient réfractaires à la variole. Cette protection pouvait persister plus de cinquante ans. Le 14 mai 1796, jour de son 47ème anniversaire, Jenner entreprit une expérience décisive. Il préleva du pus d'une pustule sur la main de Sarah Nelmes, une servante de ferme, contaminée par la vache laitière « Blossom », et l'inocula au bras de James Phipps, un garçon de 8 ans, en bonne santé, en pratiquant deux incisions superficielles. Ce dernier présenta un léger malaise les 7ème et 9ème jours qui suivirent. Une vésicule apparut aux points d'inoculation, puis disparut sans entraîner le moindre problème. Le 1er juillet, plusieurs piqûres et incisions superficielles inoculèrent au jeune garçon la redoutable variole, mais aucune maladie ne s'en suivit.
Jenner publia en 1798 ses résultats dans une monographie intitulée : « *An inquiry into the causes and effects of the variolae vaccine.* » La monographie

de Jenner fut traduite en l'espace de cinq ans en six autres langues : néerlandais, français, allemand, italien, portugais et latin.
C'est ainsi que progressivement la vaccination remplaça la variolisation. La vaccination se pratiqua d'abord de bras à bras, la vaccine pouvant ainsi être transférée successivement d'un individu à un autre sans perdre ses propriétés. Mais la technique de bras à bras, responsable d'accidents de type syphilis, fut peu à peu abandonnée au profit de la vaccination animale et la variole subit, grâce à l'efficacité de la méthode, un recul général dans le monde[492].
L'utilisation de la vaccine devint d'usage courant en France sous le premier empire. Napoléon 1er (1769-1821) séduit par cette méthode, envisagea de faire protéger ses soldats, conforté dans cette intention par un rapport favorable établi en 1806 par les Inspecteurs généraux du service de santé des armées. Le Roi de Rome, fils de l'Empereur, alors âge de 52 jours, fut vacciné le 11 mai 1811. Etendue aux armées par l'instruction du 29 mai 1811, la vaccination antivariolique eut pour effet de diminuer de manière important les épidémies dans les armées[493]. Mais elle ne fut rendue obligatoire en France qu'en 1902.

La première épidémie dont La Réunion a gardé la trace survint en 1729. Comme il y eut la même année une invasion de criquets pèlerins, des médecins firent le rapprochement avec l'épidémie en concluant que leurs cadavres, en pourrissant dans la nature, avaient provoqué l'épidémie. En 1731, les agents de la Compagnie des Indes décrivaient encore la présence des criquets : « Les Noirs des habitations ne sont occupés qu'à leur faire la guerre. » Elie Pajot[494] explique que les « sauterelles », portées par les vents d'ouest, « arrivaient de Madagascar et peut-être même de la côte d'Afrique. »
C'est donc en 1729 que Bourbon perdit sa réputation légendaire d'éden - l'épidémie de variole étant la première épidémie survenue sur l'île - avec l'arrivée d'Inde du *Bourbon* et de la *Sirène* qui débarquèrent des esclaves varioleux à Saint-Denis.
La variole est-elle venue d'Inde ou de Madagascar ? Pajot estime que la variole « fut introduite par un navire de l'Inde avec des immigrants. » Gilbert Gérard dans sa thèse de doctorat en médecine soutenue en 1969 pense que la variole a été introduite à Bourbon par des esclaves malgaches[495]. La variole était connue à Madagascar sous le nome de « *kiri.* »

Qu'ils soient immigrants indiens ou esclaves malgaches, ceux désignés comme les responsables des épidémies sont toujours des « indigènes » de

---

[492] Micoud M., *Les maladies infectieuses, op. cit.*
[493] Cavallo J.D., « Des fièvres aux maladies infectieuses. Trois siècles de lutte contre l'infection », *Médecine et Armées*, 2008, 36, 517-527.
[494] Pajot E., *Simples renseignements sur l'île Bourbon,* Damotte, Saint-Denis, 1878, 244 p. et 21 édition, Challamel, Paris, 1997, 344 p.
[495] Gérard G., *Les grandes épidémies à La Réunion pendant la colonisation, op. cit.*

l'océan Indien et non les Européens qui pourtant arrivaient en grand nombre au cours du XVIIIe siècle.

L'épidémie de variole progressa rapidement à partir du mois de mai, avec un paroxysme au mois de juin, pour s'estomper au mois de septembre, ce qui permit de débarquer de nouveaux esclaves dans l'île dès le mois d'octobre.
À Saint-Denis, un nouveau cimetière fut ouvert sur la rive gauche de la Rivière Saint-Denis, dans un terrain désert et sableux et fut béni le 10 juin 1729 par Monseigneur Criais, préfet apostolique et lazariste. On craignait à la suite de l'épidémie de « petite vérole accompagnée de pourpre [...] que l'odeur des cadavres ne porte la corruption partout. » L'ancien cimetière de Saint-Denis datait de 1700.
La variole se répandit à Sainte-Suzanne et à Saint-Paul, où elle fut particulièrement grave, puis s'étendit jusqu'à l'Etang-Salé, décimant la colonisation qui s'étendait alors jusqu'à la Rivière d'Abord. En date du 6 juin 1729, un extrait de procès verbal émanant du Conseil supérieur témoigne de la gravité de la situation : « La maladie continue avec violence n'y ayant presque point de maisons où il n'y ait plusieurs malades, dont la plus grande partie sont en danger. » Parmi les victimes, se trouvait le curé de Saint-Paul, Jean René Abot : « Il fut pleuré de toute l'île qu'il évangélisait depuis seize ans. »
Selon le curé Davelu, de la paroisse de Saint-Paul, la ville aurait perdu 1500 âmes[496]. Dans le quartier de Saint-Paul, la variole tua environ le quart ou le tiers de sa population. Le nombre total de victimes fut de mille cinq cent, selon *l'Histoire abrégée de l'Ile Bourbon* en 1783. Selon Monseigneur Criais[497], la maladie revêtit la forme d'« une petite vérole accompagnée de pourpre », ce qui traduit probablement la forme hémorragique maligne de la maladie. Le jour de Noël 1729, un habitant nommé Sicre de Fontbrune décrit l'épidémie au ministre Maurepas, lui disant qu'il « a régné une si cruelle maladie qu'elle a emporté huit à neuf cents personnes dans le quartier de Saint-Paul et de Saint-Etienne[498]. »

C'est ainsi que neuf ans après la mise en place d'un premier cordon sanitaire autour de Marseille frappée par une nouvelle épidémie de peste en 1720, le gouverneur Pierre-Benoist Dumas décida d'interdire toutes les communications entre Saint-Denis d'une part, et Saint-Paul et Sainte-Suzanne, d'autre part. Il décida également l'isolement des personnes malades.
En 1758, alors que la variole sévissait à l'île de France et à Madagascar, un navire débarqua de l'île de France cinquante soldats afin de renforcer la

---

[496] *Notes sur l'Ile Bourbon,* du curé Davelu, cité par P. Eve, Idem, p. 160-161.
[497] Criais, Lettre adressée à l'archevêque de Paris le 28 janvier 1742 (Archives de la Congrégation de la Mission), publiée par Albert Lougnon, RT, t.6, n°38, p. 185-186.
[498] Prosper Eve, *Naître et mourir à Bourbon à l'époque de l'esclavage,* France, 199, p. 141.

garnison. Un second navire en provenance de Madagascar débarqua aussi des malades. L'épidémie sévit à Saint-Paul, où les navires avaient mouillé, puis gagna les autres quartiers de l'île. Ce fut la panique à Bourbon avec fuite de la population où l'épidémie « causa de grands ravages. » À Saint-Denis, les malades furent isolés dans l'hôpital du quartier et après leur décès, toutes leurs hardes furent brûlées.
Alors que quelques cas de variole étaient à nouveau signalés à Saint-Paul et à Saint-Denis en 1789, « l'île se souvient avec terreur des ravages causés par les épidémies de 1729 et de 1758. Mais la forme de la maladie, cette fois, est bénigne et semble appartenir à une catégorie peu dangereuse, dite vérette ou vérole volante. »
En 1789, *l'Aimable Eléonora* débarqua quatre esclaves varioleux. Des mesures drastiques furent prises avec création d'un lazaret à la Petite Ile (Saint-Denis) et d'un camp de quarantaine au vent pour ceux les ayant fréquentés. Un autre camp de quarantaine fut installé à la Ravine-à-Jacques pour les esclaves à venir. Ainsi immédiatement circonscrite, l'épidémie ne put s'étendre.
En 1792, alors que la variole faisait « de terribles ravages à l'île de France », Bourbon parvint à s'en protéger par des inspections systématiques des navires au large, les déclarations obligatoires par les médecins et l'isolement des cas suspects.
C'est en 1803 que le capitaine Desclos ramena des Indes à l'île de France, le vaccin antivariolique de Jenner connu depuis 1798. Ce vaccin fut ensuite introduit à Bourbon où la première réglementation sur son inoculation date du 6 juin 1806, précisée par l'ordonnance du 22 janvier 1824.

Les épidémies se succédèrent au XIXe siècle[499]. Henri Azéma[500] rapporte que « La ville se trouva aux prises, au mois d'avril 1827, avec une épidémie de variole. Le mal fut importé par des noirs de traite. Le commandant De Cheffontaines, gouverneur, prescrivit en date du 6 avril 1827, l'établissement d'un lazaret dans le quartier sous le vent de la ville, installé au vent de la ville, au lieu dit « Petite-Ile » qui n'ouvrit qu'en juillet. Surmonté d'un pavillon jaune, le lazaret était dirigé par les chirurgiens de la Marine Reydellet et Mérandon. L'épidémie se répandit dans les quartiers, connut une acmé en juin, puis s'atténua. Un rapport conservé aux Archives de La Réunion[501], précise que le lazaret a fermé le 30 avril 1828, l'épidémie ayant disparu. Sur les 127 personnes admises au lazaret, 74 en sont ressorties guéries, 50 sont décédées en 1827 et 3 en 1828. L'épidémie resta

---

[499] Petit A. L., « Note relative à une épidémie de variole à l'île de La Réunion », *Moniteur de l'île de La Réunion*, 6 octobre 1858.
[500] Azéma H., *Histoire de la ville de Saint-Denis de 1815 à 1870 et autres textes,* Grand Océan, Les Introuvables de l'océan Indien, 1997, réédition faite à partir de l'original de 1926, 311 pages.
[501] ADR, 57 M1.

circonscrite à Saint-Denis et frappa surtout la population des esclaves, chez qui elle revêtit la forme hémorragique.
En 1830, *l'Epervier* ramenait des Indiens varioleux qui furent isolés au lazaret, alors que la cargaison du navire était détruite.
En février 1850, *Le Constant* revint d'Inde par l'île Maurice avec environ 300 engagés indiens à son bord. Dix-huit engagés furent reconnus varioleux et le docteur Reydellet les fit admettre au Lazaret de la Ravine-à-Jacques. On dénombra parmi eux huit morts - cinq de « variole dynamique » et trois de « variole confluente » - mais la population fut préservée de l'épidémie.

Le 17 septembre 1851, *La Sophie*, arrivait de la côte orientale d'Afrique avec dix-huit passagers arabes, dont un passager porteur d'une éruption pustuleuse qui ne fut pas dénoncé au médecin chargé de la visite sanitaire. *La Sophie* avait d'ailleurs une patente nette. Elle fut admise en libre pratique. Le 20 septembre, le capitaine fit admettre à l'hôpital civil de la Rivière, un Arabe nommé Faraiian, atteint disait-il d'une « sorte de lèpre. » Le docteur Sainte-Colombe rétablit le diagnostic en celui de variole et signala le cas à l'administration qui fit réintégrer le navire au malade, en date du 23 septembre. *La Sophie* fut mise en quarantaine, mais il était trop tard.
Le malade était bien atteint d'une variole confluente. Le 10 décembre, l'affranchi Georges fut admis à l'infirmerie d'un des établissements de batelage de la ville pour une variole confluente. Il fut transféré au lazaret, où il mourut quelques jours plus tard. Quelques cas furent bientôt signalés rue de la Boulangerie[502] qui longe la rive Est de la Rivière Saint-Denis, trajet emprunté par le varioleux pour se rendre et sortir de l'Hôpital civil.
Jusqu'en mai 1852, des cas isolés survinrent seulement au vent de l'île, mais à dater de juin 1852, la variole envahit tous les quartiers. La maladie se répandit dans les quartiers du Ruisseau des Noirs, du Butor, de la Petite-Ile et resta relativement peu meurtrière jusqu'en mai 1852[503], se manifestant sous sa forme varioloïde chez les personnes anciennement vaccinées. On en dénombra 451 cas. Puis à partir du mois de juin, la maladie devint virulente et épidémique. Elle se propagea à Sainte-Suzanne en juin, à toute la « région du vent » et à la région sous le vent dont le quartier de Saint-Paul en septembre avec 2 000 cas. A Saint-Denis, l'acmé fut atteinte en août 1852 avec 8 187 cas. Toute l'île fut touchée, sauf Saint-Philippe. Entre le 17 septembre 1851 et la fin octobre 1852, 3 600 personnes furent contaminées à Saint-Denis avec 708 morts, dont vraisemblablement Candide Azéma, ancien maire de Saint-Denis. Les morts furent ensevelis au cimetière, « dans des fosses profondément creusées et recouvertes de chaux. » « Les malades indigents furent traités, les uns dans une ambulance que M. de Rontaunay

---

[502] La rue de la Boulangerie existe toujours et a conservé son nom.
[503] Adolphe-Jules Dauvin, 2e médecin en chef, né à Brest, « Quelques mots sur l'épidémie régnante », *Moniteur de l'île de La Réunion*, 24 juillet 1852.

créa au Butor, les autres en bien plus grand nombre furent reçus à l'hospice civil que l'administration, pour la seconde fois, louait, à la date du 30 avril 1852 aux trois médecins propriétaires de l'établissement. » En octobre, l'épidémie cessa.

Selon Azéma qui publia en 1863 une *Etude sur la variole*, l'épidémie atteignit 9 617 personnes et causa 1 403 décès, pour une population totale de 115 633 habitants. Ce furent les nouveaux affranchis les premiers et les plus gravement atteints (1 097 décès *versus* 316 décès dans la population ancienne), la mortalité ayant été chez eux de un sur trois au plus fort de l'épidémie, à peine la moitié des affranchis ayant été vaccinés[504].
Rappelons, qu'après l'abolition de l'esclavage à La Réunion le 20 décembre 1848, 62 000 esclaves changèrent de statut, soit six habitants sur dix.

Alexandre Reydellet, un chirurgien de la Marine, arrivé à Bourbon en 1815, confronté à la variole comme médecin du lazaret, créa, en 1825, le service de la vaccine et fut jusqu'à sa mort en 1859, le pionner de la lutte contre la variole à La Réunion[505]. Né en France, Alexandre, Philibert, Charles Reydellet (1793-1859), commença sa carrière en 1813 comme chirurgien de Marine lors des dernières campagnes de Napoléon. Après Waterloo, il vint s'installer à La Réunion en 1815, s'y maria et y consacra toute sa carrière.
Instruit de la protection contre la variole par la vaccination dans les armées, Reydellet décida de vacciner la population réunionnaise contre la variole. Il fut nommé en 1825 « Vaccinateur pour la Commune de Saint-Denis. » Dès 1827, il publia les tableaux des vaccinations qu'il effectuait[506] [507], dont le dernier date du 31 décembre 1855. En trente ans, de 1825 à 1855, Reydellet pratiqua 79 546 vaccinations ou revaccinations, principalement dans la région de Saint-Denis. Il envoya des comptes-rendus manuscrits au Comité Central de la vaccine, fondé en métropole en 1800 et remplacé en 1823 par la commission de vaccine de l'Académie de médecine.

---

504 Dauvin A.J., « Note sur l'épidémie de variole qui a sévi à l'île de La Réunion pendant l'année 1852 », *Revue Coloniale,* 1853, t. X, 221-226.

505 Gaüzère B.-A., Aubry P., « Alexandre Reydellet, chirurgien de la Marine (1793-1859) : une vie consacrée à la lutte contre la variole à La Réunion », *Médecine et Santé Tropicales,* 2012 Jul-Sep;22(3):266-9.

506 Reydellet A., « Relevé des vaccinations qu'il a pratiquées à Saint-Denis (île de La Réunion) », *Bull de l'Acad de Med.,* 1853-54, t. XIX, p. 753 et 1856-1857, t. XXII, p. 907.

507 Reydellet A., « Aperçu sommaire sur le service de la vaccine à l'île de La Réunion », *Bull de l'Acad de Med.,* 1857-1858; t. XXIII, p. 1070).

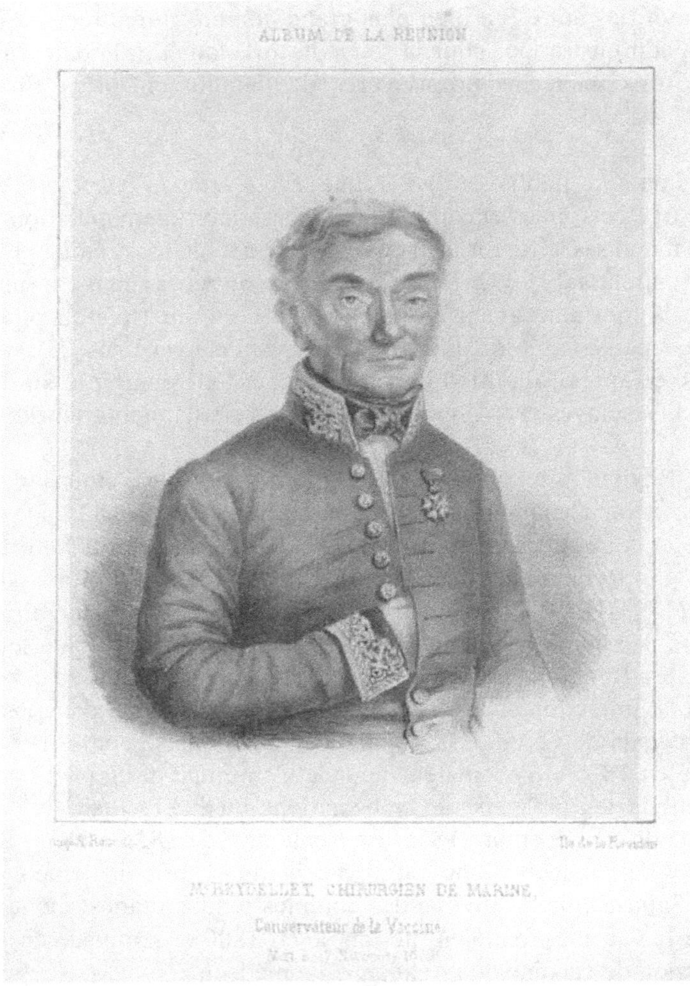

Figure 18 : Alexandre Reydellet, chirurgien de Marine (Musée Léon-Dierx, 1983.02.01.29, L. A. Roussin)

Le 8 août 1836, Reydellet présenta au directeur de l'intérieur de la colonie un projet de décret sur la vaccination préventive contre la variole. Il faisait part des difficultés qu'il rencontrait pour vacciner, dues en particulier au fait que les personnes vaccinées ne se représentaient pas à la visite la semaine suivant la vaccination et qu'ainsi le vaccin était « perdu », la vaccination se pratiquant à partir d'une pustule de vacciné selon la technique de Jenner. Le rôle du médecin vaccinateur n'était pas seulement de propager la vaccination au sein de la population, mais aussi de conserver le virus et donc d'entretenir la vaccine. Reydellet écrivit en 1852 : « J'ai multiplié mes expériences avec le vaccin qui nous arrive de France, les résultats ont toujours été nuls […].

J'ai du m'en tenir à celui que je conserve à grand renfort de soins, de sollicitude et de fatigue[508]. » Précisons que le vaccin arrivait de France dans des tubes.

Dans son projet de décret, Reydellet proposait que les vaccinations se fassent dans les mairies sous la responsabilité du maire et en présence d'un employé municipal chargé de tenir un registre des vaccinations. Chaque vacciné devrait donner une « piastre » qui lui serait rendue à la visite de contrôle. Il demandait aussi que tous les enfants entrant à l'école primaire soient vaccinés, le directeur de l'école en étant responsable, et que tous les enfants des esclaves et des engagés soient vaccinés dans l'année de leur naissance.
Ce projet ne fut discuté au Conseil colonial que les 5, 6 et 11 juillet 1838. L'arrêté de la vaccine fut signé par le Capitaine de vaisseau Anne De Hell, gouverneur de La Réunion de 1838 à 1841, le 8 septembre 1838. Il ne comportait qu'un article stipulant qu'un registre devait être tenu par un employé de la mairie, désigné par le maire et visé par le médecin vaccinateur.

À propos de l'épidémie de 1851-1852, Reydellet écrivit : « Ne pouvant à moi seul satisfaire à toutes les exigences, je fournissais du vaccin à tous mes confrères, je mettais à leur disposition des sujets porteurs de belles pustules et les engageais à pratiquer dans leur clientèle autant de vaccinations qu'il leur en serait demandé. » Et d'ajouter : « Non seulement, j'ai abondamment pourvu les vaccinateurs de toutes les communes de l'île de fluide recueilli sous verre, mais encore, j'ai très fréquemment vacciné des sujets voyageurs qui, de retour dans leurs différentes localités et porteurs de belles pustules, les ont mises de ma part à la disposition de mes collègues ainsi que de toutes les personnes qui savaient d'en servir. Je puis dire que, durant cette épidémie, j'ai, autant qu'il m'a été possible, inondé le pays de vaccin. » Reydellet a donc largement dépassé ses attributions de « vaccinateur de la commune de Saint-Denis » et a permis la vaccination dans toute l'île.
Reydellet suspendit ses activités de vaccination le 31 décembre 1958. Il était malade depuis 1854 et décéda le 17 novembre 1859. Dans sa notice nécrologique du 4 janvier 1860 le docteur Mazaé Azéma écrivit[509] : « Parmi les hommes dont l'existence a été la plus utile à la colonie, il faut placer le docteur Reydellet, chirurgien de la Marine, chevalier de la Légion d'honneur, conservateur de la vaccine. »
En reconnaissance, la ville de Saint-Denis lui attribua une médaille d'or et une pension annuelle de deux mille francs dont il ne bénéficia que très peu de temps.

---

[508] Reydellet A., *Tableau des vaccinations opérées depuis l'an 1827 jusqu'au 31 décembre 1852 inclusivement à Saint-Denis (île de La Réunion), Revue Coloniale,* 1853, t. XI, 343-348.
[509] Azéma Mazaé., « Notice nécrologique », *Le Moniteur de La Réunion*, 4 janvier 1860.

C'est Mazaé Azéma, médecin à l'hôpital civil de Saint-Denis, qui reprit le flambeau[510] [511]. Il fut nommé par arrêté du gouverneur, conservateur de la vaccine à La Réunion le 25 novembre 1859, l'année de la troisième épidémie de choléra. Une quarantaine d'années plus tard, la relève de Reydellet était toujours bien assurée comme en témoigne une note du 26 septembre 1897 de Pierre Alcide, commissaire de Police, qui atteste que 300 patients furent vaccinés à l'hôtel de ville par les docteurs Thauvet et Mac-Auliffe dans la matinée, et 450 par le docteur Leroy l'après-midi[512].

Tableau V : Epidémie de variole de 1851-1852 : morbidité et létalité

Commune	Population	Nombre de cas	Population atteinte (%)	Décès	Mortalité (/1000)	Létalité (/1000)
Saint-Paul	16 368	4 567	27, 9	367	22	80,4
Saint-Denis	20 184	3 660	18,1	708	35	193
Saint-Leu	4 522	309	6,8	21	4,6	67,9
Salazie	2 795	149	5,3	28	10	187,9
Sainte-Marie	5 897	352	5	70	11,9	198,9
Saint-André	8 110	341	4,2	84	10,4	246,3
Sainte-Suzanne	5 470	138	2,5	61	11,5	442
Saint-Joseph	5 710	71	1,2	25	4,4	352,1
Saint-Benoît	13 607	91	0,6	30	2,2	329,7
Sainte-Rose	2 513	11	0,4	2	0,8	181,8
Saint-Louis	13 425	23	0,02	5	0,37	217,4
Saint-Pierre	16 615	31	0,02	12	0,7	387
Saint-Philippe	1 711	0	0	0	0	0
Total	115 633	9 617	8,3	1 403	12,1	145,9

(D'après Gilbert Gérard[513], 1969).

Selon Gilbert Gérard[514], les différences observées entre Saint-Denis et Saint-Paul pourraient être expliquées par une couverture vaccinale plus importante à Saint-Denis où Reydellet avait inlassablement vacciné la population.

La vaccination était également étendue aux passagers des navires en provenance de zones suspectes comme en témoigne en 1901, le médecin principal des colonies, G. Merveilleux, chef de service de santé, dans une

[510] Azéma Mazaé, *La variole à l'île de La Réunion. Saint-Deni,* Paris Asselin 1863, 47 p.

[511] Azéma Mazaé, *La variole à La Réunion,* Nouvelle édition, Paris, A. Delahatye et E. Lecrosnier, 1883, VII, 184 p.

[512] ADR, cote X177 : Service sanitaire : procès-verbaux des séances, médecins sanitaires, rétributions, correspondances ; conseil de santé.

[513] La mortalité exprime le taux de décès (pour mille) parmi la population dans son ensemble. La létalité exprime le taux de décès (pour mille) parmi les cas.

[514] Gilbert Gérard. *op. cit.*

lettre au gouverneur[515], relative au « *Ville de Majunga* » qui avait communiqué avec le port de Diego Suarez, contaminé par la variole.
Merveilleux y disait que « Les passagers seront admis à débarquer avec leurs effets et bagages au lazaret de la Grande-Chaloupe pour y subir les désinfections nécessaires. Les passagers seront vaccinés et mis en liberté dès constatation du résultat de leur vaccination, c'est-à-dire après 5 ou 6 jours. »

L'année 1859 vit à la fois une épidémie de variole et une épidémie de choléra. Le 25 juillet 1859, *l'Alphonsine* débarqua des immigrants africains du Mozambique. Durant la traversée, la variole avait éclaté à bord et les passagers furent « séquestrés » au lazaret de la Ravine-à-Jacques. La quarantaine fut levée le 14 août et les immigrants furent installés dans un lieu d'isolement au Sud de Saint-Denis. Quelques jours plus tard, la variole frappa un homme de ce convoi, appelé Mafa, et la variole devint épidémique, tuant 70 personnes sur 140 atteintes. Contrairement aux idées de l'époque qui voulaient que deux épidémies s'excluent mutuellement, l'épidémie de choléra qui avait éclaté en mars 1859 à Saint-Denis et l'épidémie de variole progressèrent sur le même front, sans se neutraliser.
Azéma précise : « Les deux épidémies marchèrent de front, sans se nuire réciproquement… On vit le choléra n'avoir aucune influence sur le développement consécutif de la variole… »

S'ensuivirent des périodes de rémission entrecoupées de cas sporadiques de variole, comme en 1860 où le capitaine commandant la gendarmerie écrivit au directeur de l'Intérieur pour lui signaler[516] « que depuis quelque temps des cas de variole se déclarent dans la circonscription de Saint-Pierre. Quelques personnes, blanches, sont mortes. Du 17 août jusqu'au 19 courant, 17 citoyens ou engagés ont été envoyés au Lazaret, 2 sont morts, les 15 autres sont en danger. »

En 1861 des patients atteints de variole furent isolés au lazaret de la Ravine à Jacques et de la Grande-Chaloupe. En 1862, les immigrants du *Richelieu* provenant de Pondichéry et de Karikal furent isolés à la Grande-Chaloupe pour cause de variole, ainsi que d'autres en 1868.
En 1867, la corvette de guerre La Minerve, ayant quelques varioleux parmi son équipage en rade de Saint-Denis, reçût l'autorisation, le 25 août, de débarquer dans le lazaret tous ses malades et une partie de son équipage, soit 72 marins, sous la surveillance du docteur P. Bouvet. La variole fut observée chez 26 d'entre eux. Un seul passager mourut au Lazaret, atteint de la variole confluente noire : le lieutenant de vaisseau Paul Guéry, chef d'état-major de

[515] ANOM : Immigration santé 1853-1894. Séries géographiques, Carton 525, document 6133.
[516] ADR, 104 M 5.

la division navale des côtes orientales et africaines. En 2016, sa tombe peut être visitée sur le site de la Grande-Chaloupe. Aucun cas ne fut signalé hors du Lazaret[517]. L'action de Reydellet portait ses fruits.

Le 1er octobre 1867, le médecin directeur de l'hôpital colonial écrit au directeur de l'Intérieur[518] au sujet d'un varioleux provenant de l'établissement Vally « que dans l'établissement d'où il provient, il y a encore plusieurs travailleurs atteints de la même affection… » Le 6 août 1868, le maire de Cilaos signale quelques cas de variole et la réticence de ses administrés à se faire vacciner. En 1869, A. Berg signale des cas de variole hospitalisés à l'hôpital Colonial[519] : « La variole règne alors à l'Hôpital, salle Sainte-Marie, près de la salle Saint-Pierre. » Le 21 janvier 1870, le commandant de la gendarmerie écrit au gouverneur que trois cas sont déclarés à la Ravine-à-Jacques et s'inquiète parce que « beaucoup d'enfants de La Montagne ne sont pas vaccinés[520]. »

Pierre Bouvet, médecin de 2ème classe, détaché de l'hôpital de Saint-Denis auprès du lazaret de la Grande-Chaloupe en 1867 en qualité de médecin directeur nous éclaire sur les traitements de l'époque, alors qu'il prend en charge ses collègues marins malades de la corvette de guerre *Le Minerve* : « Les nausées étaient combattues par un ipéca. La constipation par un purgatif salin (sulfate de soude, ou mieux eau de Sedlitz). Les salles étaient toujours maintenues très aérées et les malades peu couverts. Les tisanes ne consistaient qu'en de l'eau vineuse sucrée ou non, du sirop de limon, des limonades acides et froides. » Lorsque l'éruption était jugée complète, on administrait aux patients des « grands bains tièdes, tous les 2 ou 3 jours jusqu'au moment de la période de dessiccation » afin de réduire l'irritation de la peau. Les pustules étaient parfois incisées puis cautérisées. Au niveau du visage, une pommade mercurielle était passée afin d'assouplir la peau et de calmer l'irritation douloureuse causée par les pustules.
Le simple fait que des marins d'un bâtiment de guerre aient été atteints par la variole démontre bien que la vaccination n'était pas encore généralisée au sein de l'armée française de l'époque.

Le mode de dissémination de la variole était bien connu et Adolphe Coustan[521] rappelle dans son manuel de médecine militaire que c'est « à la

[517] Bouvet P., « Note sur une épidémie de variole observée au Lazaret de Saint Denis (Ile de La Réunion). », *Archives de médecine navale*, 1868, 9, 50-58.
[518] Archives de La Réunion, 2 O 144.
[519] Berg A. *Essai sur un nouveau traitement de la lèpre. Observations cliniques recueillies à l'Hôpital colonial de St Denis,* Saint Denis, G. Lahuppe, 1870, 29 p.
[520] ADR, 104 M 5.
[521] A. Coustan, *Manuel du médecin militaire - Aide-mémoire de médecine militaire : maladies et épidémies des armées,* 1897.

période d'éruption, et surtout aux périodes de suppuration et de dessiccation que la variole se transmet le plus facilement par le pus desséché et les croutes des convalescents qui gardent longtemps leur propriété virulente. »
Et Coustan de rappeler dans ses écrits l'importance de la vaccination et du respect des règles d'hygiène, dont la désinfection des effets personnels des malades.
A cette époque, il était également procédé à des désinfections contre les maladies pestilentielles, soit à la vapeur, ou à défaut d'étuve par des bains à base d'acide sulfureux, ou par des fumigations de chlore conformément. Ces modalités de désinfection suivaient les recommandations de la convention sanitaire internationale de 1853 et celles, plus françaises, du docteur Proust[522].

Les épidémies prenaient leur vigueur, non pas pendant la chaleur humide de l'hivernage, mais à l'automne austral avec une virulence maximale et des complications hémorragiques pendant les mois de juin, juillet, août, qui correspondent à l'hiver austral. François Jean-Pierre Henri Azéma constatait déjà que « les chaleurs humides de l'hivernage s'opposent au succès de la vaccination. Il faut opérer beaucoup de sujets pour obtenir quelques pustules. »

Les mesures pour éviter les épidémies à La Réunion devinrent drastiques : quarantaine, interdiction de débarquer à tout malade atteint ou suspect de maladie pestilentielle, comme en témoigne Gustave Reynaud, médecin de Marine, en poste en Nouvelle-Calédonie en 1883 et qui rejoignit La Réunion en 1887 : « Le paquebot *l'Océanien* ayant à bord un homme atteint de variole, passa sur rade de Saint-Denis (1885) et demanda à le débarquer au Lazaret ; on refusa. Il va à Maurice, nouveau refus et quarantaine, et il continua ainsi sa route jusqu'en Nouvelle-Calédonie, où je le vis arriver. »
Ces mesures quarantenaires renforcées furent décriées par les armateurs, à qui l'immobilisation des navires faisait perdre de l'argent. Les armateurs, tout comme les groupes de pression qui en 2016 s'opposent par élus interposés aux mesures de santé publiques relatives à l'alcool et au tabac, n'hésitèrent pas à faire passer leurs intérêts financiers avant ceux de la santé publique. C'est ainsi qu'au sujet de ses navires *Ville de Majunga* et *Ile de La Réunion*, en 1901, E. Grosos, directeur général de la Compagnie Havraise Péninsulaire, écrivit au Ministre des colonies en expliquant que ses deux navires en provenance de Diego Suarez où des cas de variole étaient signalés, « doivent effectuer sans limite de durée, une quarantaine alors qu'ils ont effectué 20 et 28 jours de mer avant d'arriver à La Réunion et

[522] Proust, 1885, *Rapport sur la prophylaxie sanitaire maritime des maladies pestilentielles exotiques.*

qu'il n'y a pas de malades à bord. » Et d'ajouter qu'il comprend que « Le conseil sanitaire de La Réunion ait le souci de préserver la colonie des maladies épidémiques qui sévissent ailleurs » mais qu'il ne peut admettre « qu'il se laisse aller à des mesures exagérées. » Il ajoute que si « ces difficultés devaient être encore aggravées par les mesures arbitraires prises à l'égard de nos vapeurs par le Conseil sanitaire de l'île, notre service deviendrait impossible, au grand préjudice de l'Etat lui-même, dont nous effectuons les transports. »
La réponse que lui fit le gouverneur Paul Samary résume la fermeté du Conseil sanitaire[523] : « Tout d'abord, la feuille d'arraisonnement de *Ville de Majunga* porte la mention que la petite vérole règne à Diego sur la population noire. Puis, un arrêté du 25 avril 1901 dont l'insertion au Journal officiel de la colonie du 26 du même mois constituait une notification suffisante pour tous, avait déclaré le port de Diego contaminé de variole et prescrivait les mesures suivantes contre les provenances de ce port… » Le gouverneur énumère ensuite les mesures qui auraient du être prises à Diego Suarez et auraient du être certifiées par les autorités du Port et maintient son interdiction de débarquer.
Il y aurait eu une dernière épidémie de variole en 1894-1895, dans la partie sous-le-vent, bien observée par le docteur Reynaud, cité par Lafont.

À partir de 1900, c'est le laboratoire de bactériologie de Saint-Denis, créé en 1899 après la mission d'André Thiroux pour la peste, qui assura le service de la vaccination gratuite et celui de la conservation et de la distribution des vaccins. Ce laboratoire a été dirigé successivement par les docteurs Vassal et Lafont[524]. De 1900 à 1903, le parc vaccinigène « a fonctionné grâce à des génisses qui ont assuré les passages et le vaccin, très actif a été distribué à toute la colonie. » À partir de 1903, c'est le procédé Calmette-Guérin qui fut été employé comme suit : « cette pratique consiste, on le sait, à se servir du lapin comme animal de contrôle et de renforcement pour la semence vaccinale et de la génisse comme champ d'ensemencement et de récolte. C'est là le procédé de choix à employer aux colonies toutes les fois que les ressources en animaux le permettent. » Le nombre de doses distribuées au cours d'une période d'un peu plus de trois années (1903-1906) a été de 39 734.
En 1902, étaient encore signalés plusieurs navires en quarantaine pour variole avec le décès au lazaret de la Grande-Chaloupe d'un passager débarqué du paquebot Français le *Melbourne* le 17 janvier 1902.

Au cours du XIXe siècle, on se préoccupa surtout de fortifier la méthode vaccinale de Jenner grâce en particulier à la mise au point de la dessiccation

[523] Archives nationales d'outre mer (ANOM), Immigration Santé 1853-1894 – Séries géographiques, carton 525, doc 6133.
[524] Lafont., *Fonctionnement du laboratoire de Saint-Denis (Réunion) de 1903 à 1906, op. cit.*

sans congélation du virus qui autorisa dès 1917 son acheminement vers les pays tropicaux où la variole sévissait à l'état endémique. L'intensification de la politique de vaccinations et de revaccinations associée aux mesures d'isolement des malades contribua, à l'issue d'une campagne mondiale d'éradication lancée en 1965, à l'extinction mondiale de la variole dont l'éradication fut proclamée en 1980 par l'OMS.
La variole est actuellement la seule maladie qui a été éradiquée au monde. Seuls les deux centres collaborateurs de l'OMS, l'un situé aux Etats-Unis d'Amérique, l'autre dans la Fédération de Russie, sont autorisés à posséder en totalité l'ADN du virus de la variole[525].
Toutefois, rien ne confirme que tous les stocks de virus de la guerre froide aient tous été détruits. C'est la raison pour laquelle le vaccin est toujours produit et que la variole fait toujours partie des maladies liées au bioterrorisme.

- Histoire des épidémies et des maladies transmissibles dans les pays voisins

Les fréquents échanges de biens et de personnes entre les pays de la zone sud de l'océan Indien ont été, et sont encore, à l'origine de la transmission des maladies d'un pays à l'autre. C'est la raison pour laquelle, nous ne saurions ignorer les épidémies ou maladies qui ont sévi ou sévissent dans les pays avoisinant La Réunion[526].

L'homme a débarqué à Madagascar au début de notre ère par les migrations des Indonésiens du Ier au XIIIe siècle, les migration des Bantous du IIe au IIIe siècle et celles des Arabes du VIIe au XIVe siècle. Il s'est établi dans l'archipel des Comores au VIIe siècle à partir de l'Afrique bantoue, par des représentants de la civilisation swahili, puis au XIIe siècle par les Arabo-Shiraziens qui étaient des groupes islamisés métissés d'Arabes et d'Iraniens accompagnés de leurs esclaves.

Les Seychelles, d'abord visitées par les Arabes, furent découvertes par les navigateurs portugais au début du XVIe siècle. Les Mascareignes furent habitées au XVIIe siècle par des esclaves importés de Madagascar, par les Hollandais à l'île Maurice et par des mutins de la Compagnie des Indes exilés de Fort-Dauphin à La Réunion.

Au fil des nombreuses migrations à partir d'Asie, d'Afrique et du Moyen-Orient, les maladies infectieuses ont gagné la plupart des îles du sud-ouest

---

525 OMS Variole, *REH*, 2001, 44, 337-344.
526 Gaüzère B.-A, Aubry P., « Histoire des épidémies humaines dans le sud-ouest de l'océan Indien », *Médecine et Santé Tropicales* 2013 ; 00 : 1-13.

de l'océan Indien, qu'il s'agisse de maladies pestilentielles et quarantenaires telles la variole ou le choléra ou d'autres fléaux comme le paludisme.

Parmi les six maladies épidémiques considérées comme particulièrement dangereuses pour l'homme et dénommées maladies pestilentielles et quarantenaires (fièvre jaune, variole, peste, choléra, typhus exanthématique, fièvre récurrente à poux), seules la variole, la peste et le choléra ont sévi dans les îles du sud-ouest de l'océan Indien. Le typhus, terme qui désignait initialement plusieurs types d'infections épidémiques dont la plus sévère était le typhus exanthématique, a sévi à bord des bateaux (c'était la fièvre des bateaux). Aucun cas de typhus n'a été rapporté à terre, du moins après que le rôle des poux dans la transmission eût été démontré par Charles Nicole en 1909.

. La variole dans les pays voisins

Partant de son foyer originel (Chine, Inde), la variole a causé de nombreuses pandémies au cours des siècles. Des documents chinois datant de 1122 av. J.-C. l'authentifient de façon certaine. En 1807, un cas de variole sur un navire en rade de Foulpointe (côte Est de Madagascar) fut rapporté sous le nom de « petite vérole volante. » Puis une épidémie de variole a été rapportée à Tananarive en 1817 conduisant le roi Radama 1er (1793-1828) à se faire « inoculer » à titre préventif par le procédé de la variolisation, employé depuis fort longtemps en Chine, en Perse, en Inde, puis à Madagascar.
Une épidémie de variole a été rapportée à Nossi-Bé en 1874-1875-1876 par Jean-Marie Mac-Auliffe, alors médecin de première classe, en poste depuis le 2 février 1874. Située sur la côte nord-ouest de Madagascar, l'île de Nossi-Bé était le centre d'un vaste trafic commercial par boutres avec la côte africaine. En septembre 1874, la variole fut importée dans la baie de Passandava par deux Hovas[527] venant de Tananarive qui en moururent et contaminèrent six personnes, lesquelles furent reléguées dans la forêt et leurs vêtements brûlés. Ces mesures combinées à la mise en quarantaine des boutres, suffirent pour contrôler l'épidémie. La quarantaine fut alors levée, mais le 18 janvier, la variole fut de nouveau signalée à Ambanourou. À la même époque, la variole sévissait sous forme épidémique dans le Ménabé, sur la côte ouest de Madagascar. À la fin de mars, neuf varioleux avaient été reçus au lazaret, « tous provenant de cette partie du village d'Ambanourou, voisine de la presqu'île de Loucoubé, qui est habitée par les Makoua, engagés des Indiens et des Arabes, et aussi par les matelots des boutres mouillés en rade. » Dès la première quinzaine d'avril, l'épidémie démarra. Alors que les vaccinations avaient été interrompues depuis 1870, Jean-Marie

[527] Hova : ethnie d'origine indonésienne habitant sur les plateaux de Madagascar.

Mac-Auliffe obtint de ses amis de La Réunion, quelques tubes de vaccin au début de 1875. La campagne de vaccination débuta, mais une partie importante de la population la refusa : « Beaucoup de ces gens, s'appuyant sur des faits mal observés, où la variole s'était développée concomitamment avec la vaccine, prétendaient que le vaccin donnait la variole. D'autres, Malgaches ou Makouas d'origine, ne voulaient point subir cette opération, qui, d'après les idées régnantes dans le pays, pouvait être comparée au *fatedja* ou serment du sang, lequel établit entre les deux parties contractantes des liens de fraternité, plus solides, dans ces pays barbares, que les liens de la famille. »
Il s'agissait d'une épidémie de petite ampleur car seulement soixante six malades furent reçus aux ambulances[528] et traités, dont vingt six succombèrent. Ce furent surtout les Malgaches, les Comoriens et les Mozambiques, de préférence à toute autre race d'hommes, qui furent frappés avec des cas de variole hémorragique très communs au début et plus rares en fin d'épidémie. Jean-Marie Mac-Auliffe estime le taux de létalité à 44 % et le nombre de décès à un millier, soit un dixième de la population de l'île (9 908 habitants au recensement de 1872), avec un pic en juillet et août.
Les épidémies se succédèrent au point que fut créé en 1898, soit deux ans après la conquête de Madagascar par la France, l'Institut vaccinogène et antirabique qui commença à fabriquer et à livrer le 3 novembre 1899 ses premiers tubes de vaccin à partir de génisses malgaches inoculées selon la technique de Jenner. Le 7 janvier 1909, un décret rendit obligatoire la vaccination et la revaccination antivariolique à Madagascar. L'Institut vaccinogène et antirabique exporta du vaccin antivariolique dans les îles voisines : Comores (1902), Réunion (1910), Maurice (1913), mais aussi à Zanzibar (1900) et en Ethiopie (1910). Avec la mise au point du vaccin lyophilisé, les exportations s'amplifièrent vers l'Afrique. Ainsi, l'Institut vaccinogène et antirabique, qui prit le nom d'Institut Pasteur de Madagascar en 1927, permit non seulement la disparition de la variole dans la Grande Ile, mais aussi dans l'océan Indien et en Afrique[529].

Une épidémie de variole a sévi à Mayotte en 1898, avec 800 décès, imputée à une importation du virus de Zanzibar. Une deuxième épidémie, toujours en provenance de Zanzibar, a été rapportée en Grande Comore en 1922-1923 : 300 à 400 cas avec une mortalité de 60 à 70 %. Les Comoriens, qui ne mettaient aucun empressement à se faire vacciner, étaient peu ou pas immunisés. Une campagne de vaccination avec le vaccin lyophilisé produit par l'Institut Pasteur a été menée en 1974-1975[530].

---

[528] Ambulance : poste de santé.
[529] Coulanges P., « Histoire de la variole à Madagascar. Les épidémies au XIXe siècle », *Arch Inst Pasteur Madagascar* 1976 ; 45 : 129-135.
[530] Coulanges P., Gilles J.C., Delorme L., Sarrotte R., Merouze F., « Historique de la variole dans l'archipel des Comores », *Arch Inst Pasteur Madagascar* 1976 ; 45 : 189-204.

La variole a atteint les îles Mascareignes, La Réunion et Maurice, au XVIIIe siècle. Une nouvelle épidémie de variole sévit à Maurice en 1913. En 1948, un cas de variole fut constaté à l'île Maurice à bord d'un bateau reliant Mombasa au Kenya à l'île Maurice. La variole a été éradiquée dans le monde en 1979.

. Le choléra dans les pays voisins

Le choléra a été introduit à l'île Maurice, à Port-Louis, au cours de la première pandémie, en novembre 1819 par la frégate anglaise *La Topaze* en provenance de Calcutta et de Ceylan[531]. Plusieurs membres de l'équipage avaient péri pendant la traversée, mais « les membres de la commission de santé qui furent aussitôt (la) visiter déclarèrent que la maladie dont elle éprouvait les terribles ravages n'était pas contagieuse ; et conséquemment il ne fut apporté aucune restriction aux communications du mouillage avec le Port-Louis. » La maladie tua dix mille personnes dans l'île, pour la plupart des esclaves.
L'épidémie gagna La Réunion en janvier 1820 par le *Pivert*, venant de l'île Maurice. En 1856, le choléra atteint de nouveau Maurice et occasionne trois mille deux cent soixante quatre décès.
Lors de la 7ème pandémie, partie en 1961 des Célèbes, l'Union des Comores et Madagascar ont été les derniers pays atteints dans le monde. Les Comores ont connu plusieurs épidémies de choléra dont la première en 1974 en rapport avec le transport de bidons d'eau « sacrée » par des pèlerins revenant d'Arabie Saoudite[532]. Puis trois épidémies sont survenues de 1998 à 2003.
En 2002, 1 436 cas ont été répertoriés avec une létalité de 3,27 %, dont 90 % en Grande Comore[533]. Une nouvelle épidémie est survenue en 2007 : 1 571 cas de choléra à *Vibrio cholerae*, sérogroupe O1, sérotype Ogawa ont été déclarés, avec 29 décès hospitaliers (létalité : 1,85 %). Le taux d'attaque a été de 22,5/10 000 et presque tous les cas sont survenus en Grande Comore (96,4 %).
Les conditions socio-économiques défavorables ainsi que la situation environnementale et sanitaire globale du pays (approvisionnement en eau, gestion des déchets, défaut d'éducation des populations) associées à

[531] Blane G., « Account of the epidemic spasmodic cholera, which by lately prevailed in India, and other adjacent countries and islands, and at sea », *Med Chir Trans* 1821 ; 11 : 110-156.
[532] Giudicelli C.P., Ollivier J.P., Bihan-Faou P., « L'épidémie de choléra des Comores en 1975 », *Med Armees* 1986 ; 14 : 669-670.
[533] Nivoix P., Merzouki D., Durasnel P., Gaüzère B-A., « L'épidémie de choléra aux Comores : situation au 30 septembre 2002 », *Bull Soc Pathol Exot* 2003 ; 96 : 54.

l'instabilité du personnel soignant, font craindre une endémisation du choléra, comme dans la plupart des pays d'Afrique sub-saharienne[534].

Alors que Mayotte est resté indemne, Madagascar a été atteinte[535] en mars 1999 sur la côte ouest à Mahajanga, puis dans l'ensemble du pays de 1999 à 2001. La souche isolée a été *Vibrio cholerae*, sérogroupe O1, sérotype Ogawa, biotype El Tor, le même biotype que celui circulant aux Comores en 1998. En décembre 2001, le total des cas déclarés était de 45 400 dont 2 639 décès (létalité 5,8 %).

. La peste dans les pays voisins

Son histoire dans le sud-ouest de l'océan Indien a débuté en 1898 à Madagascar au cours de la troisième pandémie partie de Canton (Chine) en 1894 qui gagna Hong-Kong et Bombay. C'est par un bateau chargé de riz en provenance de l'Inde qu'elle arriva à Tamatave, avant de toucher Diégo Suarez en 1899 et Majunga en 1902. Ce fut la peste des ports. En 1899, les ports de Maurice et de La Réunion furent touchés, en même temps que Tamatave.
André Thiroux, premier directeur de l'Institut vaccinogène et antirabique, débarqua à Tamatave le 5 janvier 1899 et commença la sérothérapie anti pesteuse, mise au point en Indochine par Yersin en 1897[536].
La peste se réveilla en juin 1921 venant cette fois de l'île Maurice. Une épidémie de peste pulmonaire atteignit la capitale Tananarive, tuant de pneumonie pesteuse quarante-huit personnes réunies à l'occasion d'un mariage. La peste sema l'épouvante dans la population, en raison tout d'abord de son issue presque toujours rapidement fatale, ensuite par les mesures de lutte appliquées par les autorités sanitaires : isolement des malades et des personnes-contacts dans des lazarets, destruction par le feu des maisons contaminées, désinfection des marchandises et établissement de cordons sanitaires.

C'est dans ce contexte qu'arriva Georges Girard, venu prendre la direction de l'Institut Pasteur de Tananarive. Il maintint les mesures édictées auparavant en y ajoutant le dépistage post mortem obligatoire pour tous les décès suspects à partir de prélèvements biopsiques de foie, rate et

---

[534] Check-Abdoulah N., Cruanes L., Aubry P., Simon B., Gaüzère B-A., « Epidémie de choléra de 2007 aux Comores : un nouveau pas vers l'endémisation ? », *Med Trop* 2010 ; 70 : 307-308.
[535] Duval P., Champetier de Ribes G., Ranjahaly J., Quilici M.-L., Fournier J.-M., « Cholera in Madagascar », *Lancet* 1999; 353 : 2068.
[536] Thiroux A., « Rapport sur la sérothérapie de la peste bubonique à Tamatave en janvier 1899 », *Annales d'Hygiène et de Médecine Coloniales* 1899 ; 2 : 899-908.

poumons[537]. Girard démontra l'inefficacité des vaccins à germes tués et mit au point avec Robic en 1931 un vaccin à germe vivant atténué à partir de la souche vaccinale EV, premières lettres du nom de l'enfant chez lequel la souche avait été isolée en 1926. La première grande campagne de vaccinations débuta fin 1934. L'incidence de la peste passa de 3 500 cas annuels dont 90 % mouraient, à 200 cas au début des années 1940, date à laquelle la vaccination devint obligatoire. Les premiers sulfamides furent utilisés à Madagascar dans le traitement de la peste dès 1938 avec des taux de guérison de 80 % en 1947. La streptomycine fut utilisée pour la première fois en 1948 dans le traitement de la peste pulmonaire. A partir de 1947, les insecticides à base de DDT furent épandus dans les habitations, les poulaillers et sur les aires de battage du riz. Combinés aux travaux d'assainissement de la ville basse, ils firent disparaître la peste de Tananarive en 1950. Les vaccinations de masse des populations exposées furent arrêtées en 1959.
Le traitement curatif par la streptomycine, la prophylaxie des sujets contacts par les sulfamides et l'utilisation des insecticides de contact à partir de 1951, permirent de contenir l'endémie à moins de 50 cas par an pendant une trentaine d'années[538].
Puis, les conditions socio-économiques du pays s'étant fortement dégradées, une réémergence survint à Antananarivo en 1981 après une trentaine d'années de silence, puis à Mahajanga en 1991 après soixante-trois années de silence. L'augmentation du nombre de cas déclarés dans le pays jusqu'en 1997 a confirmé cette recrudescence. Depuis 1998, on note une baisse du nombre de cas en rapport avec la mise en place de moyens de lutte, mais la peste reste très présente, avec 300 à 500 cas suspects par an, dont 23 morts en février 2011 à Ambilobe et Brickaville.

. Le paludisme dans les pays voisins

Le paludisme est connu à Madagascar depuis les années 1880, mais d'après les légendes locales, il semble avoir existé dès le début du peuplement de l'île. Il est évoqué à travers le mot malgache « *tazo* », synonyme de « fièvre, frisson, myalgie, bouche amère. Le paludisme a d'abord été signalé dans les régions côtières.
Lorsque les premiers Européens débarquèrent sur la côte ouest de Madagascar en 1500, les fièvres étaient au rendez-vous et la forte mortalité des équipages portugais émaille les récits de l'époque. Les plateaux malgaches restèrent sains jusqu'au milieu du XIXe siècle. La première

[537] Girard G., « Le dépistage post mortem de la peste à Madagascar. Ponction pulmonaire et ponction hépatique », *Bull Soc Path Exot* 1925 ; 18 : 730-731.
[538] Brygoo E.R., « Epidémiologie de la peste à Madagascar », *Arch Inst Pasteur Madagascar* 1966 ; 35 : 9-147.

épidémie d'altitude débuta en avril 1878, contemporaine de l'arrivée massive de travailleurs africains, main-d'œuvre nécessaire à l'introduction de nouvelles activités humaines, en particulier de la riziculture inondée.

L'expédition française de 1895 fut un désastre sanitaire avec 5 731 morts sur 21 600 hommes débarqués, dont 5 726 de maladies, essentiellement de paludisme et 25 tués au combat. La mortalité fut importante dès le début de l'expédition prés de Mahajanga, port du débarquement, dans les marais du delta de la Betsiboka. L'explication est simple : alors qu'il y avait un accord des médecins français sur l'efficacité de la quinine dans le traitement du paludisme, certains refusaient encore à la quinine toute efficacité dans la prophylaxie du paludisme. Pourtant, la démonstration de l'efficacité de la quinine prophylactique avait été faite au Tonkin quelques années auparavant. Une deuxième épidémie survint sur les Hautes Terres lors de la construction de la ligne ferroviaire entre Tananarive et Tamatave en 1896. *Anopheles funestus*, très lié aux rizières inondées, qui avait en partie disparu avec la lutte antipaludique, recolonisa les Hautes Terres dès 1984 et fut responsable de l'épidémie meurtrière de 1985-1988 avec prés de 1 % de la population décédée (prés de 40 000 morts). La reprise de la chimioprophylaxie par la chloroquine dès 1988 et de la lutte antivectorielle par le DDT en 1993 permirent l'arrêt de l'épidémie[539].

En matière de stratification épidémiologique, le littoral malgache subit une transmission permanente stable. La situation des Hautes Terres malgaches est celle d'un paludisme plutôt stable entre 800 et 1000 mètres d'altitude, les températures étant compatibles avec la transmission de la maladie ; et d'un paludisme instable et saisonnier en saison chaude et pluvieuse, entre 1000 et 1500 m d'altitude[540].

Situées sur la route des Indes, escale de la traite des esclaves, les îles de l'archipel des Comores étaient considérées au XVIIe siècle, comme exemptes de paludisme. Au XIXe siècle, Mayotte, Mohéli et Anjouan furent touchées par le paludisme alors que La Grande Comore ne le fut qu'au début du XXe siècle[541]. L'origine de cette affection est très vraisemblablement africaine, à partir de Zanzibar, tant en ce qui concerne les vecteurs que le parasite principal, *Plasmodium falciparum*.

---

539 Mouchet J., Lavanture S., Blanchy S. et al., « La reconquête des Hautes Terres de Madagascar par le paludisme », *Bull Soc Path Exot* 1997 ; 90 : 162-168.

540 Mouchet J., Blanchy S., Rakotonjanabelo A. et al., « Stratification épidémiologique du paludisme à Madagascar », *Arch Inst Pasteur Madagascar* 1993 ; 60 : 50-59.

541 Julvez J., Blanchy S., « Le paludisme dans les îles de l'archipel des Comores. Éléments historiques et géophysiques, considérations épidémiologiques », *Bull Soc Path Ex* 1988 ; 81 : 847-853.

En Grande Comore, où n'existe aucune eau de surface, c'est la construction de grandes citernes d'eau domestique et de bassins d'ablution qui a permis aux vecteurs de se reproduire. Une épidémie de paludisme a éclaté en 1920-1923 grevée d'une forte mortalité dans une population non immune. A Anjouan et à Mohéli, la présence de nombreux petits cours d'eau permanents et l'obstruction de leur estuaire en saison sèche entretiennent la reproduction des anophèles tout au long de l'année. À Mayotte, la mise en place en 1976 d'une lutte antipaludique globale s'est rapidement traduite par un arrêt transitoire de la transmission et donc d'une diminution immunitaire de la population. Mais Mayotte a connu deux épisodes épidémiques en 1984 et 1987 qui ont précédé la réimplantation endémique du paludisme qui perdure depuis 1991, avec une nette atténuation depuis 2010, comme dans les autres îles de l'archipel des Comores.

À l'opposé, les habitants des Mascareignes, marins ou colons, vantaient la salubrité de ces îles exemptes du paludisme. Cette réputation persista jusqu'à ce qu'une épidémie de paludisme, en provenance d'Inde, éclate à Maurice puis à La Réunion[542]. Andrew Davidson[543] qui exerça très longtemps à Maurice, y décrivit la première poussée épidémique de paludisme au début de l'année 1866 ; la seconde vers le milieu de novembre 1866 avec 23 911 décès à Port-Louis et la troisième poussée au cour des deux derniers mois de 1867 et de la première moitié de 1868. Il conclut que c'est après la quatrième, invasion en 1869, que la maladie gagna La Réunion.

Roubaud, médecin à bord d'un convoi d'immigrants indiens à destination de la Guadeloupe séjourna une semaine en rade de Port-Louis (Ile Maurice) et rapporta l'effroyable mortalité : 30 mars 1867 : 159 décès, 31 mars : 161, 1er avril : 181, 2 avril : 181, 3 avril : 173, 4 avril : 231. « C'était cette fièvre qui devait tuer à Maurice, d'octobre 1866 à octobre 1867, 40 097 malades sur une population de 360 000. »

Pour Gloagen, l'épidémie de Maurice se serait déclarée à l'arrivée de l'*Eastern Empire*[544] qui arrivait de Bombay et de Calcutta avec à son bord des immigrants indiens. Par centaines, convalescents et fuyards affluèrent à La Réunion. L'année suivante, une épidémie en tous points semblables à celle qui frappait Maurice, éclata à La Réunion. Notons que les registres de l'hôpital civil de Port-Louis remontant à l'année 1820, mentionnent des diagnostics évocateurs tels « *febris continuus communis, febris rémittents.* »

---

[542] Julvez J., Mouchet J., Ragavoodoo C., *op. cit.*

[543] Andrew Davidson, « La pathologie des îles Mascareignes (Maurice, Réunion, Rodrigues) », *Le Janus,* 1897.

[544] C'est le même bâtiment qui aurait importé la fièvre récurrente à La Réunion en 1864. A moins qu'il ne s'agisse une fois de plus du typhus et non du paludisme qui était signalé à l'île Maurice bien avant cette date.

L'épidémie avait été précédée dans les deux îles sœurs de cas de « Fièvre de Bombay », considérée sans doute par erreur comme une fièvre récurrente[545]. A la fin du XIXe siècle, le paludisme était devenue endémo-épidémique dans les Mascareignes et touchait l'ensemble des rivages jusqu'à une altitude d'environ 500 mètres. Le déboisement massif résultant de la monoculture de la canne à sucre avait généré un biotype favorable à l'implantation des vecteurs.

Il n'y a jamais eu d'extension du paludisme aux autres îles des Mascareignes (Rodrigues, Saint-Brandon), ni dans l'archipel des Seychelles, en raison de l'absence de vecteurs autonomes, sauf dans les îles Aldabra, atoll des Seychelles, où a été signalé *Anopheles gambiae.* Le dernier cas de paludisme autochtone a été rapporté en 1931[546].

Le tableau épidémiologique du paludisme dans la région a évolué en fonction des campagnes d'éradication qui ont été menées à Madagascar, à Maurice et à La Réunion à partir de 1948, avec l'utilisation du DDT. Le paludisme autochtone à *Plasmodium vivax* a persisté à Maurice jusqu'en 1989.

Dans ces deux îles, le seul anophèle persistant est *Anopheles arabiensis*, dont la longévité est réduite au-dessous du seuil de 14 jours. La transmission autochtone du paludisme se poursuit à Madagascar et dans l'archipel des Comores, amplifiée par les fortes températures et les pluies tropicales, ainsi que par l'incapacité à contrôler efficacement les vecteurs[547].

. La bilharziose ou schistosomose dans les pays voisins

La bilharziose a été rapportée pour la première fois dans les îles de l'océan Indien à l'île Maurice en 1812, donc antérieurement à la découverte du parasite par Bilharz en 1851. Il s'agissait d'enfants atteints d'hématuries présentant donc une bilharziose urinaire[548]. La maladie n'a jamais existé dans les autres îles, sauf à Madagascar.
Le mollusque, hôte intermédiaire, décrit à l'île Maurice en 1809, est *Bulinus cernicus* dont la responsabilité dans la transmission du parasite a été confirmée en 1953. La réduction considérable du nombre des mollusques a

---

[545] Aubry P., Gaüzère B-A., « Jean Marie Mac-Auliffe, l'île de La Réunion et le paludisme », *Med Trop* 2009 ; 69 : 235-236.
[546] Robert V., Rocamora G., Julienne S., Goodman S.M., « Why are anopheline mosquitoes not present in the Seychelles? », *Malar J* 2011 ; 10 : 31.
[547] Tchen J., Ouledi A., Lepère J.F., Fernandez D., Yvin J.L., Epidémiologie et prévention du paludisme dans les îles du sud-ouest de l'océan Indien », *Med Trop* 2006 ; 66 : 295-301.
[548] Julvez J., « Particularités épidémiologiques de la schistosomose urinaire à l'île Maurice », *Bull Soc Path Ex* 1992 ; 85 : 285-291.

été attribuée aux inondations du cyclone de 1945, mais aussi aux travaux de drainage et de canalisation entrepris dans le cadre de la campagne antipaludique. Les deux derniers cas de bilharziose à l'île Maurice ont été rapportés en 1998.
Les premiers cas de bilharziose humaine à Madagascar ont été publiés en 1918 : il s'agissait de bilharziose intestinale. La bilharziose urinaire a été rapportée en 1935[549]. L'aire de répartition des mollusques hôtes intermédiaires n'y est connue que depuis les années 1950. Le mollusque hôte de la bilharziose urinaire à *S. haematobium* ne se développe et ne se reproduit que si la température est d'au moins 20°C, ce qui le limite à l'ouest du pays et l'exclut des Hautes Terres. Par contre, le mollusque hôte de *S. mansoni*, vit bien et se reproduit dans une eau fraîche jusqu'à 6°C et peut aussi survivre à plus de 30°C. Son aire de distribution recouvre la plus grande partie de la côte est, le sud et les Hautes Terres[550].

. La filariose lymphatique dans les pays voisins

La filariose lymphatique apparaît dans les premières chroniques historiques des Mascareignes en raison du caractère spectaculaire des complications chroniques. À l'île Maurice elle était connue avant 1865, donc avant le paludisme, alors qu'il n'y avait pas d'anophèle sur l'île, ce qui suggère que le vecteur était un culex venu par voie maritime des Indes. À La Réunion, elle a été rapportée dès 1757. Elle a épargné Rodrigues et Saint-Brandon. En 1812, la présence de vers « vivants et remuants » est signalée dans les urines d'un « Malgache pissant du sang. » Mais il a fallu attendre 1873 pour qu'on reconnaisse à Paris la présence de microfilaires dans un dépôt d'urines chyleuses provenant de La Réunion[551]. En 1877, Eugène Vinson fait paraître dans les *Annales de Médecine Navale* un article intitulé « Contribution à l'étude de la lymphite grave (maladie des glandes) à Maurice et à La Réunion. » Après l'apparition du paludisme dans les Mascareignes, la filariose a flambé, puis a disparu spontanément sans explication, malgré une situation vectorielle favorable.

À Madagascar, des cas de lymphangites et d'éléphantiasis ont été constatés en 1903 dans le nord-est. Par la suite, plusieurs notes cliniques ont établi l'existence de la filariose à *Wuchereria bancrofti* dans le sud, le sud-est et l'est du pays. Mais l'épidémiologie de la filariose n'a fait l'objet d'une

---

549 Brygoo E.R., « Les bilharzioses humaines à Madagascar », *Arch. Inst Pasteur Madagascar*, 1965 ; 33 : 79-206.
550 Gaud J., « Les bilharzioses à Madagascar et aux îles Mascareignes », *Bull Org Mond Sante* 1955 ; 13 : 259-288.
551 Julvez J., Mouchet J., « Epidémiologie historique de la filariose de Bancroft dans les îles du Sud-ouest de l'océan Indien », *Bull Soc Path Ex* 1994 ; 87 : 194-201.

enquête particulière qu'en 1950, révélant un taux d'infection de 40 % dans la région de Farafangana sur la côte est. Le foyer principal s'étend en effet sur la côte est de Fénérive à Vangaindrano avec une prévalence des microfilaires de 30 %, depuis le bord de la mer jusqu'à 500 m d'altitude[552]. Il s'agit de la région qui a un faciès géo-climatique de type équatorial et qui est également la zone de transmission majeure du paludisme.

Signalée, dès 1910, comme une affection très fréquente aux Comores[553], la filariose lymphatique a été rapportée à Mayotte, à Anjouan et à Mohéli[554] en 1955. Par contre, la première publication détaillée concernant la Grande Comore[555] date de 1989. Les indices microfilariens s'élevaient à 17,66 % à Anjouan en 1986, à 10,50 % en Grande Comore, à 16,84 à Mohéli en 1989, à 1,99 à Mayotte en 1987, alors qu'ils étaient de 17,1 % en 1981. La lutte antivectorielle fondée sur des mesures anti larvaires péri-domiciliaires et sur une chimiothérapie de masse par la di-éthyl-carbamazine, a débuté à Mayotte[556] en 1981. Comme à Madagascar, la filariose lymphatique n'est présente dans les îles montagneuses d'Anjouan et de Mayotte que jusqu'à 500 mètres d'altitude.

Aux Seychelles, la filariose lymphatique a été endémique[557], la prévalence modérément élevée variant d'une île à l'autre : en 1982 l'indice microfilarien de Mahé était 3,6 %. La prévalence aurait été plus élevée aux Chagos.

. La cysticercose dans les pays voisins

Le premier cas a été rapporté à Madagascar[558] en 1910, la cysticercose a été reconnue comme un problème de santé publique, sa séroprévalence des formes actives variant de 7 à 21 % entre 1994 et 1999, inférieure à 10 %

---

[552] Brygoo E.R., « La filariose humaine à Madagascar », *Arch Inst Pasteur Madagascar* 1958 ; 6 : 11-39.

[553] Rouffandis V., « Notes sur la filariose dans l'archipel des Comores », *Bull Soc Path Ex,* 1910 ; 3 : 145-152.

[554] Brygoo E.R., Escolivet J., « Enquête sur la filariose aux Comores, à Mayotte et à Mohéli », *Bull Soc Path Ex* 1955 ; 48 : 833-838.

[555] Blanchy S., Benthein F., « Enquête sur la filariose aux Comores, en Grande Comore et à Mohéli », *Bull Soc Path Ex* 1989 ; 81 : 29-34.

[556] Galtier J., Julvez J., Michault A., Isautier H., « Action des campagnes de chimiothérapie de masse à la diéthylcarbamazine sur la microfilarémie de Wuchereria bancrofti à Mayotte », *Bull Soc Path Ex* 1987 ; 80 : 826-833.

[557] Nuti M., Ferrari J.D., Au A.C., « Seroepidemiology of bancroftian filiariasis in the Seychelles Islands », *Tropenmed Parasitol* 1982 ; 33 : 25-27.

[558] Andriajafy, « Cysticercose humaine », *Bull Soc Sci Med Madagascar* 2010, 2, 53-69.

dans les régions côtières (Mahajanga et Toamasina) et jusqu'à 20 % dans les régions centrales de l'île[559].
La cysticercose a été rarement apportée à l'île Maurice où elle a été considérée comme éradiquée en 1999. Aucune donnée sur la cysticercose humaine n'a été, à notre connaissance, publiée ni dans l'archipel des Comores, ni aux Seychelles.

. La lèpre dans les pays voisins

La lèpre est toujours présente avec des taux de prévalence élevés dans trois îles[560] : Madagascar, Anjouan Mayotte.

Madagascar a mis en place un programme d'élimination de la lèpre en 1992. La prévalence y est inférieure à 1 pour 10 000 (0,83 en 2006) et Madagascar est parvenu à l'élimination (et non à l'éradication) de la lèpre, but que l'OMS s'était fixé au niveau mondial pour la fin 2005. Cependant, la proportion de nouveaux cas présentant une incapacité de degré 2 est la plus forte au monde, ce qui souligne un défaut de dépistage précoce[561].
L'île d'Anjouan regroupe 90 % des cas de lèpre de l'Union des Comores. La prévalence y était 2,90/10 000 en 2006 et les formes paucibacillaires représentaient 72,09 % des cas[562] [563].
Avec une prévalence de 4,65/10 000, Mayotte est une zone endémique[564]. Plus de la moitié des cas y sont importés des Comores, en particulier d'Anjouan. La lèpre de Mayotte est caractérisée par une proportion élevée de formes multibacillaires contagieuses (43 %) et un pourcentage important d'enfants de moins de 15 ans parmi les cas autochtones (28 %), ce qui est en faveur d'un niveau de transmission élevé de la maladie.
La prévalence de la lèpre est de 0,007 à l'île Maurice (2008), de 0,12 pour 10 000 aux Seychelles (2007), ces deux pays étant sur la voie de l'éradication. Mais, la lèpre a bien été présente au XVIIIe siècle, nécessitant

---

[559] Andriantsimahavandy A., Ravaolimalala V.E., Rajaonarisoa P. et al., « Situation épidémiologique actuelle de la cysticercose à Madagascar », *Arch Inst Pasteur de Madagascar* 2003 ; 69 : 46-51.
[560] Ratrimoarivony C., Rajoanarison H., Andrianarisoa S.H., Rapelanoro R.F., « La lèpre dans l'océan Indien », *Bull de l'ALLF* 2010 ; 25 : 7.
[561] Tiendrebéogo A., Andrianarisoa S.H., Andriamitantsoa J. et al., « Enquête sur la qualité du diagnostic de la lèpre à Madagascar », *Annales de Dermatologie et de Vénérologie*, 2008, 135, 645-650.
[562] Feyaerts Ph., Thaoubani D., Grillone S., Oumadi A., Molines C., Josse R., « Epidémiologie de la lèpre en République Fédérale Islamique des Comores en 1995 », *Arch. Inst. Pasteur Madagascar,* 1995, 62, 118-121.
[563] Zahara Salim., « Situation de la lèpre à Anjouan (Union des Comores) en 2004 », *Bull de l'ALLF* 2006 ; 18 : 7-8.
[564] De Carsalade G.Y., Achirafi A., « La lèpre à Mayotte. Etude rétrospective de 1999 à 2008 », *Bull de l'ALLF*, 2010, 25, 16-18.

l'isolement des lépreux. C'est l'île de Diego Garcia distante de 2 100 km qui a d'abord été un lieu d'isolement pour les lépreux de l'île Maurice. Puis en raison de la distance moindre, l'atoll de Providence, aux Seychelles, devint en 1817 un village de lépreux pour les lépreux mauriciens et probablement seychellois. Enfin, en 1829, l'île Curieuse, voisine de Praslin, fut achetée par le gouvernement britannique pour y installer une léproserie dont les premiers pensionnaires furent les anciens esclaves africains qui avaient été abandonnés sur différentes îles par leurs maîtres. De 1930 à 1978, 143 lépreux ont été enregistrés aux Seychelles, dont 98 formes lépromateuses. Il a été noté une diminution des cas à partir de 1959 due au traitement par la dapsone, à la vaccination par le BCG et à de meilleures conditions socio-économiques[565].

. La tuberculose dans les pays voisins

Les premiers cas de tuberculose à Madagascar ont été rapportés dès les années 1860. Une enquête menée en 1905 note la rareté de l'infection chez les Malgaches malgré l'existence de toutes les conditions favorables à la propagation de la maladie.
En 1901, la tuberculose bovine, connue localement sous le nom de *Beraboka*, fit l'objet d'un rapport de Thiroux qui mit en évidence chez les zébus la présence de bacille de Koch[566].
Dans les années qui suivirent la guerre 1914-1918, la tuberculose s'est étendue dans toute l'île, probablement à la suite du rapatriement de nombreux militaires réformés pour tuberculose. En 1926 a débuté la vaccination par le BCG à la maternité de l'hôpital indigène de Tananarive, laquelle a été étendue à toute l'île en 1939.
En 1933 avait été crée le service antituberculeux à l'institut d'hygiène sociale qui centralisait les renseignements provenant de toutes les régions de l'île et mettait en œuvre la lutte antituberculeuse. La vaccination BCG a été interrompue en 1943 en raison de la guerre et de la coupure avec la France, pour reprendre en 1948.
En 2006, l'incidence annuelle était encore estimée à 246 pour 100 000 habitants.

Une épidémie de tuberculose pulmonaire a été rapportée en 1902 en Grande Comore[567]. La tuberculose restait en 2006 un problème de santé publique dans l'Union des Comores, avec une incidence annuelle estimée à 44 cas pour 100 000 habitants.

---

565 Grainger C.R., « Leprosy in the Seychelles », *Lepr Rev* 1980 ; 51 : 43-49.
566 Robic J., « La tuberculose à Madagascar », *Arch Inst Pasteur Madagascar* 1950 ; 18 : 57-58.
567 Feyaerts P., Thaoubani D., Aboubacar O., Molines C., Josse R., « La tuberculose en République Islamique Fédérale des Comores en 1995 », *Med Trop* 1996 ; 56 : 303-307.

L'incidence de la tuberculose, qui était de 150,3 à Mayotte en 1978, a chuté à 22 pour 100 000 en 2006 et la mortalité estimée à 5,6 pour 100 000 habitants en 1986 est de 1,6 en 2004[568]. Le taux de rechute (2,5 %) est relativement bas par rapport à ceux observés à Madagascar[569] (6 %).

À l'île Maurice, la tuberculose reste un problème de santé publique avec une incidence de 23 pour 100 000 habitants.

Le contrôle mondial de la tuberculose se heurte à l'émergence de l'épidémie de l'infection à VIH/Sida.

. La fièvre typhoïde dans les pays voisins

En 1929, Girard écrivait[570] : « Il appartient aux médecins de faire disparaître cette légende que nous avons pourtant tant de fois entendue dans des milieux pourtant avisés que la fièvre typhoïde n'existe pas à Tananarive. Or, le Malgache est sensible à la fièvre typhoïde en dehors de toute atteinte de paludisme, il y est même très sensible puisque trois fois sur quatre la mort est survenue entre le 5ème et le 7ème jour de la maladie[571]. Le nombre de cas dépistés à l'Institut Pasteur a été de 4 en 1922, de 27 en 1927 grâce à la pratique plus fréquente de l'hémoculture et du sérodiagnostic de Widal. *Salmonella typhi* est le principal responsable. La typhoïde sévit dans toute l'île à l'état endémique avec poussées épidémiques durant les mois de la saison chaude[572]. »

À Mayotte, les statistiques hospitalières rapportent 40 à 50 cas de fièvre typhoïde par an.

À l'île Maurice, la fièvre typhoïde, qui affectait un grand nombre de personnes dans les années 1950 (326 cas en 1951), est devenue rare avec 1 à 15 cas par an le plus souvent importés d'Inde. Cependant, en 1980, une épidémie a atteint 126 personnes à la suite d'un cyclone et d'inondations[573].

---

[568] Woessner J., Receveur M.-C., Malvy D., Taytard A., « Epidémiologie de la tuberculose à Mayotte », *Bull Soc Pathol Exot 2008* ; 101 : 316-322.

[569] Raymond D., Ralainoro D., Botsy J., Rakotomanga J.D.M., Rakotondrajaona N.H., Rabeson D.R., « Lutte antituberculeuse et aspects épidémiologiques de la tuberculose : province de Toliara », *Arch Inst Pasteur Madagascar* 1998 ; 64 : 37-40

[570] Girard G., « Note sur la fièvre typhoïde en Emyrne », *Bull Soc Pathol Exot* 1929 ; 22 : 50-54.

[571] Bouffard, Girard G., « La fièvre typhoïde chez le Malgache en Emyrne », *Bull Soc Pathol Exot* 1922 ; 15 : 675-678.

[572] Dodin A., « Les salmonelloses à Madagascar », *Arch Inst Pasteur Madagascar* 1960 ; 28 : 19-34.

[573] Issack M.I., « Epidemiology of typhoid fever in Mauritius », *J Travel Med* 2005 ; 12 : 270-284.

. La leptospirose dans les pays voisins

La leptospirose humaine est présente dans les îles de la région : Réunion[574], île Maurice, Mayotte[575], mais aucune étude ne la signale à Madagascar, bien que la présence de leptospires ait été rapportée récemment chez les petits mammifères[576].

À Mayotte, la leptospirose est un problème de santé publique : une étude faite en 1990 avait montré une incidence annuelle de 3,8 cas pour 10 000 habitants, soit trois fois celle de La Réunion et 120 fois celle de la métropole. Le sérogroupe *icterohemorrhagiae* était prédominant.

Aux Seychelles, l'incidence est de 101 pour 100 000 habitants, plus fréquente chez les hommes. Le sérogroupe *icterohemorrhagiae* est le plus fréquent (53 %), suivi du sérogroupe *hurstbridge* (20 %), un nouveau groupe impliqué dans les formes graves et les décès[577].

À l'île Maurice, les résultats disponibles correspondent aux seuls cas diagnostiqués par les laboratoires de l'île. Six cas ont été rapportés en 2006, neuf en 2007. Cependant, une étude faite en 2006 chez le singe macaque mauricien[578] a montré une séropositivité égale à 6,4 %, dont 51,6 % pour le sérogroupe *L. grippo-typhosa.*

Aucune donnée n'a été, à notre connaissance, publiée sur la leptospirose dans l'Union des Comores (Grande Comore, Anjouan, Mohéli).

. La rage dans les pays voisins

La rage a fait irruption à Maurice[579] en 1813 et n'est plus réapparue par la suite. Grand chasseur, le général Campbell, venu prendre ses fonctions de chef de la garnison était arrivé avec une meute de chiens, dont plusieurs,

---

[574] Law-Koune J.D., Duval G., Michault A., Baranton G., de Camaret P. et al., « La leptospirose humaine à La Réunion. Etude épidémiologique sur trois années 1985-1987 », *Bull Soc Pathol Ex* 1989 ; 82 : 185-191.

[575] Laporte Ph., Michault A., Galtier J., Lefait-Robin R., Aucher P,. Baranton G., « La leptospirose à Mayotte », *Bull Soc Pathol Ex* 1990 ; 83 : 637-641.

[576] Rahelinirina S., Léon A., Harstskeen R.A. et al., « First isolation and direct evidence for the existence of large small-mammal reservoirs of leptopsira sp. in Madagascar », *PloS One* 2010 Nov 24,5 (11):e14111.

[577] Yersin C., Bovet P., Mérien F., Wong T., Panowsky J., Perolat P., « Human leptospiroses in the Seychelles (Indian Ocean): a population based study », *Am J Trop Med Hyg* 1998 ; 59 : 933-940.

[578] Bouet C., *La leptospirose chez le macaque mauricien : enquête séro-épidémiologique dans un élevage de l'île Maurice,* Ecole nationale vétérinaire (Lyon). 2007, 172 pages.

[579] Hubert Gerbeau, *op. cit.*

atteints de la rage, avaient dû être jetés par dessus bord. À son arrivée à Maurice, Campbell refusa de se séparer des chiens survivants. Le germe « se répandit avec une rapidité foudroyante, écrit Albert Pitot, deux Noirs des Pamplemousses moururent dans des convulsions atroces [...]. Au Port Louis, la première victime reconnue fut un esclave [...]. La population était affolée. » Les autorités ordonnèrent de tuer tous les chiens de l'île et octroyèrent une prime de vingt sous par animal abattu. Le jour même où l'ordonnance parut, 2 300 chiens furent ainsi sacrifiés. L'épidémie disparut, mais elle « avait eu le temps de faire de nombreuses victimes. » Toute personne atteinte était « condamnée à une mort atroce[580].

La rage demeure endémique à Madagascar[581] depuis l'observation des premiers cas humains en 1881. Elle a été pour partie à l'origine de la création de l'Institut vaccinogène et antirabique de Madagascar pour la production des vaccins et les traitements. A partir de 1996, une recrudescence de la rage humaine a été enregistrée dans tout le pays. En effet, en 1996, 4 172 personnes ont consulté pour morsure, parmi lesquelles 2 572 (61,6 %) ont été traitées, soit une augmentation de 27,1 % par rapport à 1995. La rage est principalement canine, et l'importance des cas humains est liée au nombre grandissant de chiens errants tant en zone urbaine qu'en milieu rural, et à l'absence de vaccination systématique des animaux de compagnie[582].
Le vaccin antirabique humain est préparé sur cerveau de souriceaux nouveau-nés pour la centaine de centres antirabiques de l'île. Le vaccin préparé sur cultures cellulaires (uniquement disponible à Antananarivo et payant) est utilisé gratuitement pour les enfants en bas âge.

La rage n'a été rapportée qu'à Madagascar et à Maurice. Les autres îles du sud-ouest de l'océan Indien n'ont jamais connu la rage.

. La poliomyélite dans les pays voisins

En 1924, des paralysies chez des enfants étaient signalées pour la première fois à Madagascar dans les Hauts Plateaux[583]. Des foyers furent découverts ensuite dans toute l'île. Les auteurs insistent sur la confusion quasi constante entre les formes paralytiques de la poliomyélite et celles faisant suite à des

[580] *Port-Louis, deux siècles d'histoire (1735-1935),* La Typographie Moderne, Port-Louis, 1936, IX-516 p., p. 247.

[581] Coulanges P., Rakotonirina-Randriambeloma P.J., « Epidémiologie de la rage à Madagascar », *Arch Inst Pasteur Tunis*, 1982, 59, 47-74.

[582] Rakotomalala W., Rakotonjanabelo A.L., Rakoto-Andrianarivelo M., Roux J.F., Zeller H.G., « La rage humaine à Madagascar (1996-1997) », *Arch. Inst Pasteur Madagascar* 1998 ; 64 : 77-80.

[583] Mayoux A.M., « La poliomyélite à Madagascar dans l'optique du laboratoire », *Arch Inst Pasteur Madagascar* 1969 ; 38 : 107-124.

injections intramusculaires de quinine administrées contre un accès palustre précédant les troubles moteurs[584].
Une épidémie a sévi de 1946 à 1948 avec 564 cas déclarés, contemporaine d'une épidémie en Afrique du Sud et à l'île Maurice. Des études sérologiques menées de 1951 à 1958 ont confirmé l'existence d'une forte endémie avec contacts très précoces des enfants avec le virus de la poliomyélite, se traduisant par l'acquisition d'anticorps dès le plus jeune âge.
En 1958 fut créé le laboratoire de virologie à l'Institut Pasteur de Madagascar : les virus de type 1 et 2 furent isolés la même année et le virus de type 3 en 1959[585]. Le laboratoire est fondamental pour le diagnostic de la poliomyélite dans le sérotypage des souches isolées, la détermination de leur caractère sauvage ou vaccinal et leur variabilité. Entre 1895 et 1993, 65 souches de poliovirus ont été isolées, le sérotype 1 étant le plus fréquent[586].
En date du 13 août 2015, deux cas avérés de poliomyélite ont été rapportés à Mahajanga sur la côte nord-ouest de Madagascar, signant l'échec de la campagne de vaccination[587]. Le médecin-inspecteur de la circonscription s'explique : « Par ailleurs, certains parents refusent la vaccination de leurs enfants sous prétexte que la piqûre et l'injection sont taboues, il faut alors respecter leur choix. Sinon, la question ethnique et religieuse entre aussi parfois en jeu. Les chefs religieux ou traditionnels acceptent la tenue de la campagne, mais certains disciples s'y opposent. »

Au cours des cinq premiers mois de 1945, une épidémie de poliomyélite a atteint l'île Maurice[588] [589] avec 1 018 cas. Parmi les 851 cas documentés, 64 % avaient moins de 5 ans et 95 % moins de 10 ans. Dans 86 % des cas, les patients avaient une paralysie des membres.

. La grippe dans les pays voisins

La première épidémie de grippe a été signalée à Tananarive en 1890. L'épidémie de 1893 est mieux documentée, qui débuta à Tamatave et s'étendit vers l'Ouest, atteignant de nouveau Tananarive. Entre 1890 et 1957,

---

[584] Zeller H., Coulanges P., « Les entérovirus à Madagascar », *Arch Inst Pasteur Madagascar* 1978 -1979 ; 47 : 121-169.
[585] Sureau P. « La poliomyélite à Madagascar », *Arch Inst Pasteur Madagascar* 1959 ; 24 : 37-45.
[586] Morvan J.M., « La situation de la poliomyélite à Madagascar en 1993, quelques considérations sur la place du laboratoire dans la stratégie d'éradication », *Arch Inst Pasteur Madagascar* 1993 ; 60 : 14-19.
[587] http://www.lexpressmada.com/blog/actualites/sante-deux-cas-averes-de-polio-a-mahajanga-i-40848/
[588] Mc Farlan A.M., « The epidemiolgy of the 1945 outbreak of poliomyelitis in Mauritius », *Proc R Soc Med* 1946 ; 39 : 323-324.
[589] Seddon H.J, Hawes E.L, Raffray J.R., « The poliomyelitis epidemic in Mauritius in 1945: clinical features and organisation of treatment », *Lancet* 1946 ; 6429 : 707-712.

onze épidémies ont été répertoriées, dont la pandémie de grippe espagnole de 1918-1919 qui atteignit Madagascar en avril 1918, amenée par un navire venant de France ramenant des soldats Réunionnais. La grippe espagnole aurait entraîné la mort de 86 352 Malgaches (taux de létalité : 2,65 %).
À partir de 1957, les épidémies de grippe qui ont touché Madagascar ont été précisément identifiées, l'agent causal ayant pu être isolé. De 1974 à 2002, treize flambées épidémiques ont été recensées par le laboratoire de virologie médicale de l'Institut Pasteur de Madagascar devenu centre national de référence de l'OMS pour la grippe en 1978. L'année 2002 a été marquée par une flambée épidémique due au virus A(H3N2) avec 30 304 cas notifiés et 754 décès, comparable aux épidémies de forte mortalité qui s'étaient succédées[590] de 1893 à 1974.

Pendant l'hiver austral 2009, La Réunion et Maurice ont connu une importante épidémie de grippe due au virus A(H1N1)2009[591]. Le taux d'attaque cumulé a été de 12,85 % à La Réunion où le virus A(H1N1)2009 a de nouveau circulé en 2010[592].

. Les hépatites virales dans les pays voisins

À Madagascar, les données concernant la séroprévalence des hépatites virales étaient rares et incomplètes jusqu'en 1993. La première étude des marqueurs sérologiques des hépatites A, B et C a été réalisée en zone rurale. La séroprévalence des anticorps contre le virus de l'hépatite A était 94,6 % et l'immunité était acquise dans la petite enfance. Une très haute prévalence des marqueurs de l'hépatite B a également été observée variant, selon les villages, de 72,5 % à 89,8 % de la population, à au moins un marqueur du VHB, avec 18,9 à 30,5 % des sujets porteurs de l'AgHBs.
Les résultats ont montré que la contamination et le portage chronique survenaient très précocement dans l'enfance. D'autre part, selon les villages, de 2,2 à 5,8 % des sujets étaient porteurs d'anticorps contre le virus de l'hépatite C et la prévalence augmentait après 35 ans[593]. En 2000, la prévalence du portage aiguë ou chronique de l'AgHBs était estimée à 23 % dans la population générale ; 10 à 35 % des enfants de moins de 5 ans étaient, selon le lieu, porteurs de l'AgHBs. Madagascar fait donc partie des

---

[590] Rasolofonirina N., « Historique de la grippe à Madagascar », *Arch Inst Pasteur Madagascar* 2003 ; 69 : 6-11.

[591] Gaüzère B.-A, Malvy D., Filleul L., Ramful D., Jaffar-Bandjee M.-C., El Bock M., Ezzedine K., Vandroux D., "Intensive care unit admission for pandemic (H1N1)2009, Reunion Island, 2009" *Emerg Infect Dis* 2011 Jan; 17(1) :140-141.

[592] D'Ortenzio E., Renault P., Jaffar-Bandjee M.-C, Gaüzère B.-A., "A review of the dynamics and severity of the pandemic A(H1N1) influenza virus in Reunion Island, 2009", *Clinical Microbiology and Infection* 2010 ; 16 : 309-318.

[593] Morvan J.M., Boisier P., Andrianimanana D. et al., « Les marqueurs sérologiques des hépatites A, B et C à Madagascar », *Bull Soc Path Ex* 1994 ; 87 : 138-142.

pays à haute séroprévalence de l'AgHBs, ainsi que l'Union des Comores où la prévalence est supérieure à 20 %, soit le niveau des pays en développement. Madagascar a introduit la vaccination anti hépatite B dans le programme élargi de vaccination depuis 2002[594].

À Mayotte, où une fréquence élevée du mutant pré-C de l'hépatite B a été signalée, la prévalence du portage chronique de l'AgHBs est variable selon les enquêtes : de 5 % chez les femmes enceintes à 15 % chez les donneurs de sang[595] [596]. Une diminution de la prévalence est attendue en raison de la vaccination des enfants et du développement socio-économique. À Maurice, la prévalence qui était de 12 % en 1991[597] n'était plus que de 6 % en 1998, suite aux campagnes de vaccination.

Aux Seychelles[598], dans une étude parue en 1999, la séroprévalence des anticorps anti-HBc était de 8 %, soit trois fois plus faible que lors d'une précédente étude réalisée en 1979, en raison du développement socio-économique et du dépistage systématique des donneurs de sang depuis 1981. La séroprévalence les anticorps anti-VHC était 0,34 % Elle était, la même année, à 0,14 % chez les femmes enceintes de La Réunion[599].

Une épidémie d'hépatite à virus A est survenue à Maurice et à Rodrigues en 1984-1985, les enfants de 5 à 9 ans en étant les principales victimes. Aucune source à l'origine de la maladie n'a été identifiée. Une deuxième épidémie a été observée en 1993-1994.
Les îles de l'océan Indien ne sont pas une zone tropicale endémique pour l'hépatite E. Les quelques cas rapportés auraient pour source de contamination un contact direct avec les animaux ou la consommation de viandes d'animaux infestés[600].

---

[594] Mogliani R., Rousset D., Rakoto-Andrianarivelo M. et al., « Infection par le virus de l'hépatite B : un problème de santé publique à Madagascar », *Arch Inst Pasteur Madagascar* 2000 ; 66 : 50-54.
[595] Roblin X., Gaüzère B.-A, Paganin F., « *Prévalence de l'antigène HBs dans les îles de l'océan Indien* », *Bull Soc Pathol Ex* 1998 ; 91 : 44.
[596] Roblin X., Gaüzère B.-A, Coulaud X., Paganin F., « Fréquence du mutant pré-C de l'hépatite B à Mayotte », *Bull Soc Pathol Ex* 1998 ; 91 : 45.
[597] Schwarz T.F., Kam C.C., Min G.L. et al., « Prevalence of antibodies against hepatitis A virus, hepatitis B virus and Treponema pallidum in Mauritius". *Scandinavian Journal of Infectious diseases* 1991 ; 23 : 535-541.
[598] Bovet P., Yersin C., Herminie P., Lavanchy D., Frei P.C., "Decrease in the prevalence of hepatitis B and a low prevalence of hepatitis C virus infections in the general population of the Seychelles". *Bull World Heath Organ* 1999 ; 77 : 923-928.
[599] Faulques B., Michault A., Sevidjian B. et al., « Prévalence de l'hépatite C chez la femme enceinte à La Réunion », *Gastro enterol Clin Biol* 1999 ; 23 : 355-358.
[600] Epelboin L., Roussin C., Nicand E., Aubry P., « Hépatite aiguë chez un Français métropolitain résidant à Mayotte », *Bull Soc Pathol Exot* 2011 ; 104 : 84-85.

. La dengue dans les pays voisins

Des épidémies de dengue ont été décrites aux Comores[601] en 1943 et en 1948. Mais, la première épidémie de dengue confirmée est celle des Seychelles en 1976-1977 due au virus DEN-2 qui a touché 60 % de la population de Mahé[602]. *Aedes albopictus* était déjà prédominant et *Aedes aegypti* était cantonné à quelques zones de l'île Victoria[603 604].
L'épidémie a gagné La Réunion en 1977 et 1978, ainsi que Maurice et Rodrigues, mais sans données chiffrées. Une étude menée en 1987 a détecté des anticorps anti-DEN IgG chez 3,8 % des personnes à Maurice et chez 0,9 % à Rodrigues, ce qui laisse supposer que la dengue a bien sévi dans ces deux îles.
La situation de la dengue dans l'océan Indien s'est amplifiée, avec une épidémie de DEN-1 aux Seychelles en février 2004, puis à La Réunion de mars à juin 2004, épidémie de faible ampleur avec 352 cas aux Seychelles.
Une épidémie de DEN-1 a été signalée en 1992-1993 en Grande Comore[605] touchant de 56 000 à 75 000 personnes, soit un taux d'attaque d'environ 26 %. Les données entomologiques ont montré la présence d'*Ae. aegypti* et l'absence d'*Ae. albopictus*.

À Madagascar, les premiers cas de dengue dus au virus DEN-1 sont apparus au début de l'année 2006, concomitamment à l'épidémie due au virus Chikungunya[606]. Cependant, de nombreux cas de « *dengue-like fevers* » avaient été observés antérieurement surtout à Diego-Suarez. Une quinzaine d'arbovirus y avaient été isolés auparavant par l'Institut Pasteur de Madagascar[607], dont deux chez l'homme : le virus West Nile en 1978, sans doute responsable des cas de « *dengue-like fevers* » antérieurement décrits et

---

601 Zeller H.G., « Dengue, arboviroses et migrations dans l'océan Indien », *Bull Soc Path Ex* 199 ; 91 : 56-59.
602 Calisher C.H., Nuti M., Lazuick J.S., Ferrari D.M., Kappus D., "Dengue in the Seychelles", *Bull World Health Organ* 1981 ; 59 : 619-622.
603 Metselaar D., Gainger C.R., Oei K.G. et al., "An outbreak of type 2 dengue fever in the Seychelles, probably transmitted by Aedes albopictus (Skuse)", *Bull Org Mond Santé* 1980 ; 58 : 937-943.
604 Julvez J., Ragzvoodoo C., Gopaul A.R., Mouchet J., « Maladies humains transmises par les culicidés dans les îles du Sud-ouest de l'océan Indien », *Bull Soc Path Ex* 1998 ; 91 : 99-103.
605 Boisier P., Morvan J.M., Laventure S., Charrier N., Martin E., Ouledi A. et al., « Dengue 1 epidemic in the Grand Comoro Island (Federal Islamic Republic of the Comores) », *Ann Soc Belg Med Trop* 1994 ; 74 : 217-29.
606 Ratsitorahina M., Harisoa J., Ratovonjato J., Biacabe S., Reynes J.M, Zeller H.G. et al., « Outbreak of dengue and Chikungunya fevers, Toamasina, Madagascar, 2006 », *Emerg Infect Dis* 2008 ; 14 : 1135-7.
607 Coulanges P., Sureau P., Robin Y., Rodhain F., Mayoux A., Smets P. et al., « Etat actuel des recherches sur les arbovirus à Madagascar », *Arch Inst Pasteur Madagascar* 1977 (1978) ; 46 : 113-165.

le virus de la Fièvre de la Vallée du Rift la même année. D'autres arbovirus ont été isolés chez les vecteurs : virus Wesselsbron, virus de la fièvre hémorragique de Crimée-Congo, virus Bunyamwera, virus dont l'importance médicale est encore mal connue sur la Grande Ile[608].

La dengue est actuellement endémique dans toutes les îles de l'océan Indien. Sur ce fond d'endémie, des épidémies éclatent, comme à Maurice[609] en juin 2009, où, après une absence de plus de 30 ans et à la faveur d'une transmission par *Aedes albopictus*, plus de 200 personnes ont été infectées par DEN-2.

. Le Chikungunya dans les pays voisins

Pour la première fois, un virus, présent sur les continents africain et asiatique, le virus *Chikungunya*, avec comme vecteur connu *Ae. aegypti*, a entraîné une épidémie dans les îles de l'océan Indien au début du XXIe siècle. Apparu aux Comores fin 2004, en provenance de l'île kenyane de Lamu[610], le virus *Chikungunya* a atteint les autres îles de l'océan Indien en 2005 : Mayotte, Maurice et Rodrigues[611], La Réunion[612] [613], les Seychelles, puis Madagascar en 2006. Comme à La Réunion, l'épidémie a entraîné une surmortalité à l'île Maurice[614] [615]. L'épidémie a touché près de 40 % de la population à Mayotte[616] et 67 % de la population de la Grande Comore.

---

608 Mathiot Ch., Clerc Y., Rodhain F., Digoutte J.P, Coulanges P., « Le virus West-Nile à Madagascar », *Arch Inst Pasteur Madagascar* 1984 ; 51 : 113-125.

609 Ramchurn SK, Moheeput K, Goorah S.S., "An analysis of a short-lived outbreak of dengue fever in Mauritius", *Euro Surveill* 2009 ; 14. pii: 19314.

610 Sergon K., Yahaya A.A., Brown J. et al., "Seroprevalence of Chikungunya virus infection on Grande Comore Island, Union of the Comoros, 2005". *Am J Trop Med Hyg* 2007 ; 76 : 1189-1193.

611 Beesoon S., Funkhouser E., Kotea N., Spielman A., Robich R.M., "Chikungunya fever, Mauritius, 2006 », *Emerg Infect Dis* 2008 Feb ; 14(2) : 337-338.

612 Pialoux G., Gaüzère B.-A, Jauréguiberry S., Strobel M., "Chikungunya, an epidemic arbovirosis", *Lancet Infectious diseases* 2007 ; 7 : 319-327.

613 Renault P., Solet J.L., Sissoko D., Balleydier E., Larrieu S., Filleul L. et al., "A major epidemic of chikungunya virus infection on Reunion Island, France, 2005-2006", *Am J Trop Med Hyg* 2007 Oct ; 77(4) : 727-31.

614 Renault P., Josseran L., Pierre V., "Chikungunya-related fatality rates, Mauritius, India, and Reunion Island ", *Emerg Infect Dis* 2008 Aug;14(8):1327.

615 Ramchurn S.K., Goorah S.S,. Makhan M., Moheeput K., "Excess mortality as an epidemic intelligence tool in chikungunya mapping", *Euro Surveill* 2008 Feb 14;13(7).

616 Sissoko D., Moendandze A., Malvy D., Giry C., Ezzedine K., Solet J.L. et al., "Seroprevalence and risk factors of chikungunya virus infection in Mayotte, Indian Ocean, 2005-2006: a population-based survey", *PLoS One* 2008 Aug 26;3(8).

. La Fièvre de la Vallée du Rift dans les pays voisins

Isolé en 1930 au Kenya, le virus de la Fièvre de la Vallée du Rift est connu à Madagascar depuis 1979 où il a été isolé chez des moustiques. Une épidémie a éclaté en Afrique de l'Est en 2006 (Kenya, Somalie, Tanzanie, Soudan).
Un enfant comorien a été évacué à Mayotte en 2007 avec un diagnostic confirmé. Madagascar[617 618] a rapporté 418 cas suspects en avril 2008. Les onze premiers cas humains autochtones à Mayotte[619] ont été observés entre septembre 2007 et novembre 2008.

. L'infection à VIH/Sida et autres IST dans les pays voisins

À la différence de l'Afrique sub-saharienne et de l'Inde, l'infection à VIH/Sida ne pose pas un problème majeur de santé publique dans les îles du sud-ouest de l'océan Indien[620]. Cette situation favorable demeure paradoxale en regard de la fréquence élevée des autres maladies sexuellement transmissibles dans la région, en particulier de la syphilis.

À Madagascar, le premier cas d'infection à VIH a été enregistré en 1987 et les deux premiers cas de sida en 1988. Madagascar figure parmi les pays à faible prévalence, avec une prévalence nationale du VIH de 0,2 %, mais la prévalence atteint 1,1 % à Sainte-Marie et 0,8 % à Morondava[621]. Le nombre de personnes vivant avec le VIH y est estimé à 24 000. La prévalence de la syphilis est de 4,8 %. Bien que l'incidence estimée de la tuberculose à Madagascar soit élevée, il n'est pas observé de différence entre le groupe « tuberculeux » et le groupe « population générale » pour ce qui est de la séroprévalence du VIH[622]. L'épidémie est actuellement concentrée dans les grandes villes, avec des cas d'infection chez les consommateurs de drogues injectables, en particulier à Toamasina où la file active est constituée de 560 personnes.

---

[617] Andriamandimby S.F., Randrianarivo-Solofoniaina A.E., Jeanmaire E.M., Ravololomanana L., Razafimanantsoa L.T., Rakotojoelinandrasana T. et al., "Rift Valley fever during rainy seasons, Madagascar, 2008 and 2009 », *Emerg Infect Dis* 2010 Jun;16(6):963-70.

[618] Chevalier V., Rakotondrafara T., Jourdan M., Heraud J.M., Andriamanivo H.R., Durand B. et al., « An unexpected recurrent transmission of Rift Valley fever virus in cattle in a temperate and mountainous area of Madagascar", *PLoS Negl Trop Dis* 2011 Dec;5(12).

[619] Sissoko D., Giry C., Gabrie Ph. et al., "Rift Valley Fever, Mayotte, 2007–2008". *Emerg Infect Dis* 2009 ; 15 : 568-570.

[620] ONUSIDA. Le point sur l'épidémie de sida : rapport spécial sur la prévention du VIH, décembre 2007.

[621] Ministère de la Santé et du Planning familial de Madagascar, 2005.

[622] Morvan J.M., Auregan G., Rasamindrakotroka A., De Ravel T., Roux J., « L'infection à VIH chez les tuberculeux à Madagascar : situation en 1993 », *Arch Inst Pasteur Madagascar* 1994 ; 61 : 73-75.

À Maurice, où le premier dépistage date de 1987, la prévalence est de 1,8 %. Environ 5 000 personnes ont été dépistées de 1987 à 2011. Le sex ratio homme – femme est de 5/1. L'exposition liée au matériel non stérile d'injection intraveineuse de drogues constitue le principal facteur de risque d'infection à VIH, où 73 % des infections à VIH sont rapportées parmi des consommateurs de drogues injectables.

En 2009, l'Union des Comores était encore très peu touchée par l'épidémie de sida avec une prévalence de 0,025 %, alors que la prévalence de la syphilis est de 3,6 %. La file active comprend 33 personnes. La contamination est hétérosexuelle dans près de 100 % des cas[623].
À Mayotte, les premiers cas de positivité ont été découverts en 1985. En 2003, 50 patients étaient suivis. Ils étaient 74 en 2006 dont 5 enfants et 69 adultes majoritairement contaminés par voie hétérosexuelle (71 %). Les femmes représentent 59,5 % de la file active. Quarante neuf séropositifs sont sous traitement[624]. La situation des autres infections sexuellement transmissibles est peu connue. En 2002, au moins un des marqueurs de la syphilis a été retrouvé chez 1,75 % des 7 000 femmes enceintes étudiées.

Aux Seychelles, la prévalence est de 0,5 %. La contamination est majoritairement hétérosexuelle. Mais chez les consommateurs de drogues injectables, le nombre des cas augmente régulièrement avec un risque de comorbidité VIH/VHC. Le nombre de cas de 1987 à 2011 est de 491 sujets infectés.

En définitive, on retient :
- que la séroprévalence chez les femmes enceintes est inférieure à 0,5 % dans toutes les îles, ce qui entraîne une faible transmission de la mère à l'enfant,
- que si la transmission est majoritairement hétérosexuelle, la transmission chez les consommateurs de drogues injectables est très élevée à Maurice et qu'elle se développe aux Seychelles et dans les grandes villes de Madagascar.

. Les maladies mycosiques dans les pays voisins

Bien que la chromoblastomycose soit une maladie cosmopolite, elle est plus fréquente dans les zones tropicales et subtropicales.

---

623 Toyb M., Lombart J.-P., Binti Abdou A., Oumadi A., Molmines C., Josse R., « Sida et infection à VIH en République fédérale Islamique des Comores (1988-1995). » *Med Trop* 1997 ; 57 : 59-61.
624 Lartigau-Roussin C., Receveur M.C., Hebert C., Giry C., Pettinelli M.E., Malvy D,. « Le VIH à Mayotte », *Med Trop* 2007 ; 67 : 119-122.

A Madagascar, après la description du premier cas de chromoblastomycose en 1914[625], un deuxième cas[626] a été rapporté en 1939, mais c'est en 1944 qu'un cas malgache importé en France, à Montpellier, fut confirmé microscopiquement comme étant une chromoblastomycose[627]. Brygoo a authentifié localement un nouveau cas malgache en 1954. Coulanges a rapporté en 1981, 891 cas de chromomycose observés de 1955 à 1978 à l'Institut Pasteur de Madagascar[628]. Madagascar représente actuellement le principal foyer mondial de la chromoblastomycose avec une prévalence d'environ 1/8 500 habitants. Les agents pathogènes en cause sont *Fonsecaea pedrosoi* et *Cladophialophora carrionii*[629]. Des cas sporadiques de chromomycose ont été signalés dans d'autres îles de l'océan Indien : La Réunion[630] [631], Mayotte[632], l'île tanzanienne de Pemba, Djibouti, Grande Comore.

- Conclusion sur les maladies transmissibles

Certaines maladies tropicales n'ont pas été évoquées, car elle n'ont jamais été rapportées à La Réunion. C'est le cas des schistosomoses ou bilharzioses alors qu'elles sont présentes à Maurice et à Madagascar ; de la rage alors qu'elle a frappé Maurice et frappe encore Madagascar ; de certaines arboviroses (Fièvre jaune, dengues de type 3 et 4, encéphalite japonaise, West Nile, Fièvre de la Vallée du Rift).

En revanche, des maladies jusque là méconnues ont été rapportées récemment au comité local de la Société de Pathologie Exotique créé en 2002 à La Réunion à l'initiative des deux auteurs de cet ouvrage. Il s'agit pour la plupart de maladies importées : rage humaine et méningo-encéphalite primitive à amibes libres chez des enfants réunionnais infectés à

---

625 Brygoo E.R., Destombes R., « Epidémiologie de la chromoblastomycose humaine », *Bull. Inst Pasteur* 1976 ; 44 : 219-243.

626 Brygoo E.R., « Note sur les chromoblastomycoses », *Arch Inst Pasteur Madagascar* 1965 ; 34 : 35-37.

627 Harant H., Huttel W., « Trichosporium pedrosoi, agent d'une mycose végétante malgache », *Bull Soc Path Exot* 1949 ; 37 : 188-190.

628 Brygoo E.R., Segretain G., « Etude clinique, épidémiologique et mycologique de la chromoblastomycose à Madagascar », *Bull Soc Patho Exot* 1960 ; 53 : 443-473.

629 Coulanges P., Locheron P., « La chromoblastomycose à Madagascar : données épidémiologiques sur le foyer le plus important actuellement connu dans le monde », *Arch. Inst Pasteur Madagascar* 1981 ; 48 : 69-97.

630 Esterre Ph., Andriantsimahavandy A., Raharisolo C., « Histoire naturelle des chromoblastomycoses à Madagascar et dans l'océan Indien », *Bull Soc Path Ex* 1997 ; 90 : 312-317.

631 Miguel P., *op. cit.*

632 Laporte P., « La chromomycose dans l'île de Mayotte », *Med Trop* 1990 ; 50 : 195-196.

Madagascar, mélioïdose acquise à Madagascar chez un immunodéprimé, béri-béri cardiaque chez quatre patients mahorais, hépatite E au retour d'Inde. Mais un premier cas autochtone d'histoplasmose à *Histoplasma capsulatum* a été observé chez une greffée rénale réunionnaise, ainsi que des cas de fièvre Q et depuis 2012, plusieurs dizaines de cas de typhus murin. Parmi les maladies pestilentielles, la fièvre jaune reste inconnue dans les îles du sud-ouest de l'océan Indien, car, si le vecteur, *Aedes aegypti* est présent, le réservoir de virus simien fait défaut. Depuis l'éradication de la variole, la peste, limitée géographiquement à Madagascar, a été la seule maladie pestilentielle dans l'océan Indien jusqu'à 1974, année où le choléra a atteint les Comores, puis Madagascar.

Parmi les endémo-épidémies, le paludisme garde la première place, même si les épidémies d'arboviroses deviennent de plus en plus fréquentes, alors que la prévalence de l'infection à VIH/Sida reste faible.

Annexes

- Annexe 1 : Liste des trente plantes médicinales et de leurs indications thérapeutiques supposées, d'après B. Duchemann à l'Exposition Universelle de 1900.

Nous avons rajouté d'autres plantes à cette liste, marquées d'un astérisque. Nous attirons de nouveau l'attention du lecteur sur le fait que citer ces plantes et leurs indications populaires ne saurait être interprété comme une caution à leur efficacité ou à leur innocuité.

Affouche : *Ficus rubra* ou *Ficus Reflexa.*
Maux de rein : ceinture de racines formant plusieurs nœuds.
Donne du lait aux nourrices en tisane des cœurs.

Ail : *Allium sativa.*
Arthrisme, asthme, fatigue cardiaque, hypertension, parasites intestinaux. En crème sur croûtons de pain à jeun. Manger quatre à cinq gousses avec des croûtons de pain, ou écraser les gousses additionnées d'huile et légèrement salées.

Ambrevade : *Cajanus cajan.*
Diarrhée des enfants en lavement de décoction de feuilles.
Contre les maux de dents : en gargarisme de décoction de feuilles.

Andreze : *Trema orientalis.*
Diphtérie : gargarisme d'écorce pilée et quelques cœurs de framboisiers, cœurs de bois de gaulette et cœurs de chandelle infusés dans un litre d'eau.
Le croup : gargarisme de tisane de cœurs et d'écorce, une cuillerée de charbon par verre.
Sert de dentifrice en gargarisme de charbon d'écorce très fine. Dysenterie chronique et diarrhées : tisane et lavement d'écorce, de cœurs et de charbon.
Aigreurs d'estomac en tisane : une cuillerée de charbon pilé.

Arrow-root : *Marantana arundinacae.*
Sous forme de farine, aliment diététique pour ses vertus contre la diarrhée.

Ayapana[633] : *Eupatoruim triplinerve* ou *Eupatoruim ayapana.*
Considéré comme astringent et fébrifuge, utilisé pour améliorer la digestion et calmer les diarrhées.

---

[633] Ramenée du Brésil par le capitaine Augustin Baudin, et apportée à l'Ile de France en 1797. Largement utilisée dans le traitement du choléra, à Maurice en 1854 et 1856.

Abcès en formation : cataplasme de feuilles bouillies et aubergines cuites et écrasées.
La cholérine : décoction de 10 feuilles par litre d'eau froide et non sucrée (à soif).
Les accès pernicieux et le choléra.

Ayapana marron : *Justicia gendarusa.*
Selon la tradition orale, l'ayapana marron porte chance, chasse les mauvais esprits et les protège contre les maléfices, à condition de le faire bouillir dans de l'eau de mer, d'ajouter du jus de citron et d'asperger de ce mélange la cour de la famille à protéger.

Badamier « gros badamier » : *Terminalis catapa.*
Maux de dents : gargarisme de décoction d'écorce.
Dysenterie : décoction d'écorce et poudre de vieilles feuilles pilées et grillées.

Bananier : *Musa.*
Hématurie[634] dans la fièvre jaune : en tisane, une racine plus celle du letchi.

Bancoulier : *Aleurites molucana.*
Rhumatismes : cataplasmes de feuilles chauffées au four.
Selon les tisaneurs, une noix avec du sucre a des vertus vermifuges et sept noix font maigrir.

Belle de nuit[635] : *Mirabilis jabapa.*
Rétentions d'urine : patates (tubercules) découpées en petites lamelles trempées dans un litre d'eau. Inflammation des plaies : cataplasme de feuilles bouillies.
Inflammation des intestins et des ovaires : cataplasme de plante entière écrasée plus une cuillerée d'huile ordinaire et tiédie. Purgatif drastique.

Benjoin : *Terminalia bentzoe.*
Ecorce réputée pour la préparation des tisanes de refroidissement.

Betel Marron : *Piper betel.*
Foie : tisane de trois feuilles bouillies dans un litre d'eau (y ajouter une herbe rafraîchissante[636].
Fièvre de l'enfant : disposer des feuilles de bétel sur la tête.

---

[634] Présence de sang dans les urines.
[635] Plante du Mexique naturalisée.
[636] Rafraîchissant : calme la soif et abaisse la température du corps.

Bois de corbeau : *Brenya retusa.*
L'huile retirée de la graine est cicatrisante et active dans le traitement des dermatoses. (Père Raimbault).

Bois de fer bâtard : *Sideroxylon majus.*
Les feuilles sont utilisées en tisane contre le tambave.

Bois de fleurs jaunes : *Hypericum lancealotum.*
Tisanes rafraîchissantes à base de fleurs séchées.

Bois noir, banoir : *Albizzia lebbeck.*
Plaies récentes par coupure : application de feuilles pilées avec du sel.

Bois de quinquina : *Chincona sp.*
L'écorce était donnée sous forme de pilules aux enfants, pour ses vertus anti paludéennes, à la fin de la dernière guerre. Cultivé dans l'île dès 1865, à l'Ilet Quinquina, à l'Ilet à Guillaume, à la Plaine d'Affouches et à Hell-Bourg.

Bois de rempart (ou bois de gale): *Agauria salicifolia.*
Tisanes contre la gale. Les feuilles sont toxiques pour l'homme et le bétail.

Bois de rongue ou bois de ronde : *Erythroxylon laurifolium.*
Gravelle, coliques néphrétiques, goutte, fièvre, étourdissement, manque d'appétit.

Bois de senteur : *Ruiza variabils ou ruiza cordata.*
« Selon la tradition, les tisaneurs tiennent secret le lieu où ils le trouvent, d'autant plus que cette espèce est en voie de disparition en raison des incendies et de l'écorçage des tisaneurs. » « Quand on arrive au pied de l'arbre, il faut lui parler de la maladie du patient que l'on veut guérir et lui demander s'il s'agit d'une maladie naturelle (*maladie bondié*) ou s'il a été ensorcelé (*aranjé*). Puis on donne à l'arbre une pièce de monnaie en échange d'un morceau d'écorce ou de branche. Si vous vous servez sans payer, la montagne s'écroule derrière vous et vous êtes prisonnier[637]. »

Bois reinette ou d'arnette : *Dodonea viscosa.*
Coliques flatulentes, rhumatismes, gravelles, coliques néphrétiques.

Caféier : *Coffea arabica.*
Rétention d'urine : décoction de sept grains et sept feuilles pour boisson.

---

[637] *Dictionnaire illustré de La Réunion.* Vol. 1, p. 151. Diffusion culturelle de France.

Cannelier : *Cinnamomum cassia.*
Frisson et calme accès de fièvre : en tisane, avec du vin.
Pleurésie : en infusion, écorce dans du vin chaud avant coucher.

Filaos : *Casuarina esquisetifolia casuarina.*
Les pertes blanches : en décoction d'une poignée de feuilles, un pied d'herbe à bouc, une cuillerée de mercryl laurillé[638], trois jours et trois fois par mois avant les règles.

Gros chiendent : *Eleusine indica.*
Les contusions : cataplasme avec un pied entier écrasé et tiédi, additionné de quelques gouttes de vinaigre et une pincée de sel. Diurétique en tisane : une racine à bouillir dans un litre d'eau.

Herbe à bouc : *Argeratum conyzoïdes.*
Inflammation de l'estomac et des intestins en tisane : un pied à faire bouillir dans un litre d'eau.

Herbe dure ou faux thé : *Sida rhombifolia.*
Diarrhée des enfants en tisane de racines avec du riz blanc.
Coupures et plaies récentes en application de feuilles vertes pilées.

Liane foutafout, foutafout, liane sans fin, plante marine : *Cassytha filiformai.*
Circulation du sang et pertes blanches en décoction : une poignée bouillie dans un litre d'eau.

Hibiscus : *Hibiscus rosa sinensis.*
Douleurs des reins : en bains, décoction de feuilles, une bonne poignée bouillie dans cinq litres d'eau.
La grippe en tisane sucrée au miel : deux fleurs tombées bouillies dans un demi-litre d'eau additionnée de miel.
Les glandes : en cataplasme de feuilles écrasées et bouillies.

Jean-Robert : *Euphorbia hirta.*
Diarrhée des enfants par lavement : décoctions et tisanes de feuilles et de branches ou de racines et de riz blanc.
Dysenterie chronique : en décoction très forte pour boisson unique de feuilles et branches.

Manguier : *Mangifera indica.*
Maux de dents : en gargarisme ou bain de bouche de décoction d'écorce pilée.

---

638 Désinfectant moderne à usage exclusivement externe !

Coliques : décoction d'un cœur tendre bouilli dans un verre d'eau, additionné de miel à prendre tiède.
Dysenterie : en décoction d'un morceau d'écorce de trois centimètres sur quatre, plus trois vieilles feuilles, à bouillir dans un demi-litre d'eau.
Hémorroïdes : bain de siège pendant dix minutes, trois morceaux d'écorce de manguier sauvage (partie spongieuse entre bois et coques desséchées), les écraser, les mettre à tremper dans cinq litres d'eau minérale toute une nuit.

Marjolaine : *Origanum majorana.*
Insomnies, crampes d'estomac d'origine nerveuse : infusion de deux tiges de cinq centimètres dans un verre d'eau sucrée et bouillante.

Mourongue : *Moringa oleifera.*
Catarrhe pulmonaire et asthme en infusion, points de côté provoqués par les refroidissements : en sinapisme d'un morceau d'écorce et de racine écrasée, pincée de sel de cuisine, quelques gouttes de vinaigre, tiédir le tout.
Forte fièvre : sinapisme sur le mollet et sous le plat du pied, renouvelé toutes les heures.
Hypertension : bouillon deux fois par semaine de brèdes créoles avec de l'ail.
Plaies ulcéreuses : onguent d'une poignée de fleurs à faire frire dans un quart d'huile de coco, un cœur de bananier haché.

Pignon d'Inde : *Jatropha curcas.*
Accélère l'ouverture des abcès. Cataplasme de pousses nouvelles bouillies et refroidies.
Retranchement d'urines : tisane (une tasse) de quelques gousses.
Le Père Raimbault proscrit de la médecine des familles l'usage de l'huile du pignon d'Inde, comme laxatif ou purgatif, en raison de la toxicité de l'acide crotonique, même à faible dose.

Plantain : *Plantago major.*
Pertes de sang : infusion de feuilles.
Gingivite, pyorrhée dentaire : infusion de feuilles pour bain de bouche.
Incontinence nocturne chez les enfants : infusion de feuilles. Astringent et efficace pour bain des yeux : infusion de feuilles.

Poc-poc groseille : *Physalis peruviana.*
Rhumatismes : frictions de feuilles écrasées plus les feuilles de patte poule et du gingembre et du vinaigre.

Rougette : *Euphorbia prostrata.*
Dysenterie : tisane avec un pied et du riz blanc pilé.

Astringent[639] : décoction de feuilles.

Takamaka : *Calophyllum inophyllum.*
Dartres[640] : applications de pommades de gomme de l'écorce et un jaune d'œuf.
Ulcère, gale, lèpre, rhumatisme, zona, polynévrite : huile contenue dans les fruits.

Thym : *Thymus vulgaris.*
Coqueluche, anémie, rétentions urinaires : infusion de tiges séchées. Soins de beauté : rend les cheveux souples et brillants : décoction de tiges dans un litre d'eau pour le rinçage.

---

639 Qui resserre et contracte les tissus et les muqueuses.
640 Nom vulgaire de diverses maladies qui produisent des croûtes et des exfoliations.

- Annexe 2 : Tableau supposé de la chronologie des épidémies à Bourbon - La Réunion, de l'origine à 2016.

Année	Maladie	Population	Cas	Décès
1729	Variole	1500		
1730 ?	Lèpre introduite			
1756 ou 1758	Variole	35 000		
1789	Variole (quelques cas)	40 000		
1805	Poliomyélite (Le Barbiers)	66 000		
1805	Béri-béri ou poliomyélite ?			
1820	Choléra	68 000	268	203
1821	Choléra		8	
1821	Poliomyélite			
1824	Rougeole			
1824	Peste bubonique ?			
1827	Variole (fièvre rouge ?)			
1828	Peste ?			
1847	Poliomyélite	105 677		
1850	Variole			8
1851	Variole	115 633 ?	9617	1403
1851	Syndrome Dengue-like			
1859	Variole			70
1859	Choléra	175 000		2700
1864	Peste			
1864	Typhus ou Paludisme ?			30
1865 ?	Paludisme jusqu'à 1949			
1868	Peste bubonique ?			
1869	Typhus, variole			10
1870	Peste bubonique ?			
1873	Syndrome Dengue-like	183 000		
1887	Typhoïde, caserne de St Denis			
1887	Rougeole			
1890	Influenzae			
1892	Peste et influenza	171 141		
1899	Peste (Saint-Denis)			
1899-1901	Béri-béri épidémique	790		
1899	Peste (Saint-Denis)			Quelques
1900	Peste (Saint-Pierre, Le Port)	173 000		49
1900	Typhoïde au Bras-Creux			
1900	Influenzae			198
1901	Typho-malaria. Bras-de-Pontho			
1919	Grippe espagnole	175 000		7 000-20 000
1926	Peste			
1977-1978	Dengue	500 000	200 000	10 ?
2003	Infection à VIH-Sida		770 (2012)	
2004	Dengue		298	0
2005-2006	Chikungunya	775 000	300 000	254

- Annexe 3 : Indications thérapeutiques supposées des plantes de La Réunion, selon les maladies ou les symptômes.

Nous attirons de nouveau l'attention des lecteurs sur le fait que citer ces plantes ne saurait être interprété comme une caution médicale à leur efficacité ou à leur innocuité.

Abcès en suppuration : tamarinier, ayapana, belle de nuit, pignon d'Inde, casse puante (*Cassia puante*).

Accident vasculaire cérébral (congestion cérébrale) : mourongue.

Allaitement : affouche.

Anémie : thym.

Asthme : ail, mourongue, herbe chatte ou ortie de l'Inde (*Acalypha indica*), noyer des Indes (*Adahatoda vasica* ou *Justicia Adhahatoda*), ipéca du pays (*Tylophora laevigata* ou *asthmatica*), stramonium (*Datura fastuosa*), bois cassant (*Psatura angustifolia*), Jean-Robert (*Euphorba pilulifera)* « qui arrête les crises d'asthme les plus obstinées », selon le Père Raimbault, lobelia (*Lobelia polymorpha*).

Bronchites des jeunes enfants : on battait un jaune d'œuf dans du lait, on y ajoutait de la cannelle et un petit bout de gingembre et on leur faisait boire.

Congestion pulmonaire : mourongue, curcuma sous forme de cataplasme appliqués sur la poitrine.

Catarrhe pulmonaire : mourongue.

Circulation : Jean-Robert, liane foutafout, liane sans fin, plante marine.

Choléra : ayapana pour la cholérine, margose.

Chylurie (lymphangite) : sapan et chouka bleu (*Casalpina separia*), bois de Quivi.

Contusions et plaies : gros chiendent, songe, géranium, cresson (*Sisymbrium nasturtium*), lingue noire ou liane jaune ou liane jaune, ou liane de bœuf (*Danais flagrans*), herbe à bouc (*Ageratum conizoide*).

Coqueluche : safran vert mixé à l'ipéca, sirop de fleurs de camomille, de galabert et d'hibiscus, thym en infusion de tiges séchées.
Coliques : petits cœurs de pêche, manguier en décoction, bois reinette ou d'arnette (*Dodonea viscosa*) pour les coliques flatulentes.

Coliques néphrétiques : tisane de carottes sauvages, racines d'ambrovattes, gousses de haricots jaunes bouillie.

Calculs rénaux et biliaires : bois de ronde.

Constipation : petit tamarin blanc (*Phyllantus ninuri)* en sirop ou bien tamarin des bas (*Tamarinus indica*) : « Rien de plus simple : on mettait du sucre à fondre dans l'eau et on enlevait l'écorce des gousses de tamarin, qu'on laissait ensuite tremper dans cette eau sucrée pendant un quart d'heure, et on obtenait ainsi un genre de limonade non gazeuse » ; belle de nuit, pistache marronne bleue (*Clitoria terneata*), mourongue, cadoque (*Guilandina conducela*)
Arbre du voyageur (*Ravenala madagascariensis*), bancoul (*Aleurites triloba*).

Contusions : cataplasme avec un pied entier écrasé et tiédi, additionné de quelques gouttes de vinaigre et une pincée de sel.

Diabète : rose amère, margoze amère. Tout ce qui est amer est bon pour le diabète, comme le jamblon et tout ce qui contient du tanin ; la feuille d'avocat et le mûrier ; sornet ou piquant (*Bidens leucantha*) efficace dans le diabète hépatique, inefficace dans le diabète pancréatique insipide. Jamblon (graines) ; herbes aux papillons (*Heliotropium indicum*) indiquée dans le diabète insipide ; jamblon (*Suzygium jamblonanum*) indiqué dans le diabète gras hépatique.

Diarrhée : Jean-Robert.
Diarrhée des enfants : camomille, ambrevade. Herbe dure ou faux thé avec du riz blanc. Rougette. Jamalac en décoction

Dysenterie chronique : Jean-Robert en décoction très forte pour boisson unique de feuilles et branches, andreze en tisane et lavement d'écorce, de cœurs et de charbon, badamier « gros badamier », manguier, rougette, jamalac en décoction.

Enflures : bois jaune, bois de demoiselle, le branle-blanc pour les enflures ; en macération dans le rhum ou en décoction comme pour la fleur jaune, la racine de « pouille-à-terre », le goyave marron, la racine de chien noir, la racine d'herbe-à-bouc.

Epilepsie, crises nerveuses, hystérie : Le Père Raimbault recommande aux profanes d'éviter des plantes d'efficacité réelle mais dont l'emploi courant est dangereux : le *Datura stramonium*, la belladone, la jusquiame.
Sabot de Venus (*Cypripedium pubescens*), manchette de la vierge (*Ipomœa bonanox*), mourongue, eucalyptus *(Eucalyptus globulus)*. Seule cette espèce parmi la douzaine d'eucalyptus que comptait La Réunion a été expérimentée par le Père Raimbault.

Fièvres : surtout pour les enfants, on utilisait des remèdes comme feuilles de margoze, plus huile de coco tiède, plus des compresses d'eau vinaigrée salée pour la fièvre. Bains d'herbes dans lesquels on trempait l'enfant ; on lui mettait aussi une compresse sur la tête. Le benjoin. La « fleur jaune », c'était pour la fièvre jaune[641]. Tisane avec du vin pour calmer les frissons et les accès de fièvre. Corbeille d'or ou galaber (*Lantana spinosa* ou *Camara*), le goyave marron et le quinquina. Mourongue en sinapisme sur le mollet et sous le plat du pied, renouvelé toutes les heures. Catarrhe pulmonaire et asthme : en infusion. Cannelier avec du vin. Souveraine ou gros indigo (*Cassia occidentalis*). Bois jaune ou quinquina de Bourbon (*Ochrosia boorbonica*).

Foie : goyave marron, bétel marron

Gale : bains ou brossage avec le bois de rempart, également appelé bois de gale.

Gangrène : herbe-divine (*Siegesbeckia*)

Gingivite, pyorrhée dentaire : plantain.

Glandes : hibiscus.

Gonorrhée : tisane de bois-montbrun ou bois amer.

Goutte : racine de fruit à pain, une racine de coco et le coco tout seul.

Grippe : tisanes chaudes composées de peaux d'orange, de feuilles de verveine et de tisane d'indigo. Tisanes ou sirop de cannelle, citronnelle, sirop d'escargots cassés, bouillis et sucrés. Ventouses pour la toux. Faire bouillir de la citronnelle ou des feuilles d'eucalyptus

[641] La fièvre jaune n'ayant vraisemblablement pas frappé La Réunion, cette appellation fait peut-être allusion aux leptospiroses, aux hépatites ou aux septicémies accompagnées d'ictère (jaunisse).

Une goutte de géranium dans de l'eau de Cologne ou dans de l'alcool. Le rhum et le cognac « Isautier[642]. » « Ainsi, pendant la grippe espagnole, les gens qui buvaient beaucoup de cognac et arrivaient à se préserver de la grippe. » Hibiscus en tisane sucrée au miel.

Hématurie[643] dans la fièvre jaune : bananier.

Hémorragies : songe du pays (*Colocasia antiquorium*), en application locale sur les plaies ou en tisane pour les hémorragies internes, songe Caraïbe.

Hémorroïdes : piment Martin selon Boitard[644], le piment le plus fort : on avalait sept piments pendant huit jours, on s'arrêtait huit jours, on reprenait huit jours. Manguier en bain de siège pendant dix minutes.

Hypertension : le quatre épingles[645], fleurs d'aubépine, ail, bois de Quivi (*Quivisi oppositifolia*) à petites feuilles, deux tasses par jour. Mourongue en bouillon deux fois par semaine de brèdes créoles avec de l'ail.

Incontinence nocturne chez les enfants : plantain.

Inflammation : racines de coco ou de letchis, mourongue pour ses vertus révulsives[646], bringellier (*Solanum anguivi*) : rubéfiant[647] et vésicant[648], Pissat de chien (*Cleome pentaphylla*) : rubéfiant, dentelaire (*Plumbago zeylanica*).

Inflammation des intestins : tamarinier, belle de nuit, herbe à bouc.

Inflammation de ovaires : belle de nuit.

Insomnie : marjolaine.

Lèpre : takamaka en huile contenue dans les fruits. Bois de corbeau[649] ou peteze (*Brenya ou Melanthesa*). Bévilaqua ou cochléaria (*Hydrocotile asiatica*), dont le principe actif est la vellarine. Le Père Raimbault écrivait en 1945 : « Depuis une trentaine d'années, nous soignons des lépreux, nous

642 Nom de famille d'alcooliers bien connus.
643 Présence de sang dans les urines.
644 Un des deux grands tisaniers d'antan, avec le Père Raimbault.
645 Viendrait de Katepin, Cattiping, nom scientifique *Rhumphania*, plante bi-annuelle originaire de Java.
646 Révulsif : se dit d'une plante qui provoque une irritation locale dans le but de faire cesser un état congestif ou inflammatoire existant dans une autre partie du corps.
647 Rubéfiant : qui produit une rougeur à la surface de la peau.
648 Vésicant : qui fait naître des ampoules sur la peau.
649 Importée de l'Inde et acclimatées à La Réunion.

avons employé une foule de médicaments préconisés par les léprologues de tous les pays, parfois même par les empiriques ; aucun n'a été vraiment efficace si ce n'est cependant les huiles chauloogriques employées au premier stade de la maladie. »

Maladies de la peau (ulcère, gale, furoncles, lèpre, rhumatisme, zona) : takamaka en applications de pommades de gomme de l'écorce et un jaune d'œuf, herbe-divine[650] (*Siegesbeckia),* le quatre épingles, casse puante (*Cassia puante),* cochleara du pays (*Hydrocotyle asiatica*), pon game (*Pangamia glabra*).

Maladies du rein : « L'arbre du voyageur est un rafraîchissant et est bon contre l'albumine et les maladies de rein. Diurétique : tisane, une racine à bouillir dans un litre d'eau ou le goyave marron, ambrevatte ou ambrevade (*Cajanus indicus*) en cas d'albuminurie passagère, notamment en fin de grossesse. Bois maigre (*Nuxia verticillata*) en cas d'albuminurie.

Mal de foie : un grand verre d'eau fraîche le matin, puis un jus de citron, puis une semaine d'huile d'olive pure.

Maux de dents : « On utilisait les fruits d'un petit arbuste, le bringelier marron. On confectionnait tout d'abord un cornet de papier, dont on coupait la plus petite extrémité. On fendait le fruit en recueillant les graines sur une petite tige de feuille de cocotier. Ensuite, on plaçait le cornet de papier face à la dent malade, la tige portant les graines sous le cornet. Il fallait alors faire brûler ces graines dont la fumée en montant par le cornet, entrait dans la carie en faisant abondamment couler la salive dans la cuvette d'eau qu'auparavant on avait posé sous la bouche du patient. On remarquait aussitôt de drôles de petits point noirs bougeant à la surface de l'eau : il s'agissait des petits vers responsables des caries et des souffrances du patient. A cette époque, on ne connaissait pas le dentifrice. Cela ne nous empêchait pas de nous laver les dents, et pour ce faire, nous utilisions du charbon réduit en poudre. » Badamier « gros badamier. » Ambrevade. Manguier.

Maux de rein (douleurs lombaires) : affouche en ceinture de racines.

Maux de ventre : En cas de relâchement[651], on constipait l'enfant avec de l' arrow-arrow ou arrow-rootes cafrines ou la camomille de l'Inde. Pour les

[650] Appelée herbe de Flacq, à l'île Maurice.
[651] Diarrhée.

bébés, tisane aux cœurs de pêche. En cas de fièvre, on leur mettait des feuilles tantans sur le front, le zamal marron[652], andreze.

Nerfs (crises, nervosisme) : le « trompe-la-mort » pour faire baisser les nerfs. Sensitive pour les nerfs. Marjolaine pour les crampes d'estomac d'origine nerveuse.

Névrites et algies : dolno, éther éthylique extrait des graines de takamaka (*Calophyllum inophyllum*), indiqué dans le zona, la sciatique, les douleurs du tabès, du cancer, les névrites.

Œil : papillonite de l'œil (duvet de papillon dans l'œil) ou blessure oculaire : lait de nourrice.

Paludisme : La barbe-maïs pour la fièvre jaune et le paludisme, en rafraîchissement, une ou deux fois par mois. Ayapana dans les accès pernicieux. Kinkeliba[653] *(Kinkeliba conbretum* ou *Combretum rambaultii*) dans les fièvres bilieuses hémoglobinuriques et fièvres rémittentes.

Pertes blanches : filaos en décoction d'une poignée de feuilles, un pied d'herbe à bouc, une cuillerée de mercryl laurillé, trois jours et trois fois par mois avant les règles ; liane foutafout, foutafout, liane sans fin, plante marine.

Pertes de sang : plantain.

Plaies récentes par coupure : bois noir, herbe dure ou faux thé.

Plaies ulcéreuses : mourongue en onguent.

Pleurésie : cannelier en infusion d'écorce dans du vin chaud avant coucher.

Polynévrite : takamaka en huile contenue dans les fruits.

Refroidissements : mourongue pour les points de côté provoqués par les refroidissements.

Rétention d'urines : belle de nuit, café, gros chiendent, pignon d'Inde en tisane (une tasse) de quelques gousses, thym.

[652] Variété de cannabis, cultivé en cachette. Egalement utilisé pour stimuler les coqs de combat.
[653] Habitat naturel au Sénégal et au Soudan, acclimatée à La Réunion.

Rhumatismes : poc-poc groseille, bancoulier, takamaka des bas (*Calophyllum inophilum*), jus de citron, bois reinette ou d'arnette (*Dodonea viscosa*), lilas de Perse (*Vitex trifolia*), jasmin d'Afrique (*Franciscea uniflora*), dolno, éther éthylique extrait des graines de takamaka.

Rhumes : tisane (faham, romarin, citronnelle. En cas de toux : cataplasmes de fleurs de piquant, fleurs de bibasse, safran cru, capucine et vinaigre. Tisane faite avec de l'anis, une cuillerée d'huile d'olive, une demie cuillérée d'huile de ricin et un jaune d'œuf. Lait mélangé avec du safran vert.

Refroidissements (grosse grippes ou tuberculose) et bronchites : le « remède cafre » car c'étaient les herbes des Cafres. Ecorce de cannelle, de benjoin, de bois puant et de romarin. Goyave marron, plantain, écorce de quinquina, écorce de benjoin. Bois de rempart[654], des macérations d'écorce dans le vin ou dans le rhum.

Syphilis tertiaire : cochlearia du pays (*Hydrocotyle asiatica*) sur les gommes ulcéreuses, dolno (takamaka) dans les douleurs du tabès.

Tembave : herbe-divine (*Siegesbeckia*)

Tuberculose : une goutte de géranium dans de l'eau.

Vers : Enfants : « Ail pour les enfants ou trois gouttes de pétrole dans un peu de tisane ou dans du lait avec de l'ail écrasé et tout sortait. L'herbe à vers ; le lait de papaye, bien battu avec du lait. Huile de ricin tous les ans, au début des vacances, après le sirop d'ipéca et l'eau chaude qui faisait vomir. Graines de petit bananier à faire mastiquer par l'enfant avec du sucre. L'herbe à boucles en tisane. Lait de papaye verte. »

---

[654] Contient un toxique connu : la graïatoxine.

Table des illustrations

Table des tableaux

Santé et Médecine
aux éditions L'Harmattan

Dernières parutions

LOI NATURELLE ET PROCRÉATION MÉDICALEMENT ASSISTÉE
Questions fondamentales de bioéthique et d'éthique biomédicale
Onambele Luc - Préface de Thierry Collaud
Cet ouvrage analyse, d'une part, l'enchantement devant les prouesses techniques qui suscitent des espoirs contre la stérilité et l'infertilité et, d'autre part, les angoisses générées par le spectre de la déshumanisation de l'enfant issu de ces techniques. Mais la solution la plus efficiente contre l'infertilité et la stérilité n'est-elle pas la prévention et non le recours à la procréation artificielle. Le corps humain posséderait une intelligibilité, un ordre, une finalité, qui constituerait son bien propre, sa loi naturelle. Obéir au langage du corps réduirait considérablement l'incidence de l'infertilité.
(32.00 euros, 308 p.)
ISBN : 978-2-343-10702-8, ISBN EBOOK : 978-2-14-002605-8

LES PRATICIENS DU TOUCHER THÉRAPEUTIQUE
Vers une éducation et une formation professionnelles
Leclercq Patrick
Cet ouvrage explore l'histoire du toucher thérapeutique dans ses rapports au savoir-faire, au savoir expérimental et au savoir-être. Il s'intéresse à l'histoire des connaissances de la main et au développement des pédagogies sur le sensoriel, la sensibilité et le sensible, enfin il met en perspective les enseignements des pratiques aussi diverses que sont la masso-kinésithérapie, l'ostéopathie, la chiropraxie.
(45.00 euros, 572 p.)
ISBN : 978-2-343-10872-8, ISBN EBOOK : 978-2-14-002680-5

LA CHIROPRAXIE
Une méthode reconnue et méconnue
Jolliot Chantal - Préface de Pierre Erny
Cet ouvrage se propose de faire connaître la chiropraxie et de participer à la compréhension de cette pratique et à son évolution. Les chiropracteurs jouissent dorénavant d'un statut officiel dans toutes les régions du monde et pourtant subsistent des jugements bien éloignés des caractéristiques de cette méthode de soin. Le lecteur trouvera dans cet ouvrage les principes fondamentaux et la théorie sur laquelle repose cette pratique. Un glossaire et une chronologie complètent cette présentation.
(14.00 euros, 120 p.)
ISBN : 978-2-343-11020-2, ISBN EBOOK : 978-978-2-14-002726-0

L'EMPRISE DE POIDS
Initiation au *body-building*
Perera Éric - Préface de Taïna Kinnunen
À travers cet ouvrage, l'auteur nous plonge dans l'univers du body-building. Son immersion dans une salle de musculation du Sud de la France lui permet de porter un regard sur les manières de «fabriquer» du muscle. Comment des sensations qu'il percevait comme négatives sont apprises

et transmises comme positives ? Il nous livre les étapes de son initiation menée sous forme d'observation participante, guidé par son coach qui impose son autorité et son savoir-faire au cours des séances d'entraînement.
(Coll. Mouvements des Savoirs, 22.00 euros, 214 p.)
ISBN : 978-2-343-11090-5, ISBN EBOOK : 978-978-2-14-002825-0

LA MARCHANDISATION ACTUELLE DU CORPS HUMAIN
De Puytorac Pierre, Artusse Auriane
La marchandisation du corps humain est plus que jamais d'actualité avec le marché des pièces détachées du corps, le commerce des brevets et le marché du corps vivant. Les déclarations et réglementations sur les droits des personnes ne parviennent alors pas à empêcher les inégalités économiques et d'accès aux soins de santé entre les pays pauvres et les pays riches, celles-ci étant aggravées par les biotechnologies. Un biologiste et une juriste collaborent ici pour faire une synthèse précise et accessible à tous de ces différents sujets.
(13.50 euros, 114 p.)
ISBN : 978-2-343-10732-5, ISBN EBOOK : 978-978-2-14-002715-4

LE SYNDROME D'EHLERS-DANLOS À TRAVERS QUATRE GÉNÉRATIONS D'UNE FAMILLE
«La Dame en bleu» Témoignage autobiographique
Burner-Lehner Virginie - Préface de Claude Hamonet
Professeur émérite, docteur en anthropologie sociale, médecin à l'Hôtel Dieu, Paris
Le syndrome d'Ehlers-Danlos est une maladie génétique, orpheline et méconnue du corps médical. Avec ce récit, Virginie Burner-Lehner décrit le combat et la souffrance de quatre générations de membres de sa famille. Cet ouvrage contribuera à mieux faire connaître cette maladie et à aider toutes les autres personnes concernées. Cette nouvelle édition est enrichie d'une préface actualisée du Pr Hamonet et d'une nouvelle préface de l'auteur rendant compte des évolutions et perspectives.
(Coll. Récits de vie, série Santé et Maladie, 23.50 euros, 218 p.)
ISBN : 978-2-343-10565-9, ISBN EBOOK : 978-2-14-002606-5

SERVICES À LA PERSONNE
Services à domicile
Les clés pour comprendre
Foucault-Giroux Laurent – Préface de Paulette Guinchard – Contributions de Bernard Ennuyer, Brigitte Lescuyer, Philippe Patry, Jérôme Pigniez, René Raguenes, Daniel Reguer et Céline Tondereau
Bien que les associations d'aide à domicile existent depuis la fin de la Deuxième Guerre mondiale, aujourd'hui on «découvre» le nouveau concept économique du secteur des services à la personne. Les «services de proximité de la vie quotidienne» sont une solution d'avenir. C'est pourquoi ce guide constitue un outil de référence mettant à disposition les textes législatifs et permettant de partager l'expérience dans le domaine du secteur social et médicosocial.
(Coll. Défis, 41.00 euros, 468 p., Quadrichromie)
ISBN : 978-2-343-10558-1, ISBN EBOOK : 978-2-14-002567-9

L'OAREIL
40 ans d'action gérontologique
Amyot Jean-Jacques
En quarante ans, l'OAREIL (Office Aquitain de Recherches, d'Études, d'Information et de Liaison sur les problèmes des personnes âgées) a traversé les profondes métamorphoses de l'action gérontologique. Sa force tient dans sa position originale entre le public et le privé, entre médicosocial et socioculturel, entre le terrain et l'université, entre «séniors» et «grande vieillesse», entre actions locales et présence nationale. Cette capacité à étirer son activité sur la question de la vieillesse a été cruciale pour sa survie et sa créativité.
(Coll. La gérontologie en actes, 20.50 euros, 202 p., Illustré en N&B)
ISBN : 978-2-343-10720-2, ISBN EBOOK : 978-978-2-14-002586-0

EAU MINÉRALE ET MÉDECINE THERMALE
Deux millénaires d'histoire
Jaltel Michel
Préface du professeur Patrice Queneau
Avec plus de 500 000 curistes qui fréquentent chaque année les stations françaises, la médecine thermale peut être considérée, en ce début du XXIe siècle, comme une « vieille thérapeutique encore pleine d'avenir ». En fonction des époques, des influences religieuses ou politiques, des progrès de la science et de la médecine, le thermalisme sera considéré tour à tour comme une source de purification, de régénération et de véritable mode de vie. La médecine thermale reste une médecine naturelle dont on connaît mieux le mécanisme, les effets favorables, tant sur le plan curatif que préventif.
(Coll. Acteurs de la Science, 24.00 euros, 274 p.)
ISBN : 978-2-343-10033-3, ISBN EBOOK : 978-2-14-002650-8

DENT ET ARCHÉOLOGIE
Une expérience vécue
Riaud Xavier
Écrits sous la forme de rapports, les comptes rendus détaillés des travaux du docteur Xavier Riaud nous emmènent à la rencontre de l'histoire, celle de rois français (Louis XI et Henri IV) et celle de 68 soldats français morts pendant la guerre de Crimée (1853-1856) et exhumés lors d'une fouille archéologique récente en Ukraine. L'auteur fait ici appel à des notions abouties en odontologie médicolégale mais aussi à une iconographie et une approche historique remarquable qui complètent judicieusement l'étude sur site.
(Coll. Médecine à travers les siècles, 13.00 euros, 110 p.)
ISBN : 978-2-343-11244-2, ISBN EBOOK : 978-978-2-14-002824-3

SOINS PÉRI OPÉRATOIRES DES FISTULES OBSTÉTRICALES ET NON OBSTÉTRICALES
Tebeu Pierre Marie
Préface du Pr Fru Fobuzshi Angwafo III
Le souci de soulager les souffrances des femmes a fait occulter certains fondamentaux de la chirurgie et en particulier les manuels de prise en charge des fistules génitales parmi lesquels celui des soins. Ce manuel du praticien vient combler cette attente. Il est à l'usage des chirurgiens, urologues, gynécologues, médecins généralistes et paramédicaux qui sont désormais engagés dans la réparation chirurgicale des fistules génito-urinaires et génito-digestives.
(20.00 euros, 204 p.)
ISBN : 978-2-343-10329-7, ISBN EBOOK : 978-2-14-002479-5

MÉDECINE TRADITIONNELLE ET ARTS DIVINATOIRES
Le cas du Mandé au Mali
Toumanion Bakary, Sanogo Rokia, Dolo Souleymane, Malé Salia
Sous la direction de Dr Sergio Giani. Préface de Mandjou Yattara
Le Festival International des Cauris du Mandé a célébré, en décembre 2015, sa 9e édition avec comme thème central : « Problématique de la médecine traditionnelle et des arts divinatoires dans le système de santé en Afrique ». Ces contributions abordent des itinéraires thérapeutiques, des pratiques et les représentations face à la maladie en Afrique et le rôle de la médecine traditionnelle dans les soins de santé primaires au Mali. Autant de réflexions ayant pour but de produire une amélioration réelle de l'état de santé des populations.
(Harmattan Mali, 12.50 euros, 104 p.)
ISBN : 978-2-343-10552-9, ISBN EBOOK : 978-2-14-002518-1

LES ARCHIVES HOSPITALIÈRES
Regards croisés
Sous la direction de Sophie Monnier et Karen Fiorentino
Les archivistes hospitaliers sont confrontés à de nombreux défis : dématérialisation, normalisation, traitement et valorisation des archives. D'un autre côté, les juristes doivent démêler les règles

applicables, partagées entre le Code de la santé publique et le Code du patrimoine, mais aussi veiller à la protection des droits des patients. Le législateur et le juge assurent un arbitrage entre ces droits. Ces archives procurent de riches sources d'information pour retracer l'histoire de la médecine, celle du droit de la famille et de la protection sociale. Elles donnent accès à des pans entiers de l'histoire sociale.
(Coll. Droit du Patrimoine culturel et naturel, 20.00 euros, 190 p.)
ISBN : 978-2-343-10519-2, ISBN EBOOK : 978-2-14-002373-6

LES ÉPIDÉMIES RACONTÉES PAR LA LITTÉRATURE
Gualde Norbert
Ces dernières années, les survenues d'épidémies ont été suivies de la parution d'un grand nombre d'ouvrages et d'études transdisciplinaires. Ce sont donc, à chaque fois, des spécialistes qui font état de l'avancée de la recherche. Mais que valent les œuvres des écrivains abordant les épidémies ? Sont-ils *a priori* animés par des désirs esthétiques qui outrepasseraient la vérité factuelle ? En fait, les recensions romanesques sont souvent plus authentiques que les textes d'historiens. Cet ouvrage propose un corpus de textes littéraires et philosophiques traitant des épidémies, montrant que la littérature ne nous éloigne pas du monde réel mais l'éclaire.
(Coll. Acteurs de la Science, 27.50 euros, 276 p.)
ISBN : 978-2-343-10402-7, ISBN EBOOK : 978-2-14-002295-1

SE NOURRIR OU MANGER ?
Les enjeux du repas en établissement de santé
Sous la direction de Clémentine Hugol-Gential
Préface de Stéphane Le Foll - Postface du Professeur Éric Fontaine
Cet ouvrage collectif se penche sur les repas préparés et distribués en établissement de santé. Dans une première partie, les auteurs s'intéressent à ce qui nous pousse, physiologiquement, à manger. Dans un second temps, les EHPAD seront plus spécifiquement étudiés, alors que la troisième partie s'intéresse au suivi des publics hors de l'institution. Il s'agit ici de ne pas opposer le soin et le prendre soin, mais de penser conjointement les besoins nutritionnels et les plaisirs alimentaires.
(Coll. Questions alimentaires et gastronomiques, 21.00 euros, 206 p., Illustré en N&B)
ISBN : 978-2-343-10373-0, ISBN EBOOK : 978-2-14-002135-0

MÉDECINS ET INFIRMIÈRES DANS LA GUERRE DE CRIMÉE (1854-1856)
Scherpereel Philippe
La guerre de Crimée, qui dura de mars 1854 à mars 1856, fit un demi-million de morts, et fut la première guerre moderne par l'ampleur des moyens militaires. Du point de vue médical, le plus grand nombre de victimes fut causé par des épidémies, cinq fois plus meurtrières que les blessures de guerre. De nombreux progrès furent accomplis dans la prise en charge des malades et des blessés, avec la présence d'infirmières sur le front, la création d'une médecine de l'avant, la première utilisation généralisée de l'anesthésie au chloroforme, la prise de conscience de l'importance de l'hygiène, l'organisation des transports vers les hôpitaux de l'arrière et la nécessité d'individualiser le corps de santé de l'intendance.
(Coll. Médecine à travers les siècles, 15.50 euros, 142 p.)
ISBN : 978-2-343-10108-8, ISBN EBOOK : 978-2-14-002151-0

L'HARMATTAN ITALIA
Via Degli Artisti 15; 10124 Torino
harmattan.italia@gmail.com

L'HARMATTAN HONGRIE
Könyvesbolt ; Kossuth L. u. 14-16
1053 Budapest

L'HARMATTAN KINSHASA
185, avenue Nyangwe
Commune de Lingwala
Kinshasa, R.D. Congo
(00243) 998697603 ou (00243) 999229662

L'HARMATTAN GUINÉE
Almamya Rue KA 028, en face
du restaurant Le Cèdre
OKB agency BP 3470 Conakry
(00224) 657 20 85 08 / 664 28 91 96
harmattanguinee@yahoo.fr

L'HARMATTAN CONGO
67, av. E. P. Lumumba
Bât. – Congo Pharmacie (Bib. Nat.)
BP2874 Brazzaville
harmattan.congo@yahoo.fr

L'HARMATTAN MALI
Rue 73, Porte 536, Niamakoro,
Cité Unicef, Bamako
Tél. 00 (223) 20205724 / +(223) 76378082
poudiougopaul@yahoo.fr
pp.harmattan@gmail.com

L'HARMATTAN CAMEROUN
TSINGA/FECAFOOT
BP 11486 Yaoundé
699198028/675441949
harmattancam@yahoo.com

L'HARMATTAN CÔTE D'IVOIRE
Résidence Karl / cité des arts
Abidjan-Cocody 03 BP 1588 Abidjan 03
(00225) 05 77 87 31
etien_nda@yahoo.fr

L'HARMATTAN BURKINA
Penou Achille Some
Ouagadougou
(+226) 70 26 88 27

L'HARMATTAN SÉNÉGAL
10 VDN en face Mermoz, après le pont de Fann
BP 45034 Dakar Fann
33 825 98 58 / 33 860 9858
senharmattan@gmail.com / senlibraire@gmail.com
www.harmattansenegal.com

www.ingramcontent.com/pod-product-compliance
Lightning Source LLC
LaVergne TN
LVHW011444061026
849535LV00004BA/947
* 9 7 8 2 3 4 3 0 7 5 5 1 8 *